Komplizierte Trauer

Birgit Wagner

Komplizierte Trauer

Grundlagen, Diagnostik und Therapie

Mit 33 Abbildungen und 13 Tabellen

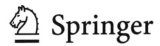 Springer

Prof. Dr. Birgit Wagner
Medical School Berlin
Klinische Psychologie
Berlin

Ergänzendes Material finden Sie unter http://extras.springer.com

ISBN 978-3-642-37358-9   ISBN 978-3-642-37359-6 (eBook)
DOI 10.1007/978-3-642-37359-6

Die Deutsche Nationalbibliothek verzeichnet diese Publikation in der Deutschen Nationalbibliografie;
detaillierte bibliografische Daten sind im Internet über http://dnb.d-nb.de abrufbar.

SpringerMedizin
© Springer-Verlag Berlin Heidelberg 2013

Planung: Monika Radecki, Heidelberg
Projektmanagement: Sigrid Janke, Heidelberg
Lektorat: Kirsten Pfeiffer, Delft
Projektkoordination: Eva Schoeler, Heidelberg
Umschlaggestaltung: deblik, Berlin
Fotonachweis Umschlag: © Ingram Publishing/Gettyimages.de
Herstellung: Crest Premedia Solutions (P) Ltd., Pune, India

Gedruckt auf säurefreiem und chlorfrei gebleichtem Papier

Springer Medizin ist Teil der Fachverlagsgruppe Springer Science+Business Media
www.springer.com

Vorwort

Trauer um eine verstorbene Person ist ein universelles Phänomen, welches für die meisten Menschen eine sehr schmerzhafte Erfahrung ist. Die starken Emotionen und Gefühle, die mit Trauer einhergehen, können besonders in den ersten Monaten nach dem Tod des Angehörigen eine Symptomatik aufweisen, die mit einer psychischen Erkrankung vergleichbar ist. Dennoch verläuft der Trauerprozess, trotz dieser schweren psychischen Belastung, für die meisten Menschen in Form einer normalen Trauerverarbeitung. Wissenschaftler und Praktiker haben sich in den letzten Jahren intensiv mit der Frage beschäftigt, inwieweit sich eine normale Trauer von einer komplizierten Trauerreaktion unterscheidet. Die Frage beinhaltet auch eine grundsätzliche, ethische Fragestellung: »Ist Trauer eine Krankheit?« Die Auseinandersetzung damit hat in den letzten 20 Jahren sowohl die Grundlagenforschung als auch die Weiterentwicklung von Trauerinterventionen gefördert.

Für eine mögliche Aufnahme als eigenständiges diagnostisches Kriterium in die beiden diagnostischen Klassifikationssysteme, das *Diagnostic and Statistical Manual of Mental Disorders* (DSM-V) und das *International Statistical Classification of Diseases and Related Health Problems* (ICD-11), wurden in den vergangenen Jahren zahlreiche differenzialdiagnostische Studien durchgeführt, welche darlegen konnten, dass sich eine komplizierte Trauer in ihrer Symptomatik von einer Depression oder einer posttraumatischen Belastungsstörung unterscheidet. Dennoch wurde die komplizierte Trauer als eigenständiges diagnostisches Kriterium letztendlich nicht in die neueste Version des DSM-V, welches im Mai 2013 erschienen ist, aufgenommen. Anstelle dessen wurde das Ausschlusskriterium der Trauer für die Diagnose einer Depression aufgehoben. Dies bedeutet, dass Trauernde bereits zwei Wochen nach dem Tod eines nahestehenden Angehörigen, nachdem bei ihnen Depressionssymptome diagnostiziert wurden, die Diagnose einer klinisch-relevanten psychischen Störung erhalten können. Eine ähnliche Diskussion um die Aufnahme der komplizierten Trauer im DSM-V findet derzeit für die nächste Ausgabe des ICD-11 statt, welche voraussichtlich 2015 erscheinen wird. Im Gegensatz zum DSM-V (APA 2013) berücksichtigt der ICD-11 den Vorschlag, dass die komplizierte Trauer als eigenständiges diagnostisches Kriterium aufgenommen werden soll.

Die andauernde Diskussion um die Aufnahme der komplizierten Trauer als eigenständiges diagnostisches Kriterium spiegelt sehr deutlich die Grenzen und die offenen Fragestellungen in der Trauerforschung wieder. Sie zeigt, dass es noch eine Reihe von empirisch ungeklärten Fragen gibt, welche beispielsweise die Dauer der Trauersymptome und die Art des Verlustes betreffen. Wie lange darf ein normaler Trauerprozess in Bezug auf die verschiedenen Verlustarten dauern? Unterscheidet sich ein Verlust durch Suizid von einem erwarteten Tod in Bezug auf die Trauersymptomatik und deren Dauer?

Im Laufe der vergangenen Jahre hatte ich die Möglichkeit viele Patienten, die in ihrer dunkelsten Lebensphase Unterstützung suchten, therapeutisch zu begleiten. Trauerverarbeitung ist ein sehr langsamer Prozess und diesen schwierigen und langen Weg mit den Patienten zu gehen, braucht Zeit und Geduld. Wissenschaftliche Ergebnisse zeigen aber auch, dass es in der Arbeit mit Trauernden mehr bedarf als ein empathisches »offenes« Ohr zu haben. Eine sorgfältige Diagnostik und Therapieplanung mit trauerspezifischen Therapiemodulen können Ärzte und Psychologen dabei unterstützen, ihren Patienten eine wirksame Psychotherapie anzubieten. Die Linderung von trauerspezifischen Symptomen, wie beispielsweise Trennungsschmerz oder starke Schuldgefühle, können erste Wege ebnen die Intensität der Trauer zu reduzieren.

Ziel dieses Buches ist aus diesem Grund, Psychologen und Ärzten den aktuellen Forschungsstand im Bereich der Trauerforschung zugänglich zu machen. Es werden sowohl Erkenntnisse aus der wissenschaftlichen Grundlagen- und Therapieforschung vorgestellt, als auch Therapiemodule für das praktische therapeutische Vorgehen beschrieben.

In den ersten Kapiteln dieses Buches werden Trauertheorien, Konzepte zur normalen Trauer und der aktuelle Forschungsstand der diagnostischen Kriterien vorgestellt. Eine weitere Besonderheit stellen die Kapitel zu unterschiedlichen Arten des Verlustes und der Beziehung zur verstorbenen Person dar. Ein Schwerpunkt wird hierbei dem traumatischen Tod gewidmet. Traumatische Todesfälle sind z. B. Tod durch Suizid, durch Gewalteinwirkung und Unfälle.

Ein wichtiger Aspekt bei der Trauerverarbeitung, die Art der Beziehung zur verstorbenen Person, kann sowohl die Dauer als auch die Intensität der Trauersymptomatik beeinflussen. Aus diesem Grund wird in Kapitel 3 (▶ Abschn. 3.2 und ▶ Abschn. 3.3) der Trauerprozess von Eltern, die ein Kind verloren haben detailliert beschrieben. Wenig Beachtung findet in der Forschung und in der Praxis die Trauer bei Kindern und Jugendlichen. Der Verlust eines Elternteils oder Geschwisters kann für Kinder und Jugendliche lebenslange psychische Folgen haben. Trauernde Geschwister werden mitunter die »vergessenen Trauernden« genannt, denn auch in der Familie wird ihre Trauer oft nur unzureichend beachtet. Aus diesem Grund wurde den trauernden Kindern und Jugendlichen ein eigenes ausführliches Kapitel gewidmet, welches den derzeitigen Forschungsstand widerspiegelt.

Das Buch soll auch eine Brücke zwischen Wissenschaft und Praxis bauen. Insbesondere bei der Trauertherapie ist der Wissenstransfer aus empirischen Grundlagen von besonderer Bedeutung, um diejenigen Trauernden zu identifizieren, die tatsächlich von einer Trauerintervention profitieren. Ein spezifischer Ansatz des Buches ist deshalb ein breites Angebot von Therapiemethoden für die komplizierte Trauer anzubieten. Die Therapiematerialien basieren zum Teil auf der Grundlage der kognitiven Verhaltenstherapie (z. B. Expositionsverfahren, kognitive Umstrukturierung) und wurden für Trauerpatienten adaptiert. Andere Therapiebausteine beinhalten die Bearbeitung der Beziehung zur verstorbenen Person (z. B. Leere-Stuhl-Technik) oder dienen der Reorganisation der Beziehung zur verstorbenen Person (z. B. Spurensuche). Therapiemodule zum Kommunikationsverhalten und zu geschlechtsspezifischen Traueraspekten dienen der Bearbeitung trauerspezifischer Paarkonflikte.

In den vergangenen 20 Jahren wurde der Begriff der pathologischen Trauerreaktion mit unterschiedlichen Termini beschrieben (pathologische Trauer, traumatische Trauer, prolongierte Trauer, komplizierte Trauer). Die Änderungen des Terminus waren der Entwicklung eines einheitlichen Diagnosekriteriums nicht förderlich und verursachte Verwirrung sowohl bei Wissenschaftlern als auch bei Praktikern und Betroffenen. Im Deutschen hat sich der Begriff »komplizierte Trauer« etabliert, der seit vielen Jahren als Synonym für pathologische Trauerreaktionen steht. Aufgrund der besseren Verständlichkeit des Textes wurde im Buch durchgängig der Begriff der komplizierten Trauer benutzt.

Dieses Buch konnte nur durch all die Trauernden entstehen, die bereit waren in Studien oder Therapien, ihre Erfahrung der Forschung mitzuteilen. Ich danke aus diesem Grund all jenen, die trotz ihres Verlustes uns an ihren Gedanken und Gefühlen in der schweren Zeit teilhaben ließen. Mein besonderer Dank gilt außerdem dem Bundesverband Verwaiste Eltern und Trauernde Geschwister e.V., der mit seiner wichtigen Arbeit Eltern und Geschwistern Unterstützung bietet und dessen Mitglieder an vielen Forschungsprojekten partizipierten.

Die Arbeitsblätter können Sie unter ▶ http://extras.springer.com/ nach Eingabe der ISBN kostenfrei downloaden.

Birgit Wagner
Berlin, Januar 2014

Inhaltsverzeichnis

Die Autorin

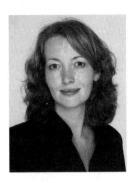

Prof. Dr. phil. Birgit Wagner
Approbierte psychologische Psychotherapeutin und Professorin an der Medical School Berlin, für Klinische Psychologie. Nach ihrer Promotion an der Universität Zürich, habilitierte sie sich am Universitätsklinikum Leipzig. Ihre Forschungs- und Therapieschwerpunkte sind die Traumafolgestörungen, insbesondere die komplizierte Trauer. Sie hat zahlreiche wissenschaftliche Studien zur komplizierten Trauer durchgeführt und Publikationen zu diesem Thema veröffentlicht. 2007 erhielt sie für ihre Arbeit den Forschungspreis der Deutschen Gesellschaft für Psychotraumatologie (DeGPT). Sie verfügt über eine langjährige Erfahrung in der Arbeit mit Trauernden und ist im Beirat des Bundesverbandes Verwaiste Eltern und Trauernde Geschwister in Deutschland e.V.

Normale Trauer und Trauertheorien

Der Tod einer nahestehenden Person wird fast immer als ein schmerzvoller Prozess beschrieben. Die psychischen Reaktionen auf einen Verlust können sich sowohl kulturell als auch individuell stark unterscheiden. Dies erschwert die Festlegung der komplizierten Trauer auf einheitliche diagnostische Kriterien, die sich in Dauer und Symptomintensität eindeutig von der normalen Trauer unterscheiden. Insbesondere stellt sich die Frage, wie eine normale Trauerreaktion in Abgrenzung zu einem pathologischen Prozess verläuft. In den vergangenen Jahren gab es eine Reihe von Theorien, die den normalen Trauerprozess zu erfassen versuchten.

1.1   Normale Trauer

Der Verlust einer nahestehenden Person kann zu einem intensiven Erleben von Traurigkeit und psychischem Schmerz führen. Die normale Trauer umfasst eine Kombination von negativen Gefühlen und Verhaltensweisen, die nach dem Tod einer nahestehenden Person gemeinhin auftreten und innerhalb eines bestimmten Zeitraumes als normal und nicht-pathologisch bezeichnet werden können. Diese Trauersymptome betreffen sowohl die kognitive, emotionale, motorische und physiologische Ebene. Die normale Trauer nimmt im Laufe der Zeit in ihrer Intensität graduell ab und die trauernde Person passt sich allmählich an die neuen veränderten Lebensumstände an. Aber auch der normale Trauerprozess beinhaltet starke Gefühle von Traurigkeit, Sehnsucht nach der verstorbenen Person und ist durch einen intensiven Trennungsschmerz gekennzeichnet, der von den Betroffenen häufig als ein körperlicher Schmerz erfahren wird. Der normale Trauerprozess wird sowohl durch die Todesumstände, die Beziehung zur verstorbenen Person und durch intrapsychische und soziale Faktoren beeinflusst. Diese normale Negativsymptomatik erschwert allerdings auch die Festlegung, ab welcher Dauer und Intensität vorhandene Symptome krankheitswertig sind und ob diese als eine psychische Störung definiert werden können. Der Tod eines geliebten Menschen wird generell von den Trauernden als ein sehr belastender Zustand erlebt. Die trauernde Person ist niedergeschlagen, hat große Schwierigkeiten den Alltag zu bewälti-

gen und durchgeht schmerzvolle wiederkehrende Phasen der Erinnerung an die verstorbene Person. Aber diese Erinnerungen, die Teil der Trauerverarbeitung sind, können auch positive Aspekte des gemeinsamen Lebens beinhalten, wie beispielsweise die schönen Erinnerungen an den letzten Urlaub mit der verstorbenen Person. Das heißt, ein normaler Trauerprozess kann sowohl negative als auch positive Gefühle beinhalten. In der Vergangenheit wurde den positiven Erinnerungen an die verstorbene Person eine wichtige Rolle in der Verarbeitung der Trauer zugeschrieben. Field et al. (1999) fanden in ihrer Studie heraus, dass Trauernde, die 6 Monate nach dem Tod einer nahestehenden Person Trost in den positiven Erinnerungen an die verstorbene Person fanden, eine weniger stark ausgeprägte Trauersymptomatik und Hilflosigkeit aufwiesen. Ähnliche Befunde wurden in einer Studie gefunden, die Trauernde in dem Zeitraum 6–18 Monate nach dem Verlust untersuchten (Bonanno et al. 2004). Während positive Erinnerungen in den ersten Monaten nach dem Tod mit einer geringeren Trauersymptomatik einhergehen, konnte eine Langzeituntersuchung 5 Jahre nach dem Tod zeigen, dass diejenigen, die sehr viele positive Erinnerungen an die verstorbene Person hatten, langfristig eine deutlich größere Trauersymptomatik aufwiesen (Field et al. 2003).

Aus philosophischer Sicht steht die Trauer um einen verstorbenen Menschen unweigerlich mit der Beziehung zur verstorbenen Person in Verbindung (Cooper 2013). Die Beziehung zu einer geliebten Person beinhaltet die gesamte Varianz des Gefühlserlebens. Es können in einer Beziehung zu einem Menschen sowohl freudige Gefühle in positiven Momenten des Lebens, als auch Gefühle von Trauer und Schmerz in schwierigen Zeiten erlebt werden. Das Einlassen auf eine Beziehung zu einem Menschen kann bei dessen Tod starke Gefühle von Trauer und Trennungsschmerz hervorrufen. Das heißt, dass man normale Trauer als einen wesentlichen Bestandteil eines erfüllten zwischenmenschlichen Lebens sehen kann (Cooper 2013). Ein glückliches Leben, welches in Beziehung zu anderen Menschen steht, sieht Trauerreaktionen nach dem Verlust einer nahe stehenden Person als einen normalen nicht pathologischen Prozess an.

Ethische Fragestellungen zu Medikamenteneinnahme bei Trauer
Als das *President's Council on Bioethics* (2003) in den USA die Frage diskutierte, ob die Verabreichung von Medikamenten gegen Trauer ethisch vertretbar sei, wurde die folgende Frage gestellt:»Stellen Sie sich vor Ihr Tod werde von niemandem betrauert. Wie würden Sie sich fühlen, wenn Ihre Freunde und Familie einfach Medikamente einnehmen würden und Sie vergessen würden? Würden Sie dies als positiv bewerten? Die meisten Menschen möchten nicht, dass niemand um sie trauert. Diejenigen, die nicht betrauert werden, wurden auch im Leben nicht geliebt.«(President's Council on Bioethics 2003, S. 254–255)

1.1.1 Normierung der normalen Trauer

Eine der wesentlichen Fragen in Bezug auf den normalen Trauerprozess stellt die Normierung der nicht-pathologischen Trauer dar. Obwohl es inzwischen eine Reihe von Vorschlägen zu den diagnostischen Kriterien der komplizierten Trauer gibt, tun sich Wissenschaftler und Praktiker schwer eine allgemeingültige Normierung der normalen Trauer zu definieren. Eine der gängigsten Definitionen der normalen Trauer ist, dass der normale Trauerprozess nach dem Tod einer nahestehenden Person eine Reihe von negativen Symptomen beinhaltet und die Intensität der Trauersymptomatik graduell im Laufe der Zeit abnimmt. Parkes (1964) führte die erste Studie durch, welche versuchte die normale Trauer von der pathologischen Trauer zu unterschieden. In seiner Untersuchung mit trauernden psychiatrischen Patienten fand er vier Trauerprozesse: a) **normale Trauer,** b) **fehlende Trauer,** c) **verzögert eintretende Trauer** und d) **chronische Trauer** (Parkes 1964).

Arten von Trauer (Parkes 1964)
- Normale Trauer
- Fehlende Trauer
- Verzögerte Trauer
- Chronische, komplizierte Trauer

Insbesondere die **fehlende Trauerreaktion** wurde von zahlreichen Autoren als pathologische Trauerreaktion eingeordnet (Bowlby 1980, Raphael 1985). Die Verleugnung und Verdrängung der Trauerreaktionen wurde als Persönlichkeitsstörung angesehen, die einer professionellen Hilfe bedürfe (Osterweis et al. 1984, S. 65). Generell herrschte die Annahme, dass bei einer fehlenden Trauerreaktion keine emotionale Bindung zwischen der verstorbenen Person und den Hinterbliebenen vorhanden war oder dass die hinterbliebene Person gefühlskalt sei. Inzwischen wurden eine Reihe von Längsschnittstudien mit Trauernden durchgeführt, die den pathologischen Charakter einer gering ausgeprägten oder fehlenden Trauer nicht belegen konnten. Bonanno et al. (2008) bezeichneten die fehlende Trauer sogar als eine der am häufigsten auftretenden Trauerreaktionen nach dem Tod einer nahe stehenden Person. In einer Längsschnittstudie (Changing Lives of Older Couples Study, CLOC) wurden 205 ältere Witwen und Witwer sowohl drei Jahre vor dem Verlust des Ehepartners als auch vier Jahre nach dem Tod regelmäßig befragt (Bonanno et al. 2002).

> Fehlende Trauer ist eine der am häufigsten auftretenden Trauerreaktion nach dem Tod eines nahestehenden Menschen. Es gibt keine Belege dafür, dass fehlende Trauer pathologischen Charakter hat.

Die Teilnehmer wurden drei Jahre vor dem Tod des Partners in die zwei Kategorien niedrige versus hohe Depressionswerte eingeteilt. Ziel der Studie war es prototypische Trauerverläufe zu identifizieren unter der Berücksichtigung der psychischen Gesundheit vor dem Verlust. Die Ergebnisse zeigten, dass fast die Hälfte der Befragten eine geringe Depressions- und Trauersymptomatik in ihrem Trauerprozess aufwiesen (Bonanno et al. 2008). Eine darauffolgende Auswertung der Datenerhebungen drei Jahre vor dem Tod, konnte keinen Hinweis auf

1

schwierige Beziehungen zum Ehepartner finden oder generelle dysfunktionale Verhaltensweisen, welche die geringe Trauer- und Depressionssymptomatik erklären könnte. Aber die Studie gab noch weitere wichtige Hinweise in Bezug auf Trauerprozesse. 11 % derjenigen die 3 Jahre vor dem Tod des Ehepartners hohe Depressionswerte aufzeigten, konnten in den ersten 6–18 Monate eine deutliche Verbesserung ihrer Depressionssymptomatik aufweisen und zeigten nur geringe Trauerreaktionen. Diese Gruppe gab in der Befragung vor dem Tod eine signifikant schlechtere Beziehungsqualität an im Vergleich zu allen anderen Teilnehmern. Allerdings verschlechterte sich der Zustand nach vier Jahren in dieser Gruppe, die sich nach dem Tod zunächst signifikant verbesserte. Sie zeigten deutliche höhere Depressions- und Trauerwerte als die anderen Vergleichsgruppen. Eine weitere wichtige Untergruppe stellt die chronisch-depressive Gruppe dar, das heißt, diese Teilnehmer zeigten bereits drei Jahre vor dem Tod hohe depressive Werte auf und verschlechterten sich mit der Trauersymptomatik. Diese Gruppe zeigte auch nach 4 Jahren deutlich erhöhte Trauer- und Depressionswerte. Die Ergebnisse dieser Studie verdeutlichen noch einmal, dass Trauerverläufe zum einen von der Ausgangspathologie der Betroffenen abhängen können, aber auch, dass das Fehlen von Trauerreaktionen sehr häufig auftritt und aus diesem Grund als nicht pathologisch gewertet werden sollte.

Definition ———————————————

Normale Trauer
    Der normale Trauerprozess nach dem Tod einer nahestehenden Person beinhaltet eine Reihe von negativen Symptomen, wie beispielsweise Sehnsucht nach der verstorbenen Person, Trennungsschmerz, Traurigkeit und sozialer Rückzug. Diese Trauersymptome betreffen sowohl die kognitive, emotionale, motorische als auch die physiologische Ebene. Die normale Trauer nimmt im Laufe der Zeit graduell ab und die trauernde Person passt sich allmählich an die neuen veränderten Lebensumstände an.

1.1.2   Dauer der Trauer

Bisher gibt es keine normierten Werte, die eindeutig festlegen, wie lange ein normaler Trauerprozess dauern sollte. Bedeutet ein langer Trauerprozess eine dysfunktionale Anpassung an die veränderte Lebenssituation? Die verschiedenen bisher vorgeschlagenen diagnostischen Kriterien der komplizierten Trauer gehen von einer Dauer der Symptomatik von mindestens 6 Monaten aus (Prigerson et al. 2009). Dies impliziert die Annahme, dass einem länger andauernden Trauerprozess ein Störungsprozess zu Grunde liegt. Dennoch zeigen eine Reihe von Untersuchungen, dass normale Trauerprozesse häufig zeitlich unterschätzt und infolgedessen pathologisiert werden (Bowlby 1980). Bisher untersuchten nur wenige Studien langfristige Trauerprozesse. Die meisten bisherigen Studien beobachteten Trauernde nur innerhalb der ersten zwei Jahre nach dem Verlust. Aus diesem Grund ist die Repräsentativstudie von Carnelley et al. (2006) von großer Bedeutung, da die Autoren in einer Querschnittsstudie 768 Witwen und Witwer untersuchten, die ihre Partner vor durchschnittlich 15 Jahren verloren hatten. Die Ergebnisse zeigten, dass selbst mehrere Jahrzehnte nach dem Verlust, bei den Hinterbliebenen Erinnerungen an die verstorbene Person aufkamen oder sie einen regelmäßigen inneren Dialog mit ihm oder ihr führten. Dies führte dazu, dass sie Gefühle von Traurigkeit oder eine Krise durchlebten, wenn Erinnerungen an die verstorbene Person auftraten oder der Todestag begangen wurde. Die Autoren schlussfolgerten aus den Ergebnissen, dass Trauernde unter Umständen 50–70 Jahre benötigten, um das niedrigste Niveau in ihrem Trauererleben zu erreichen. Die Studie stellt bisherige Theorien zur klassischen Trauerverarbeitung infrage, die davon ausgehen, dass man die Erinnerungen und Emotionen in Bezug auf den Verlust »durcharbeiten« muss (Parkes u. Weiss 1983; Rando 1993), damit sie kontinuierlich über den Lauf der Zeit abnehmen, um dann ganz zu verschwinden. Die meisten Trauerstudien, welche Trauerverarbeitungsprozesse untersuchten, beruhen auf Stichproben mit älteren Witwern und Witwen. Bisher untersuchten nur wenige Studien Trauerverläufe, z. B. bei Eltern, die ein Kind verloren haben. In einer schwedischen Bevölkerungs-stichprobe mit 449 Eltern, die ihr Kind 4–9 Jahre vor der Befragung an Krebs verloren haben, konnte gezeigt werden, dass der Trauerprozess bei Eltern nach dem Verlust ihres Kindes intensiver und länger dauern kann als bei anderen Verlusten (Lannen et al. 2008). In dieser Untersuchung gaben 26 % der Eltern an, dass sie ihre Trauer 4–9 Jahre nach dem Verlust noch nicht verarbeitet hätten, 3 % gaben an, dass sie den Verlust noch überhaupt nicht verarbeitet haben, und 23 % berichteten, dass sie ihre Trauer ein wenig verarbeitet haben. Rando (1985) berichtete, dass Eltern nach dem Verlust ihres Kindes den Höhepunkt der Trauersymptomatik drei Jahre nach dem Verlust erlebten (Rando 1985). In einer norwegischen Studie untersuchten Dyregov et al. (2003) Eltern nach dem Verlust ihres Kindes durch Suizid, Unfall oder plötzlichen Kindstod und fanden bei 78 % der Eltern 18 Monate nach dem Verlust intensive Trauerreaktionen. Insbesondere der gewaltsame Tod eines Menschen durch Tötung hat häufig komplexe und lang andauernde psychische Folgen und intensive Trauerreaktionen zur Folge (Pynoos u. Nader 1990).

Zusammenfassend kann festgehalten werden, dass ein normaler Trauerverlauf mitunter Jahrzehnte dauert und je nach Beziehung zur verstorbenen Person (z. B. Kind) oder Art des Todes (z. B. Suizid, gewaltsamer Tod), sich in der Trauerintensität maßgeblich von anderen Trauerverläufen unterscheiden kann. Die Varianz der Dauer spiegelt die Vielfalt der nicht-pathologischen Trauerprozesse wider.

> **Die Verarbeitung des Todes eines nahestehenden Menschen verläuft in einem individuellen Prozess, der sich nur bedingt normieren lässt. Die Trauerintensität kann sich je nach Beziehung zur verstorbenen Person (z. B. Kind) oder Art des Todes (z. B. Suizid, gewaltsamer Tod) maßgeblich unterscheiden.**

1.2 Trauertheorien

Der normale Trauerprozess wurde in einer Reihe von Theorien beschrieben. Insbesondere werden Phasenmodelle, die einen bestimmten systematischen Verlauf des Trauerprozesses zugrunde legen,

als häufige Erklärungsansätze genannt (Bowlby 1961; Kübler-Ross 1973). Aber auch biophysiologische Modelle, Coping- und Stressverarbeitungsmodelle haben in den letzten Jahren zunehmend an Einfluss gewonnen. Im Folgenden werden die wichtigsten Trauertheorien beschrieben und dargestellt.

1.2.1 Phasenmodelle der Trauer

In einem normalen Trauerprozess geht man generell davon aus, dass die Trauersymptome im Laufe der Zeit abnehmen. Der Zeitraum kann sich über Monate aber auch über Jahre erstrecken. Phasenmodelle der Trauer gehen von klaren voneinander abgesetzten Stufen der Trauerverarbeitung aus, die Trauernde üblicherweise durchlaufen (Bowlby 1980; Kübler-Ross 1969). Sigmund Freud war einer der ersten, der sich mit seiner Schrift »Trauer und Melancholie« (1917) mit dem Trauerprozess psychologisch auseinandersetzte und das Phasenmodell postulierte. Gemäß Freud ist es die wesentliche Aufgabe des Trauernden sich von der verstorbenen Person (Objekt) zu lösen. Das geliebte Objekt steht durch den Tod nicht mehr zur Verfügung, dennoch existieren Gefühle und Erinnerungen, die mit diesem Menschen verbunden sind. Diese libidinöse Verbindung verhindert, dass sich neue libidinöse Verbindungen entwickeln können. Aus diesem Grund muss nach der Auffassung Freuds die psychische Energie von dem Objekt »abgezogen« werden, damit der Hinterbliebene sich wieder emotional stabilisieren kann, um dann letztendlich wieder neue Bindungen eingehen zu können. Freud hat diesen innerphysischen Trauerprozess in vier Phasen eingeteilt:

1. Realisierung, dass das Objekt nicht mehr existiert;
2. Abziehen aller emotionalen Verknüpfungen und Erinnerungen an das verlorene Objekt;
3. Lösung der Libido von dem Objekt;
4. Wiederaufnahme und Zuwendung zu neuen Bindungen (Freud 1917, S. 198–199).

Eine Reihe von späteren Phasenmodellen lehnen sich an das Phasenmodell von Kübler-Ross (1969)

1

◻ Tab. 1.1 Trauerphasen nach Bowlby (1980)	
1. Phase der Betäubung	Die Hinterbliebenen fühlen sich betäubt, was von wenigen Stunden bis zu einer Woche dauern kann. Dieses Betäubungsgefühl kann von extremer Wut und emotionalen Ausbrüchen begleitet werden.
2. Sehnsucht und Suche nach der verstorbenen Person	Das ursprüngliche Mutter-Kind-Verhalten, wenn die Mutter im Kindesalter abwesend war, wird beim trauernden Erwachsenen reaktiviert. Der Trauernde ist auf der Suche nach der verstorbenen Person und einzelne Signale werden als Rückkehr des Verstorbenen interpretiert.
3. Phase der Desorganisation und Verzweiflung	Die Suche nach der verstorbenen Person und die Überprüfung der Realität können eine Hoffnung auf Rückkehr nicht erfüllen und die trauernde Person fühlt sich verzweifelt. In dieser Phase des Umbruchs, versucht die trauernde Person die Gegenwart neu zu organisieren und das Trauma des Verlustes zu bearbeiten
4. Phase der Reorganisation	Nach der Akzeptanz des Todes, folgt die Erkenntnis, dass sich das eigene Leben an die veränderte Situation anpassen muss. Idealerweise werden neue Rollen angenommen und alte Ressourcen wieder aufgenommen.

an, welches sie durch ihre Beobachtung und Arbeit mit unheilbar kranken Sterbenden entwickelt hat. Dieses Modell wurde weithin später auch auf Trauernde übertragen (s. unten).

> **Phasenmodell von Kübler-Ross (1969) für Trauernde:**
> 1. Nicht-wahr-haben-wollen und Isolierung
> 2. Zorn und Ärger
> 3. Verhandeln
> 4. Depression
> 5. Zustimmung

Ein weiterer wichtiger Vertreter der Phasenmodelle ist John Bowlby, der insbesondere durch seine Bindungstheorie im Zusammenhang mit der Trauer einen großen Einfluss auf die noch heute gültigen Trauertheorien hat (Bowlby 1980). Ursprünglich basierte das Interesse Bowlbys auf dem Einfluss des Verlustes der Mutter auf die spätere Psychopathologie des Kindes. Die Bindungstheorie basiert auf einer biologisch determinierten Annahme, dass es einen Zusammenhang zwischen Trauer und frühkindlichen Bindungs- bzw. Trennungserfahrungen gibt. Zusammenfassend beschreibt seine Bindungstheorie, dass sowohl Menschen als auch Primaten eine angeborene Mutter-Kind-Beziehung dahin gehend haben, dass Kinder sich an ihre Hauptbezugsperson binden und sich dadurch sicher fühlen. Die Mutter-Kind-Beziehung wird als

positiv und Schutz gebend erlebt. Wird dieses Bindungsverhalten gestört oder unterbrochen, erleben sowohl die Kinder als auch später Erwachsene dies als sehr großen psychischen Stress und Belastung. Insbesondere emotional abhängige Personen können den Tod einer nahe stehenden Person als sehr schmerzhaft erleben. Im Laufe des Trauerprozesses wird diese konditionierte Bindung langsam aufgelöst und gelöscht. Bowlby geht in Anlehnung an die Trauerphasen von Kübler-Ross (1969) von 4 Phasen der Trauerverarbeitung aus (s. ◻ Tab. 1.1).

Durch Worden (1991) wurden die bisherigen Phasenmodelle um ein sogenanntes Aufgabenmodell erweitert. Anstelle des phasenhaften Durchlebens einzelner Stufen, ist dieser Ansatz handlungsorientiert. Worden ging davon aus, dass innerhalb eines Trauerprozesses vier Aufgaben erledigt werden müssen, um einen Trauerprozess erfolgreich abzuschließen. Ähnlich wie die oben vorgestellten Phasenmodelle beinhalten die Aufgaben folgenden Inhalt: 1.) Akzeptanz des Todes. 2.) Erleben des Trauerschmerzes. 3.) Anpassung an eine Umwelt ohne den Verstorbenen. 4.) Der Verstorbene erhält einen neuen Platz zugewiesen und der Trauernde nimmt das eigene Leben wieder auf (Worden 1991).

Obwohl die Phasenmodelle eine weite Akzeptanz gefunden haben, da sie sowohl Betroffenen als auch Klinikern einen »typischen« Verlauf darstellten, wurden diese normierten, voneinander abgegrenzten Phasen auch kritisch gesehen. Kritiker bemängelten, dass der individuelle Aspekt der

Trauerverarbeitung zu wenig berücksichtigt wurde. Es kamen auch grundsätzliche Zweifel darüber auf, dass diese einzelnen Phasen so klar voneinander zu trennen sind oder chronologisch aufeinanderfolgen. Der empirische Nachweis konnte bisher nur in einer Studie bis zu einem gewissen Grad nachgewiesen werden. In der »Yale Bereavement Study« wurde erstmals versucht, in einem 24-monatigen Langzeit-Follow-up die Existenz der Phasentheorie nachzuweisen (Maciejewski et al. 2007). Die Ergebnisse der Studie konnten belegen, dass normale Trauer tatsächlich einen systematischen Verlauf aufweist. Dabei hatten die konsekutiven Phasen »Nicht-wahr-haben-wollen«, Sehnsucht nach der verstorbenen Person, Zorn, Depression und Akzeptanz bei solchen Prozessen ihre höchste Ausprägung innerhalb der ersten sechs Monate nach dem Verlust. Das Gefühl, den Tod der nahe stehenden Person nicht wahrhaben zu können, wurde kurz nach dem Verlust am häufigsten genannt, nahm aber einen Monat nach dem Verlust stetig ab. Die Sehnsucht nach der verstorbenen Person wurde von den Teilnehmern bis zu vier Monate nach dem Verlust als besonders intensiv genannt. Die Akzeptanz des Verlustes nahm graduell während der gesamten 24 Monate zu. Diese Ergebnisse geben erste empirische Hinweise, dass eine phasenhafte Trauerverarbeitung zumindest in einer westlichen US-Population belegt werden konnte.

1.2.2 Stress-Modell der Trauer

Der Verlust einer nahestehenden Person kann für die Hinterbliebenen eine sehr belastende und stressauslösende Erfahrung sein. Stressreaktionen auf besonders belastende Lebensereignisse haben eine biologisch wichtige Funktion: Der Körper wird auf eine angstauslösende Situation vorbereitet, indem sich beispielsweise die Herzrate erhöht oder die Immunfunktionen vergrößert werden. Insbesondere die akute Trauerphase der ersten Wochen nach dem Tod kann eine Stressreaktion hervorrufen, die sich nicht von anderen belastenden Lebensereignissen (z. B. traumatischer Stress, Arbeitsplatzverlust, Scheidung) unterscheidet. Horowitz et al., die vor allem durch ihre Arbeit im Bereich der posttraumatischen Belastungsstö-

rung (PTBS) bekannt wurden, waren mit unter den Ersten, welche die komplizierte Trauer dem Stress-Reaktions-Modell zuordneten (Horowitz 2004; Horowitz et al. 1997). Nach Horowitz et al. entwickeln sich sowohl die komplizierte Trauer als auch die Anpassungsstörung und die PTBS aufgrund eines vorangegangenen Stressors. In einer Langzeitstudie konnten folgende Symptomcluster für die komplizierte Trauer gefunden werden: 1.) Intrusionen, 2.) Vermeidungsverhalten und 3.) Anpassungsprobleme an den Verlust (Horowitz et al. 1984) (s. auch ► Kap. 2.2). Physiologische Untersuchungen bei Trauernden in den ersten Tagen und Wochen nach dem Tod haben die Annahme bestätigt, dass die Trauerreaktion einem Stress-Reaktions-Modell zuzuordnen ist (O'Connor 2013). Erhöhte Stressreaktionen können über einen kurzen Zeitraum hinweg adaptiven Charakter haben und eine angepasste Verhaltensveränderung bewirken, um adäquat auf die Stressreaktion zu reagieren. Eine langfristige Dysregulation der Stressreaktion kann hingegen zu einer ständigen Übererregung des physiologischen Stresses führen und langfristige physische und psychische Schäden verursachen. Diese können zu Depression, einem geschwächten Immunsystem und Herzerkrankungen führen (McEwen 2002).

> **Stressmodell**
> Das Stressmodell geht davon aus, dass der Verlust einer nahestehenden Person zu einer Stressreaktion führt, welche besonders in der akuten Trauerphase die gleichen physiologischen Körperreaktionen hervorrufen kann, wie beispielsweise die posttraumatische Belastungsstörung oder die Angststörung.

Ein weiteres Erklärungsmodell der Trauerverarbeitung als Stressmodell bietet die Konsistenztheorie (Grawe 1998). Nach der Konsistenztheorie, ist die Diskrepanz zwischen den Grundbedürfnissen und deren tatsächliche Befriedigung eine der Hauptursachen für psychischen Stress. Wenn über einen längeren Zeitraum ein Mangelzustand auf der Bedürfnisebene (z. B. Bindungsbedürfnis, Kontrollbedürfnis) besteht, wird der gesamte körperliche und psychische Organismus in einen erhöhten

1

Aktivierungsgrad versetzt. Stresshormone werden ausgeschüttet und der Mensch befindet sich in einem Zustand der Anspannung (Znoj 2012). In Bezug auf den Verlust einer nahe stehenden Person bedeutet das, dass es eine Diskrepanz zwischen dem Bindungsbedürfnis und dem Sicherheitsverlangen und dem Tod der geliebten Person gibt. Znoj (2012) beschreibt diesen Konflikt als eine ständige Stressquelle, die erst durch die graduelle Gewöhnung an die Realität abnimmt.

Zusammenfassend kann gesagt werden, dass der Verlust einer nahe stehenden Person eine Stressreaktion bewirkt, welche besonders in der akuten Trauerphase die gleichen physiologischen Körperreaktionen hervorrufen kann, wie beispielsweise die PTBS oder die Angststörung. Eine nicht erfolgreiche Anpassung an die neue Situation kann zu einer verlängerten physiologischen Reaktion (z. B. erhöhte Ausschüttung von Stresshormonen) führen. Das Stressmodell der Trauer erklärt den pathologischen Verlauf einer Trauerreaktion.

1.2.3 Coping-Modell

Ein wichtiger Theorieansatz der modernen Trauertheorien stellt das Coping-Modell dar. Die bisherigen Phasenmodelle gingen davon aus, dass das Durchleben oder Bearbeiten von einzelnen Trauerphasen die wesentliche Grundlage einer erfolgreichen Trauerbewältigung ist. Insbesondere die psychodynamischen Theorien gingen von einer Loslösung der emotionalen Bindung am Ende eines Trauerprozesses aus. Stroebe u. Schut (1999) integrieren mit ihrem *Dualen-Prozess-Modell* sowohl den Aspekt der Verarbeitung der Trauer, aber auch die Bewältigung der neuen Situation. Dieses Modell differenziert zwischen der sogenannten »Trauerarbeit« und einer Umorientierung in Bezug auf die Zukunft ohne die verstorbene Person. Zwei Verarbeitungsprozesse spielen hierbei eine wichtige Rolle und wechseln sich während des Trauerverarbeitungsprozesses kontinuierlich ab:

1. verlust-orientiertes Verarbeiten (z. B. Trauerarbeit, Auflösen der Bindung zur verstorbenen Person) und
2. wiederherstellung-orientiertes Bewältigen (z. B. neue Rollen und Beziehungen aufnehmen, neue Dinge unternehmen).

Im Gegensatz zu den beschriebenen Phasenmodellen unterstreicht das *Duale-Prozess-Modell* die fortwährende Oszillation zwischen verlust-orientierter und wiederherstellung-orientierter Bewältigung. Trauerarbeit wird als dynamischer Prozess verstanden, in welchem sich das verlust-orientierte Verarbeiten mit dem wiederherstellung-orientierten Bewältigen immer wieder zeitweise abwechselt. Es geht in diesem Modell darum, dass sowohl die negativen als auch die positiven Emotionen eine Rolle spielen in der Aufarbeitung. So sind belastende Bilder vom Tod ebenso wichtig, wie beispielsweise die Ausrichtung auf ein Leben ohne die verstorbene Person (z. B. neue Menschen kennenlernen).

> **Trauertheorien**
> Für viele Jahrzehnte war die Trauertheorie von Freud und das Konzept der »Trauerarbeit« die Grundlage psychotherapeutischen Arbeitens mit Trauernden. Inzwischen haben zahlreiche Wissenschaftler belegen können, dass die Trauerverarbeitung nicht nur in Form von Loslösung von der verstorbenen Person ermöglicht wird, sondern auch durch die Integration der verstorbenen Person in das Leben der Hinterbliebenen nach dem Tod. Neueren Trauertheorien zur Folge zeichnet sich eine erfolgreiche Trauerverarbeitung nicht durch eine Loslösung von der verstorbenen Person aus, sondern durch die Integration der Verstorbenen in das Leben der Trauernden.

1.2.4 Biologisches Trauermodell

Während sich bisherige Trauermodelle konzeptionell vorwiegend auf psychische und behaviorale Prozesse konzentrierten und das Verständnis des Trauerprozesses maßgeblich bestimmten, wurden vor allem in den letzten Jahren Studien zu neurobiologischen Grundlagen der Trauer durchgeführt. Ausgehend von der Stresstheorie, dass Trauer für die Hinterbliebenen ein belastendes Lebensereignis ist, kann die Trauer um eine verstorbene Person veränderte neurobiologische Prozesse in Gang setzen. Erste Evidenz für den Einfluss von Trauer auf die physische Gesundheit konnte in Studien gezeigt werden, welche eine erhöhte Mortalitätsrate für Witwer im Vergleich zu noch verheirateten Männern in den ersten 6 Monaten nach dem Verlust aufzeigten (Young et al. 1963). Die Mortalitätsrate der Witwer lag in dieser Langzeitstudie um 40 % höher im Vergleich zu den noch verheirateten Männern. Dieses Ergebnis konnte inzwischen in zahlreichen Studien belegt werden. Witwer zeigten insgesamt eine höhere Mortalitätsrate als Witwen im Vergleich zu den jeweiligen verheirateten Kontrollgruppen, dennoch wurden in fast allen Studien erhöhte Mortalitätsraten auch für Frauen gefunden. Witwer scheinen insbesondere innerhalb des ersten halben Jahres nach dem Tod besonders gefährdet zu sein, während für Witwen ein größeres Zeitfenster von zwei bis drei Jahren gefunden wurde (Stroebe et al. 2005). Todesursachen sind vor allem kardiovaskuläre Erkrankungen, Schlaganfall, Krebserkrankungen und Tod durch Unfall.

> ❯ Witwer und Witwen zeigen ein erhöhtes
> **Mortalitätsrisiko im Vergleich zu verhei**
> **rateten Kontrollgruppen. Insbesondere**
> **Witwer weisen innerhalb der ersten sechs**
> **Monate ein erhöhtes Risiko auf.**

Stroebe (1994) nannte diesen Zusammenhang das »**Gebrochene Herz-Phänomen**« (s. ▶ folgender Kasten). Zahlreiche Studien konnten belegen, dass Trauernde, insbesondere in der ersten Zeit nach dem Verlust, eine erhöhte Herzrate und erhöhten Blutdruck aufwiesen (Buckley et al. 2011). Eine erhöhte Herzrate steht für ein größeres Risiko, an einer koronaren Herzerkrankung oder einer kardiovaskulären Erkrankung zu erkranken. Stroebe et al. konnten in ihrem Überblick zeigen, dass Trauernde generell einem größeren Risiko eines verschlechterten Gesundheitszustandes ausgesetzt sind, als verheiratete Kontrollgruppen (Stroebe et al. 2007). Bradbeer et al. (2003) belegten in ihrer Studie, dass verwitwete Männer und Frauen ein dreifach höheres Risiko aufzeigen an starken Schmerzen zu leiden als die Kontrollgruppe. Obwohl das Mortalitäts- und Erkrankungsrisiko bei Trauernden inzwischen gut durch zahlreiche Studien belegt wurde, sind die verursachenden Mechanismen bisher noch nicht ausreichend geklärt.

Im Folgenden sollen die möglichen biophysiologischen Veränderungen nach einem Verlust, insbesondere in der ersten Phase nach dem Verlust vorgestellt werden.

Der Verlust einer geliebten Person kann eine Stressreaktion bei der hinterbliebenen Person verursachen. Die sogenannten Kampf- oder Fluchtreaktionen beeinflussen das kardiovaskuläre System (z. B. Herzrate) und die Trauernden zeigten neuroendokrine Veränderungen in der frühen Trauerphase (Gerra et al. 2003; Jacobs et al. 1987; Jacobs et al. 1986). Eine besondere Rolle spielt hierbei das sogenannte »Stresshormon« Kortisol, welches insbesondere mit Herzerkrankungen und geschwächter Immunabwehr in Zusammenhang steht. Gerra et al. (2003) belegten in ihrer Studie, dass akuter Stress bei den Trauernden zu einer erhöhten Freisetzung von Kortisol in den ersten zehn Tagen nach dem Tod führte (Gerra et al. 2003). Ein erhöhter Kortisolwert konnte auch noch 6 Monate nach dem Tod in dieser Studie nachgewiesen werden. In einer Untersuchung mit erwachsenen Kindern, die während ihrer Kindheit ein Elternteil verloren hatten, konnte auch Jahrzehnte später eine chronifizierte erhöhte Kortisolausschüttung gefunden werden (Nicolson 2004). Eine weitere Form von Stressreaktion stellt das bindungsspezifische Stresserleben nach dem Tod eines geliebten Menschen dar (Sbarra u. Hazan 2008). Der Tod einer Bezugsperson stellt der Verlust eines Belohnungssystems dar, der durch die Bindung zur verstorbenen Person repräsentiert wurde. Die physiologische Antworten für diese Bindungsstress-Reaktion sind drei physiologische Systeme: a) das Dopamin-System, b) das Opiods-System und c) das Oxyctocyn-System (O'Connor 2013).

> **»Das gebrochene Herz«: Hämodynamische**
> **Reaktionen bei Trauernden**
> Obwohl das »gebrochene Herz« keine klinische
> Diagnose ist, kann der Verlust eines geliebten
> Menschen zahlreiche gesundheitliche Beein
> trächtigungen des Herzens zur Folge haben
> (Stroebe et al. 2007). Studien belegen eine
> erhöhte Mortalität von Trauernden. Mehrere
> Studien untersuchten den Zusammenhang

1

zwischen Bluthochdruck, Herzrate und Trauer. Prigerson et al. (1997) analysierten den Blutdruck bei Trauernden über einen Zeitraum von 6–25 Monaten nach dem Verlust. Komplizierte Trauer war signifikant assoziiert mit erhöhtem Bluthochdruck sechs Monate nach dem Verlust. Diese Befunde wurden in weiteren Studien repliziert (Buckley et al. 2011; Grant et al. 2002). Ähnliche Befunde wurden für eine erhöhte Herzrate in der ersten Zeit nach dem Tod gefunden (Buckley et al. 2011).

Stressreaktionen

Trauernde zeigten nach dem Verlust eine niedrigere Anzahl zytotoxische T-Zellen und eine schwächere lymphozytische Reaktion der B-Zellen im Vergleich zu den nicht-trauernden Kontrollgruppen. Allerdings konnte kein spezifisches immunologisches Muster für die Trauer gefunden werden, welches sich von anderen Stressreaktionen unterscheidet.

1.2.5 Immunologische Reaktionen und Trauer

Der Zusammenhang zwischen Immunsystem und dem Verlust einer nahe stehenden Person wurde schon relativ früh in den siebziger Jahren untersucht. In einer Gruppe von Witwen, deren T-Zellen zwei Wochen und 8 Wochen nach dem Tod ihres Lebenspartners gemessen wurde, zeigte sich nach zwei Wochen ein signifikant niedrigeres Niveau an T-Zellen, als bei der Kontrollgruppe (Bartrop et al. 1977). Nach 8 Wochen nahm die Aktivität der T-Zellen noch weiter ab. Bei den B-Zellen wurde hingegen kein Unterschied im Vergleich zur Kontrollgruppe gefunden. In späteren Studien wurde dieser erste immunologische Befund in einer Reihe von Studien repliziert, mit dem durchweg konstanten Ergebnis, dass bei Trauernden ein niedrigeres Niveau zytotoxischer T-Zellen und eine schwächere lymphozytische Reaktion der B-Zellen im Vergleich zu den nicht-trauernden Kontrollgruppen gefunden wurden (O'Connor 2013). Trauer ist demzufolge eine ähnliche Form von Stressfaktor, vergleichbar mit anderen Stressoren, wie z. B. Erkrankung eines Angehörigen oder chronische Schlaflosigkeit. Es konnte bisher kein spezifisches immunologisches Muster für die Trauer gefunden werden. Trauer ist ein extrem belastender Stressfaktor, der allerdings den gleichen Verläufen des Stressreaktionssystems folgt (»*fight and flight*«), wie beispielsweise bei der posttraumatischen Belastungsstörung.

Zusammenfassend kann gesagt werden, dass neurobiologische Marker wichtige Hinweise auf Ähnlichkeiten und Unterschiede der Trauer mit anderen stressassoziierten Störungsbildern geben können. Vergleicht man ähnliche physiologische Reaktionsweisen von Patienten, die an einer PTSD leiden, in ihren Stressreaktionen, erklärt dies, dass beispielsweise Expositionsbehandlungen bei Trauernden wirksam sein können. Biologische Grundlagenforschung verbessert das Wissen in Bezug auf therapeutische Interventionen und diese können entsprechend angepasst werden. Somit könnten in Zukunft diejenigen Trauernden besser identifiziert werden, die bereits somatische Symptome (z. B. Bluthochdruck) entwickelt haben. Jedoch steht die Grundlagenforschung noch ganz am Anfang.

Literatur

Bartrop, R. W., Luckhurst, E., Lazarus, L., Kiloh, L. G. u. Penny, R. (1977). Depressed lymphocyte function after bereavement. Lancet, 1(8016), 834–836.

Boelen, P. A. u. van den Bout, J. (2005). Complicated Grief, Depression, and Anxiety as Distinct Postloss Syndromes: A Confirmatory Factor Analysis Study. American Journal of Psychiatry, 162(11), 2175.

Boelen, P. A., van den Bout, J. u. de Keijser, J. (2003). Traumatic Grief as a Disorder Distinct From Bereavement-Related Depression and Anxiety: A Replication Study With Bereaved Mental Health Care Patients (Vol. 160, pp. 1339-1341): Am Psychiatric Assoc.

Boelen, P. A., van den Hout, M. A. u. van den Bout, J. (2008). The factor structure of Posttraumatic Stress Disorder symptoms among bereaved individuals: A confirmatory factor analysis study. Journal of Anxiety Disorders.

Bonanno, G. A., Wortman, C. B., Lehman, D. R., Tweed, R. G., Haring, M., Sonnega, J., et al. (2002). Resilience to loss and chronic grief: a prospective study from preloss to 18-months postloss. J Pers Soc Psychol, 83(5), 1150–1164.

Bonanno, G. A., Wortman, C. B. u. Nesse, R. M. (2004). Prospective patterns of resilience and maladjustment during widowhood. Psychology and Aging, 19(2), 260.

Bonanno, G. A., Neria, Y., Mancini, A., Coifman, K. G., Litz, B. u. Insel, B. (2007). Is there more to complicated grief than depression and posttraumatic stress disorder? A test of incremental validity. Journal of Abnormal Psychology, 116(2), 342.

Bonanno, G. A., Boerner, K. u. Wortman, C. B. (2008). Trajectories of grieving.

Bowlby, J. (1961). Processes of Mourning. International Journal of Psycho-Analysis, 42, 317–340.

Bowlby, J. (1980). Attachment and loss: Loss, sadness and depression (Vol. 3). New York: Basic.

Bradbeer, M., Helme, R. D., Yong, H.-H., Kendig, H. L., Gibson, S. J. (2003). Widowhood and other demographic associations of pain in independent older people. The Clinical journal of pain, 19(4), 247–254.

Buckley, T., Mihailidou, A. S., Bartrop, R., McKinley, S., Ward, C., Morel-Kopp, M. C., et al. (2011). Haemodynamic changes during early bereavement: potential contribution to increased cardiovascular risk. Heart Lung Circ, 20(2), 91–98.

Carnelley, K. B., Wortman, C. B., Bolger, N., Burke, C. T. (2006). The time course of grief reactions to spousal loss: Evidence from a national probability sample. Journal of Personality and Social Psychology, 91(3), 476.

Cooper, R. (2013). Complicated Grief. In: Complicated Grief: Scientific Foundations for Health Care Professionals. Stroebe, M., Schut, H., van den Bout, J. (eds.). Routledge, New York

Dyregrov, K., Nordanger, D. u. Dyregrov, A. (2003). Predictors of psychosocial distress after suicide, SIDS and accidents. Death Stud, 27(2), 143–165.

Field, N. P., Gal-Oz, E. u. Bonanno, G. A. (2003). Continuing bonds and adjustment at 5 years after the death of a spouse. JOURNAL OF CONSULTING AND CLINICAL PSYCHOLOGY, 71(1), 110.

Field, N. P., Nichols, C., Holen, A. u. Horowitz, M. J. (1999). The relation of continuing attachment to adjustment in conjugal bereavement. JOURNAL OF CONSULTING AND CLINICAL PSYCHOLOGY, 67(2), 212.

Forstmeier, S. u. Maercker, A. (2007). Comparison of two diagnostic systems for Complicated Grief. Journal of Affective Disorders, 99(1-3), 203–211.

Freud, S. (1917). Trauer und Melancholie. Freud Studienausgabe (Vol. X): Fischer.

Fujisawa, D., Miyashita, M., Nakajima, S., Ito, M., Kato, M. u. Kim, Y. (2010). Prevalence and determinants of complicated grief in general population. Journal of Affective Disorders, 127(1-3), 352–358.

Gerra, G., Monti, D., Panerai, A. E., Sacerdote, P., Anderlini, R., Avanzini, P., et al. (2003). Long-term immune-endocrine effects of bereavement: relationships with anxiety levels and mood. Psychiatry Research, 121(2), 145–158.

Grant, I., Adler, K. A., Patterson, T. L., Dimsdale, J. E., Ziegler, M. G. u. Irwin, M. R. (2002). Health consequences of Alzheimer's caregiving transitions: effects of placement and bereavement. Psychosom Med, 64(3), 477–486.

Grawe, K. (1998). Psychologische Therapie: Hogrefe, Verlag für Psychologie.

Hogan, N. S., Worden, J. W. u. Schmidt, L. (2003). An empirical study of the proposed complicated grief disorder criteria. OMEGA-Journal of Death and Dying, 48(3), 263–277.

Holland, J. M., Neimeyer, R. A., Boelen, P. A. u. Prigerson, H. G. (2009). The underlying structure of grief: a taxometric investigation of prolonged and normal reactions to loss. Journal of Psychopathology and Behavioral Assessment, 31(3), 190–201.

Horowitz, M. J. (2004). Stress response syndromes: PTSD, grief and adjustment disorders (3rd ed.). New York: Aronson.

Horowitz, M. J., Marmar, C., Weiss, D. S., DeWitt, K. N. u. Rosenbaum, R. (1984). Brief psychotherapy of bereavement reactions. The relationship of process to outcome. Archives of General Psychiatry, 41(5), 438–448.

Horowitz, M. J., Siegel, B., Holen, A., Bonanno, G. A., Milbrath, C. u. Stinson, C. H. (1997). Diagnostic criteria for complicated grief disorder. The American journal of psychiatry, 154(7), 904–910.

Jacobs, S. C., Mason, J., Kosten, T. R., Kasl, S. V., Ostfeld, A. M. u. Wahby, V. (1987). Urinary free cortisol and separation anxiety early in the course of bereavement and threatened loss. Biological Psychiatry, 22(2), 148–152.

Jacobs, S. C., Mason, J. W., Kosten, T. R., Wahby, V., Kasl, S. V. u. Ostfeld, A. M. (1986). Bereavement and catecholamines. Journal of Psychosomatic Research, 30(4), 489–496.

Kersting, A., Brahler, E., Glaesmer, H. u. Wagner, B. (2011). Prevalence of complicated grief in a representative population-based sample. J Affect Disord (epub ahead).

Kersting, A., Reutemann, M., Ohrmann, P., Schütt, K., Wesselmann, U., Rothermundt, M., et al. (2001). Traumatische Trauer – ein eigenständiges Krankheitsbild? Psychotherapeut, 46(5), 301–308.

Kersting, A., Dorsch, M., Kreulich, C., Reutemann, M., Ohrmann, P., Baez, E., et al. (2005). Trauma and grief 2-7 years after termination of pregnancy because of fetal anomalies – a pilot study. J Psychosom Obstet Gynaecol, 26(1), 9–14.

Kersting, A., Kroker, K., Horstmann, J., Ohrmann, P., Baune, B. T., Arolt, V., et al. (2009). Complicated grief in patients with unipolar depression. J Affect Disord, 118(1-3), 201–204.

Kreicbergs, U. C., Lannen, P., Onelov, E. u. Wolfe, J. (2007). Parental grief after losing a child to cancer: impact of professional and social support on long-term outcomes. J Clin Oncol, 25(22), 3307–3312.

Kübler-Ross, E. (1969). On death and dying: Routledge.

Kübler-Ross, E. (1973). On death and dying: Routledge.

Lannen, P. K., Wolfe, J., Prigerson, H. G., Onelov, E. u. Kreicbergs, U. C. (2008). Unresolved grief in a national sample of bereaved parents: impaired mental and physical health 4 to 9 years later. J Clin Oncol, 26(36), 5870–5876.

Lichtenthal, W. G., Cruess, D. G. u. Prigerson, H. G. (2004). A case for establishing complicated grief as a distinct mental disorder in DSM-V. Clinical Psychology Review, 24(6), 637–662.

Maciejewski, P. K., Zhang, B., Block, S. D. u. Prigerson, H. G. (2007). An Empirical Examination of the Stage Theory of Grief. JAMA, 297(7), 716.

McEwen, B. S. (2002). Sex, stress and the hippocampus: allostasis, allostatic load and the aging process. Neurobiology of aging, 23(5), 921–940.

Morina, N., von Lersner, U. u. Prigerson, H. G. (2011). War and bereavement: consequences for mental and physical distress. PLoS One, 6(7), e22140.

Nicolson, N. A. (2004). Childhood parental loss and cortisol levels in adult men. Psychoneuroendocrinology, 29(8), 1012–1018.

O'Connor, M. (2013). Physiological mechanisms and the neurobiology of complicated grief. Complicated grief, Routledge, New York.

Osterweis, M., Solomon, F. u. Green, M. (1984). Reactions to particular types of bereavement. Bereavement: Reactions, Consequences, and Care. Institute of Medicine, National Academy Press: Washington, DC, 71–83.

Parkes, C. M. (1964). Recent bereavement as a cause of mental illness. The British Journal of Psychiatry, 110(465), 198–204.

Parkes, C. M., Weiss, R. S. (1983). Recovery from bereavement. Basic Books, New York.

President's Council of Bioethics (2003). Beyond Therapy: Biotechnology and the Pursuit of Happiness. Washington, DC: The President's Council on Bioethics

Prigerson, H. G., Bierhals, A. J., Kasl, S. V., Reynolds, C. F., 3rd, Shear, M. K., Day, N., et al. (1997). Traumatic grief as a risk factor for mental and physical morbidity. Am J Psychiatry, 154(5), 616–623.

Prigerson, H. G., Frank, E., Kasl, S. V., Reynolds, C. F., 3rd, Anderson, B., Zubenko, G. S., et al. (1995). Complicated grief and bereavement-related depression as distinct disorders: preliminary empirical validation in elderly bereaved spouses. Am J Psychiatry, 152(1), 22–30.

Prigerson, H. G., Maciejewski, P. K., Reynolds, C. F., Bierhals, A. J., Newsom, J. T., Fasiczka, A., et al. (1995). Inventory of complicated grief: A scale to measure maladaptive symptoms of loss. Psychiatry Research, 59(1-2), 65–79.

Prigerson, H. G., Shear, M. K., Newsom, J. T., Frank, E., Reynolds C. F., 3rd, Maciejewski, P. K., et al. (1996). Anxiety among widowed elders: is it distinct from depression and grief? Anxiety, 2(1), 1–12.

Prigerson, H. G., Horowitz, M. J., Jacobs, S. C., Parkes, C. M., Aslan, M., Goodkin, K., et al. (2009). Prolonged grief disorder: Psychometric validation of criteria proposed for DSM-V and ICD-11. PLoS Med, 6(8), e1000121.

Pynoos, R. S. u. Nader, K. (1990). Children's exposure to violence and traumatic death. Psychiatric Annals.

Rando, T. A. (1985). Bereaved parents: Particular difficulties, unique factors, and treatment issues. Social Work, 30(1), 19–23.

Rando, T. A. (1993). Treatment of complicated mourning (Vol. 878223290). Research Press Champaign, IL. Retrieved from ▶ http://www.omnibuswellness.org/uploads/articles_35_629468256.pdf (Stand 1.8.2013)

Raphael, B. (1985). The anatomy of bereavement: A handbook for the caring professions: Routledge.

Rosner, R. u. Wagner, B. (2011). Komplizierte Trauer. In: H. Seidler, H. J. Freyberger u. A. Maercker(Eds.), Handbuch der Psychotraumatologie (pp. 220–230). Stuttgart: Klett-Cotta.

Sbarra, D. A. u. Hazan, C. (2008). Coregulation, dysregulation, self-regulation: an integrative analysis and empirical agenda for understanding adult attachment, separation, loss, and recovery. Pers Soc Psychol Rev, 12(2), 141–167.

Schaal, S., Jacob, N., Dusingizemungu, J. P. u. Elbert, T. (2010). Rates and risks for prolonged grief disorder in a sample of orphaned and widowed genocide survivors. BMC Psychiatry, 10, 55.

Shear, M. K., Simon, N., Wall, M., Zisook, S., Neimeyer, R., Duan, N., et al. (2011). Complicated grief and related bereavement issues for DSM-5. Depress Anxiety, 28(2), 103–117.

Simon, N. M., Shear, K. M., Thompson, E. H., Zalta, A. K., Perlman, C., Reynolds, C. F., et al. (2007). The prevalence and correlates of psychiatric comorbidity in individuals with complicated grief. Compr Psychiatry, 48(5), 395–399.

Stammel, N., Heeke, C., Bockers, E., Chhim, S., Taing, S., Wagner, B., et al. (under review). Prolonged Grief Disorder three decades after the loss in survivors of the Khmer Rouge regime in Cambodia. Journal of Affective Disorders.

Stroebe, M. (1994). The broken heart phenomenon: an examination of the mortality of bereavement. Journal of community & applied social psychology, 4(1), 47–61.

Stroebe, M. (2013). Implications for research and practice. Complicated grief, Routledge, New York.

Stroebe, M. u. Schut, H. (1999). The dual process model of coping with bereavement: rationale and description. Death Stud, 23(3), 197–224.

Stroebe, M., Stroebe, W. u. Abakoumkin, G. (2005). The broken heart: suicidal ideation in bereavement. Am J Psychiatry, 162(11), 2178–2180.

Stroebe, M., Schut, H. u. Stroebe, W. (2007). Health outcomes of bereavement. The Lancet, 370(9603), 1960–1973.

Wakefield, J. (2013). Is complicated grief a disorder? Complicated grief. Routledge, New York.

Worden, J. W. (1991). Grief counselling and grief therapy: a handbook for the mental health professional: London: Routledge.

Young, M., Benjamin, B. u. Wallis, C. (1963). The Mortality of Widowers. Lancet, 2(7305), 454–456.

Znoj, H. (2012). Trauer und Trauerbewältigung. Stuttgart: Kohlhammer

Diagnose der komplizierten Trauer

Der Verlust einer nahestehenden Person hat in der Regel einen normalen und nicht-pathologisch verlaufenden Trauerprozess zur Folge. Die Reaktionen auf einen Verlust können sowohl kulturell als auch individuell sehr unterschiedlich erlebt werden und nur ein kleiner Teil der Trauernden zeigt eine pathologische Symptomatik, die zu einer Einschränkung in sozialen und anderen wichtigen Lebensbereichen führt. Komplizierte Trauer definiert sich im Wesentlichen durch die Abgrenzung zur normalen Trauer und unterscheidet sich an Intensität und Abweichung in den folgenden drei Merkmalen: 1.) Intensität, 2.) Qualität und 3.) Dauer (Stroebe 2008).

2.1   Diagnostik der komplizierten Trauer

Normale Trauerreaktionen können sich durch eine Reihe von negativen Symptomen auszeichnen, wie beispielsweise intensive Traurigkeit, sozialer Rückzug und emotionale Taubheit. Obwohl diese negative Symptomatik als normal angesehen werden kann, kann sich bei einem Teil der Hinterbliebenen nach dem Tod einer nahestehenden Person eine komplizierte Trauersymptomatik entwickeln. Diese komplizierte Trauersymptomatik kann sich sowohl kulturell und intraindividuell wesentlich unterscheiden. Obwohl eine Reihe von Studien in den letzten Jahren belegen konnten, dass sich differenzialdiagnostisch die komplizierte Trauer von anderen Störungsbildern, wie beispielsweise der Depression und der posttraumatischen Belastungsstörung unterscheidet (Boelen et al. 2010), konnte bisher keine Einigung bezüglich der Diagnosekriterien gefunden werden. Alle bisherigen Versuche sich auf einheitliche Diagnosekriterien in den bestehenden Klassifikationssystemen (ICD, DSM) zu einigen wurden zwischen Wissenschaftlern, Praktikern und Betroffenen kritisch diskutiert.

Generell fallen zwei Formen der Klassifikation der komplizierten Trauersymptomatik in Betracht. Eine Möglichkeit die komplizierte Trauer von der normalen Trauer zu unterscheiden, ist die Beschreibung der komplizierten Trauer anhand eines Kontinuums, welches die Ausprägung durch Intensität, Dauer und Qualität der Symptome definiert (Stroebe et al. 2001). Ein Kontinuum berücksichtigt die individuellen und kulturellen Unterschiede und Normen einer trauernden Person. Eine weitere Alternative stellt die Diagnose der komplizierten Trauer durch diskrete Diagnosekriterien dar. Obwohl es die bisher gängigste Form der Erteilung einer komplizierten Trauerdiagnose ist, ist dieses Vorgehen problematisch, da es bisher keine klare Festlegung bezüglich der verschiedenen Verlustarten gibt, die sich in Dauer und Intensität deutlich voneinander unterscheiden können. Beispielsweise erleben ein Großteil der Eltern nach dem Tod ihres Kindes noch Jahre später eine intensive Trauersymptomatik und fühlen sich in ihrem Leben stark beeinträchtigt. Dennoch rechtfertigt das Erfüllen der diagnostischen Kriterien durch das Zeitkriterium von 6 Monaten nicht unbedingt eine klinische Diagnose der komplizierten Trauer. Die Erfassung der Trauerintensität auf einem Kontinuum anstelle von diskreten Kategorien würde der Varianz der Ausprägung besser gerecht werden (O'Connor u. Arizmendi 2013).

Der Terminus der komplizierten Trauer wurde in den vergangenen Jahren von den verschiedenen Arbeitsgruppen mit unterschiedlichen Termini beschrieben und unterlag einer Reihe von Veränderungen in der Begrifflichkeit. Horowitz und Kollegen benannte das Phänomen der komplizierten Trauer zunächst *pathologische Trauer* (Horowitz et al.1993). Prigerson und Kollegen nutzten in den 90er Jahren zunächst die Definition komplizierte Trauer (Prigerson et al. 1995b) und später (1997–2001) wurde in den Veröffentlichungen vor allem von *traumatischer Trauer* gesprochen (Prigerson et al. 1997). Durch die traumatischen Ereignisse des 11. September 2001 in New York entschied sich die Forschergruppe von Prigerson und Kollegen, wieder zu dem Begriff der *komplizierten Trauer* zurückzukehren, da die Terminologie »traumatisch« zu sehr mit der PTBS in Verbindung gebracht wurde. Im Jahre 2007 entschied sich die Forschergruppe von Prigerson et al. erneut zu einer Umbenennung der Terminologie (Prigerson et al. 2007). In neueren Veröffentlichungen wurde der Begriff der »prolongierten Trauer« verwendet (s. ▢ Abb. 2.1). Die häufigen Wechsel der Begrifflichkeit war der Findung eines einheitlichen Diagnosekriteriums nicht förderlich und verursachte Verwirrung sowohl bei Wissenschaftlern, Praktikern und Betroffenen.

a. Ereignis-Kriterium

– Verlust durch den Tod einer nahestehenden Person.

b. Trennungsstress

– Die trauernde Person erlebt ein starkes »sich nach der verstorbenen Person Sehnen« (z. B. nach ihr verlangen, physisches oder emotionales Leiden, das durch das Sich-Sehnen bzw. den starken Wunsch bedingt ist, mit der verstorbenen Person wieder vereint zu sein).

c. Kognitive, emotionale und behaviorale Symptome
Die trauernde Person sollte fünf oder mehr der folgenden Symptome täglich oder in einer sehr stark ausgeprägten Form erleben:

– Unsicherheit bezüglich der eigenen Rolle im Leben oder das Gefühl, das eigene Leben hat keinen Sinn mehr (z. B. das Gefühl, als sei ein Teil von einem Selbst gestorben).

– Schwierigkeiten den Tod zu akzeptieren.

– Vermeiden von Erinnerungen, die mit dem Verlust in Zusammenhang stehen.

– Unfähigkeiten, anderen seit dem Verlust zu vertrauen.

– Verbitterung und Wut im Zusammenhang mit dem Verlust.

– Schwierigkeiten, das eigene Leben fortzuführen (z. B. neue Beziehungen einzugehen, eigene Interessen zu verfolgen).

– Emotionale Taubheit seit dem Verlust.

– Das Gefühl, dass das eigene Leben unerfüllt, leer und bedeutungslos geworden ist seit dem Verlust.

– Das Gefühl von Unglauben und Schock durch den Verlust.

d. Zeitkriterium

– Der Trauerfall muss mindestens 6 Monate zurückliegen.

e. Psychosoziale Beeinträchtigungen

– Die Störung verursacht klinisch relevante Einbußen psychischen Funktionierens in sozialen Bereichen, im Beruf oder in anderen wichtigen Lebensbereichen.

f. Differenzialdiagnostik

– Die Beeinträchtigungen können nicht durch Depression, Generalisierte Angststörung oder Posttraumatische Belastungsstörung erklärt werden.

◼ **Abb. 2.1** Diagnostische Kriterien der Prolongierten Trauer (nach Prigerson et al. 2009)

Im Deutschen hat sich der Begriff der komplizierten Trauer etabliert, der seit vielen Jahren als Synonym für pathologische Trauerreaktionen steht.

Veränderung des Terminus im wissenschaftlichen Kontext
- Pathologische Trauer (Horowitz 1993)
- Komplizierte Trauer (Horowitz et al. 1997; Prigerson et al. 1995b)
- Traumatische Trauer (Prigerson et al. 1997)
- Prolongierte Trauer (Prigerson et al. 2007)

2.2   Diagnoseentwicklung

In den vergangenen Jahrzehnten wurden die diagnostischen Kriterien der komplizierten Trauer insbesondere von zwei Forschergruppen untersucht (Horowitz et al. 1997; Prigerson et al. 1995). Beide Arbeitsgruppen brachten die Forschung der komplizierten Trauer und die Differenzialdiagnostik zu anderen Störungsbildern maßgeblich voran. Die heutige wissenschaftliche Grundlage beruht weitestgehend auf den durchgeführten Studien und Konzeptionalisierungen der beiden Gruppen. Aus diesem Grund soll hier auf die geschichtliche Entwicklung der komplizierten Trauerdiagnose detaillierter eingegangen werden.

Horowitz et al. (1997) waren die ersten, welche die Unterscheidung von einer komplizierten und einer normalen Trauer unternahm und erste Symptomcluster evaluierten. Ausgehend von einem Set von 30 klinischen Symptomen, welches durch Interviews mit Trauernden entwickelt wurde, wurden klinische Interviews mit Verwitweten durchgeführt. Das Ergebnis zeigte, dass von den 30 möglichen Trauersymptomen schließlich insgesamt 7 Symptome eine komplizierte Trauer prädiktiv hervorsagen konnten. Die folgenden Symptome konnten herausgefiltert werden:

1. Intrusionen
2. emotionaler Schmerz
3. Sehnsucht nach der verstorbenen Person
4. Einsamkeitsgefühle und das Gefühl von Leere
5. Vermeidungsverhalten
6. Schlafstörungen
7. sozialer Rückzug

Die erfassten Symptome replizierten ähnliche Symptomcluster wie bei der posttraumatischen Belastungsstörung und spiegeln die theoretische Nähe von Horowitz und Kollegen zum Stress-Reaktions-Modell wider, wie es bereits aus der PTBS-Forschung bekannt ist:
- Intrusionen
- Vermeidungsverhalten
- Anpassungsschwierigkeiten nach dem Verlust

Ein weiterer wichtiger Befund dieser Studie war der Beleg dafür, dass die Auftretenshäufigkeit der Symptome zwischen der 6 Monats- und der 14 Monatserhebung signifikant abnahm. In dieser ersten Untersuchung zur Diagnose der komplizierten Trauer erhielten 41 % der Studienteilnehmer 14 Monate nach dem Verlust eine Diagnose der komplizierten Trauer. Die Studie zeigte aber auch erstmalig noch ein anderes Phänomen. Während eine pathologische Trauerreaktion bis dahin in der Regel als Depression diagnostiziert wurde, konnte erstmalig gezeigt werden, dass sich die komplizierte Trauerreaktion differenzialdiagnostisch von der Depression unterscheidet. In dieser Studie wurden nur ein Fünftel von denjenigen, die eine komplizierte Trauerdiagnose erhielten, auch mit einer Depression diagnostiziert. Horowitz et al. (1997) schlussfolgerten entsprechend, dass die Diagnose der Depression nicht unbedingt adäquat das Symptom einer komplizierten Trauer abbildet.

Zeitgleich zu den Entwicklungen von Horowitz und Kollegen, begann eine weitere Arbeitsgruppe die diagnostischen Kriterien der komplizierten Trauer empirisch zu evaluieren (Prigerson et al. 1995). Prigerson et al. (1995) fanden in ihren Studien ein neues trauerspezifisches Symptomcluster, welches sich qualitativ von der Depression und Angst nach dem Tod einer nahestehenden Person unterschied. Dieses Symptomcluster konnte in verschiedenen Studien mit Verwitweten repliziert werden (Prigerson et al. 1995; Prigerson et al. 1996). Im Jahre 1997 wurde ein Expertenpanel einberufen, welches die Vor- und Nachteile der diagnostischen Kriterien für die komplizierte Trauer diskutierte.

Definition

Konsensuskriterium für komplizierte Trauer:
Im Jahre 1997 wurde das erste Mal durch ein Expertenpanel ein Konsensuskriterium vorgestellt, welches sich qualitativ von Depression und Angst unterscheidet und eine klinisch relevante Beeinträchtigung vorhersagt. Die Hauptsymptome des Konsensuskriteriums wurden durch 1.) Trennungsstress und 2.) traumatischen Stress definiert.

Das Expertenpanel kam zu dem Schluss, dass ausreichend empirische Evidenz vorliege, dass komplizierte Trauer ein eigenständiges diagnostisches Kriterium beschreibt, welches sich diagnostisch von der Depression und der Angst unterscheidet und eine klinisch relevante psychische Beeinträchtigung vorhersagt. Das Konsensuskriterium für die komplizierte Trauer wurde durch die beiden Hauptsymptome definiert: 1.) Trennungsstress und 2.) traumatischer Stress. Der Trennungsschmerz umfasste die ständige gedankliche Beschäftigung mit der verstorbenen Person oder deren Todesumständen, eine starke Sehnsucht und Suchen nach der verstorbenen Person und Einsamkeit. Der traumatische Stress beinhaltete Symptome, wie beispielsweise Unglauben in Bezug auf den Tod, Schock und Wut, Vermeidung von Erinnerungen an die verstorbene Person, ein Gefühl von Leere, Nutzlosigkeit und eine negative Zukunftsperspektive. In einem ersten Testverfahren wurde das neu definierte Konsensuskriterium anhand von existierenden Daten der San Diego Widowhood Study (Zisook et al. 1987) an 3,006 verwitweten Personen überprüft. Zwei Symptome (Vermeidungsverhalten und Schwierigkeiten sich ein Leben ohne den Verstorbenen vorzustellen) wurden anschließend aus dem Symptomcluster der Konsensuskriterien herausgekommen (Prigerson u. Jacobs 2001). Während zunächst das Zeitkriterium mit 2 Monaten erfüllt wurde, wurde dieses später auf 6 Monate erhöht (Latham u. Prigerson 2004). Basierend auf den Konsensuskriterien wurde der weltweit, weitverbreitete Fragebogen für Trauer, der »Inventory of Traumatic Grief« (ITG; Prigerson et al. 2001), später umbenannt in »Inventory of Complicated Grief«, entwickelt. Die Studie, auf der das Konsensuskriterium basierte, hat eine Reihe von Einschränkungen

bezüglich der allgemeinen Aussagekraft der empirischen Validität. Einer der wesentlichen Kritikpunkte ist, dass die Studie ausschließlich verwitwete Studienteilnehmer einschloss, welche ihren Partner nach längerer Erkrankung verloren hatten. Das heißt, es kann keine generelle Aussage darüber gemacht werden, inwieweit die Symptomcluster auch für verwaiste Eltern, traumatische Verluste (z. B. Tod durch Tötung oder Unfälle) oder Suizidangehörige, repliziert werden könnten. Der Verlust eines Partners nach längerer Krankheit stellt an sich keinen Risikofaktor dar. Des Weiteren nahmen an der Studie nur 34 % der kontaktierten Teilnehmer teil. Aufgrund der durchschnittlich niedrigen Symptomwerte für Trauer, die in dieser Studie gefunden wurden, kann vermutet werden, dass vorwiegend nur diejenigen an der Studie teilnahmen, die weniger belastet waren. Das Ergebnis kann in der Aussagekraft verzerrt sein. Hogan und Worden (2004) versuchten die Konsensuskriterien einige Jahre später noch einmal anhand einer Stichprobe mit Eltern, die ihr Kind verloren hatten, zu replizieren (Hogan u. Worden 2004). Die Ergebnisse zeigten, dass die Hauptkriterien »Trennungsstress« und »traumatischer Stress« nicht als unterschiedliche Konstrukte in konfirmatorischen Faktorenanalysen bestätigt werden konnten.

Nachdem über Jahre die beiden Forschungsgruppen von Prigerson et al. und Hororwitz et al. unabhängig voneinander die empirische Evidenz für eine komplizierte Trauer als Diagnosekriterium untersuchten, wurden im Jahre 2009 die Ansätze beider Arbeitsgruppen in einem diagnostischen Kriterienkatalog (s. ◘ Abb. 2.1) zusammengefasst (Prigerson et al. 2009). Grund für die Einigung auf ein einheitliches Diagnosekriterium waren die anstehenden neuen Editionen des DSM-V und des ICD-11. Der neue diagnostische Algorithmus für komplizierte Trauer wurde anhand von Daten der *Yale Bereavement Study* (YBS) überprüft, welche insgesamt 291 verwitwete Personen in die Untersuchung einschloss. Das Durchschnittsalter der Stichprobe lag bei 62 Jahren und 74 % der Teilnehmer waren weiblich.

Das diagnostische Kriterium für komplizierte Trauer nach Prigerson et al. (2009) ist dann erfüllt, wenn die Trauersymptomatik sich durch den Tod einer nahestehenden Person entwickelt hat und mindestens sechs Monate nach dem Tod aufgetreten ist. Zusätzlich müssen die folgenden drei Hauptkategorien erfüllt sein:

1. Trennungsschmerz: das Gefühl von starker Sehnsucht und Suchen nach der verstorbenen Person, welches sowohl ein körperliches und emotionales Leiden fast täglich hervorruft.
2. Kognitive, emotionale und behaviorale Symptome (mindestens fünf der folgenden Symptome müssen täglich auftreten):
   - Unsicherheit bezüglich der eigenen Gefühlen oder der Rolle im Leben
   - Schwierigkeiten den Verlust zu akzeptieren
   - Vermeidung von Erinnerungen an den Verlust
   - Unfähigkeiten anderen Menschen seit dem Verlust zu vertrauen
   - Gefühl von Verbitterung und Wut in Bezug auf den Verlust
   - Schwierigkeit mit dem Leben voranzugehen
   - Emotionale Taubheit
   - Einsamkeitsgefühle und Sinnlosigkeit seit dem Tod
   - Gefühl von Schock und Erstarrung seit dem Verlust
3. Psychosoziale Schwierigkeiten: Die Belastungen haben klinischen Krankheitswert und behindern die betroffene Person in allen wichtigen Lebensbereichen.

2.3 Beschreibung der Hauptsymptome

2.3.1 Trennungsstress

Die wahrgenommene Trennung von der verstorbenen Person ist eines der dominantesten Symptome der komplizierten Trauer. Der Verlust wird nicht nur als psychischer Schmerz von den Trauernden erlebt, sondern auch als körperlicher Schmerz. Der Trennungsstress wird von einer großen Sehnsucht und Suchen nach der verstorbenen Person begleitet. Die Gedanken und Gefühle drehen sich fast ausschließlich um den Verlust. Häufig entsteht bei den Trauernden das Gefühl, dass ein Teil von ihnen ebenfalls gestorben ist. Bilder oder Erinnerungsstücke lösen starke Gefühle und Weinen aus

und verstärken das Sehnen nach der verstorbenen Person. Mitunter suchen Trauernde nach der verstorbenen Person, in dem sie nach ihm oder ihr rufen und sich wünschen, die verstorbene Person möge zurückkehren.

Fallbeispiel

Eine 36-jährige Patientin verlor vor drei Jahren ihren 10-jährigen Sohn durch einen Gehirntumor. Sie lebt zusammen mit ihrer Tochter (7 Jahre alt) und ihrem Mann immer noch in der gleichen Wohnung, in der auch ihr Sohn verstarb. Das Zimmer ihres Sohnes wurde seit seinem Tod nicht verändert, und sie geht regelmäßig mehrmals täglich in sein Zimmer und weint. Sie erlebt in diesen Momenten einen großen Schmerz, den sie körperlich in ihrer Brust spürt. Sie hat große Mühe ihren Alltag zu bewältigen und kann sich nur unter großer Anstrengung mit ihrer Tochter beschäftigen oder den Haushalt verrichten. Sie hat ein großes Bedürfnis ihrem Sohn sehr nahe zu sein, wenngleich diese Nähe durch die Erinnerungen ihr immer wieder psychische und physische Schmerzen bereitet.

2.3.2 Vermeidungsverhalten

Das Vermeidungsverhalten nach dem Tod einer nahestehenden Person kann verschiedene Facetten haben. So vermeiden manche Trauernde Erinnerungsgegenstände von der verstorbenen Person, wie beispielsweise Kleidungsstücke oder Bücher, welche sofort nach dem Tod weggepackt werden. Trauernde haben mitunter katastrophierende Vorstellungen bezüglich ihres Trauerschmerzes, wenn sie diesen zulassen würden. Anstelle dessen entwickeln sie mitunter maladaptive Verhaltensweisen und dysfunktionale Kognitionen, um den Schmerz der Trauer zu vermeiden. Aber auch Orte oder Menschen, die mit der verstorbenen Person in Zusammenhang stehen, können vermieden werden, da die Konfrontation als zu schmerzhaft erlebt wird. Bei traumatischen Todesfällen kommt häufig die Vermeidung von den traumatischen Erinnerungen dazu, welche im Zusammenhang mit dem Tod stehen. Diese sind differenzialdiagnostisch vom trauerbezogenen Vermeidungsverhalten zu unterscheiden und auch unterschiedlich zu behandeln. Traumabezogene Vermeidung aufgrund einer posttraumatischen Belastungsstörung steht in Zusammenhang mit ungewollt auftretenden Flashbacks und Erinnerungen an das schreckliche Ereignis. Diese Erinnerungen können auch bruchstückhaft in Form von Albträumen auftreten. Die Betroffenen versuchen die überflutenden Bilder und Gedanken bezüglich des traumatischen Ereignisses (z. B. Autounfall) zu verdrängen beziehungsweise zu vermeiden. Des Weiteren spricht man von ängstlichem und depressivem Vermeidungsverhalten bei Trauernden (Boelen 2006). Depressives Vermeidungsverhalten tritt bei Trauernden in der Form auf, dass sie sich von sozialen Aktivitäten zurückziehen, die sie in ihrer Trauerverarbeitung unterstützen würden. Das depressive Vermeidungsverhalten stärkt das Ruminieren über den Verlust und dass ein Leben ohne die verstorbene Person sinnlos ist. Ein ängstliches Vermeidungsverhalten bezieht sich auf das Vermeiden von Trauerreaktionen.

2.3.3 Intrusionen

Ähnlich wie bei dem Vermeidungsverhalten ist es auch bei den Intrusionen wichtig, zwischen trauer- und traumabezogenen Intrusionen in der Anamnese zu unterscheiden. Intrusionen (Erinnerungen, Gedanken, Flashbacks) können bei Trauernden sowohl positiver als auch negativer Natur sein. Positive Erinnerungen an die verstorbene Person können einerseits tröstlichen Charakter haben, aber auch belastend für die Betroffenen sein. Das regelmäßige Aktivieren von inneren Bildern (z. B. von der letzten gemeinsamen Reise) kann die Gefühle des Verlustes noch verstärken. Hingegen führen negative Erinnerungen zu Vermeidungsverhalten. Bei traumabezogenen Intrusionen ist die Qualität der Flashbacks, die in Zusammenhang mit dem Tod stehen abzuklären. Dies können beispielsweise innere Bilder vom Unfallgeschehen, Polizeifotos oder Beschreibungen aus Presseberichten sein.

Für das spätere therapeutische Arbeiten sind die einzelnen Aspekte der Traumaerinnerungen wichtig für eine hierarchische Auflistung der am stärksten belastenden Erinnerungen.

> Vermeidungsverhalten und Intrusionen treten sowohl bei der komplizierten Trauer als auch bei der posttraumatischen Belastungsstörung auf. Differenzialdiagnostisch und therapeutisch unterscheiden sich die die Symptome bei der Trauer und beim Trauma. Aus diesem Grund müssen sie diagnostisch getrennt erfasst werden.

2.3.4 Wut und Zorn

Starke negative Gefühle von Wut und Zorn können sich sowohl gegen die verstorbene Person richten, als auch gegen eventuelle Schuldige am Tod. Zorn gegen die verstorbene Person ist ein Phänomen, welches relativ häufig insbesondere in der ersten Trauerphase auftritt. Die Fragen »Warum hat er mich zurückgelassen?« oder »warum gerade ich?« spiegeln die Verzweiflung wieder, welche Trauernde erleben können. Das Gefühl alleine zurückgelassen worden zu sein, ruft Verzweiflung und Hilflosigkeit hervor. Insbesondere wenn die hinterbliebene Person das Gefühl hat, dass die Zukunft nur schwer alleine zu bewältigen ist. Dies kann aufgrund einer starken emotionalen Abhängigkeit entstehen, aber auch existenzielle und finanzielle Gründe können das Gefühl verstärken, das Leben nicht alleine bewältigen zu können. Trauernde werden mitunter plötzlich mit finanziellen Sorgen konfrontiert oder fühlen sich mit der Organisation der Familie oder Schulden, die die verstorbene Person zurückgelassen hat, überfordert. Suizidangehörige erleben relativ häufig Gefühle von Zorn und Wut. Sie erfahren mitunter den Suizid als ein Ohnmachtsgefühl und fragen sich, warum ihnen der Verstorbene das angetan hat.

Eine weitere schwierige Form des Trauerns ist es für die Angehörigen, wenn es einen »**Schuldigen**« für den Tod der nahestehenden Person gibt. Gibt es eine Person oder eine Ursache, die die Verantwortung am Tod trägt, dann kann es häufig für die Angehörigen schwierig sein, mit diesen starken negativen Gefühlen umzugehen. Die schuldige Person gibt zwar eine Erklärung für den Tod, erschwert aber gleichzeitig den Trauerprozess. So geben Gefühle von Zorn und Wut gegenüber dem betrunkenen Autofahrer, der den tödlichen Unfall des Kindes verursachte, ein Ventil, blockieren aber parallel den normalen Trauerprozess. Es gibt regelmäßig Gerichtsverfahren, in denen beispielsweise ärztliche Behandlungsfehler oder Materialfehler als Ursache von Autounfällen, ausgetragen werden. Aus therapeutischer Sicht sollte immer mit den Betroffenen sorgfältig abgeklärt werden, wofür Gerichtsverfahren stehen und welche realistische Entlastung die Angehörigen sich erhoffen. Gefühle von Rache und Wut verhindern den Zustand einer Akzeptanzentwicklung, dass der Mensch verstorben ist.

> ❯ Bei Todesfällen, bei denen es Schuldige oder Verursacher für den Tod gibt, ist es für die Angehörigen oftmals schwierig den Tod zu akzeptieren. Lange Gerichtsprozesse mit Beschuldigten oder Versicherungsgesellschaften können den normalen Trauerprozess maßgeblich behindern.

2.3.5 Traurigkeit und Einsamkeit

Das Gefühl von Traurigkeit ist das Symptom, welches die größte Nähe zur Depression hat. Aus diesem Grund wird Trauer und Depression häufig in der Symptomatik synonym beschrieben. Traurigkeit äußert sich vor allem durch Niedergeschlagenheit und das Gefühl, einsam zu sein. Die Betroffenen weinen viel und die Zukunft ohne die verstorbene Person erscheint ihnen ohne Perspektive. Die Traurigkeit ist von negativen, dysfunktionalen Gedanken begleitet, die sich allerdings qualitativ von denen depressiver Menschen unterscheiden. Während der depressive Mensch häufig stark selbstabwertende Gedanken hat (z. B. »Ich bin nichts wert«, »niemand nimmt mich wahr«), stehen die negativen Gedanken der Trauernden vorwiegend im Zusammenhang mit der verstorbenen Person (z. B. »ich werde ohne ihn nie wieder glücklich sein«) oder den sich durch den Tod entwickelten Lebensumständen (»es macht keinen Sinn mehr für mich alleine zu kochen«).

Einsamkeit bei Trauernden
Stroebe und Kollegen (Stroebe et al. 1996) unterscheiden bei der Trauer zwischen dem Konstrukt der emotionalen Einsamkeit und der sozialen Einsamkeit. Die emotionale Einsamkeit beschreibt das Gefühl die verstorbene Person zu vermissen und sich auch dann einsam zu fühlen, wenn man von Freunden und Familie umgeben ist und unterstützt wird. Soziale Einsamkeit beschreibt hingegen ein fehlendes soziales Netzwerk und die dadurch bedingte soziale Isolation.

2.3.6 Schock

Insbesondere bei plötzlichen und unerwarteten Todesfällen erleben Angehörige die Zeit kurz nach dem Tod in einen Schockzustand. Der Tod trat ohne jegliche Vorwarnung ein und die Hinterbliebenen konnten sich nicht auf den Tod vorbereiten. Die Tatsache, dass eine geliebte Person plötzlich für immer aus dem Leben gegangen ist, ist für die meisten Menschen in der Situation nur sehr schwer zu begreifen. Auch Jahre später werden diese Erinnerungen, als beispielsweise die Polizei die Nachricht vom Tode des Angehörigen überbrachte oder ein Anruf, der über den Tod informierte, als unwahrer tranceartiger Zustand beschrieben. Plötzliche und unerwartete Todesfälle sind typischerweise Unfälle, Gewalttaten, plötzlicher Herzstillstand und häufig auch Suizide.

Fallbeispiel
»Ich kann mich noch genau daran erinnern, als es damals an der Türe klingelte. Ich war gerade dabei mich für einen Theaterabend fertig anzuziehen. Mein Mann öffnete die Türe und zwei Polizeibeamten standen vor der Türe. Sie fragten, ob sie reinkommen könnten. Ich kam hinzu und sah ihre ernsten Gesichter. Ich ahnte gleich, dass etwas nicht in Ordnung war. Als wir dann alle im Wohnzimmer saßen, meinten sie, sie hätten unseren Sohn gefunden. Er sei von einer Autobahnbrücke gesprungen, die in der Nähe von uns lag. Ich verstand überhaupt nichts. Unser Sohn war doch noch bis vor zwei Stunden bei uns zu Hause und meinte dann er ginge einen Schulfreund besuchen. Es musste ein Irrtum sein. Ich war wie betäubt. Ich konnte nicht weinen. Erst als ich ihn beim Bestatter wiedersah,

verstand ich zum ersten Mal, dass er tot ist. Dennoch war ich für Wochen wie in einer Schockstarre. Es konnte nicht sein, dass unser Junge, der Junge auf der Bahre war.«

Ein Zustand der Betäubung kann sowohl über eine begrenzte Zeit, in den ersten Stunden als auch über mehrere Monate oder Jahre bestehen. Schock über den Tod eines nahestehenden Menschen erleben aber nicht nur Trauernde, wenn der Tod plötzlich und unerwartet kommt. Gerade bei sehr langen Krankheitsverläufen, wie beispielsweise Krebserkrankungen, in denen es viele schwierige Phasen der Erkrankung gab, wird der eingetretene Tod mitunter dennoch als Schock und als unerwartet erlebt. Häufig waren die Krankheitsverläufe zuvor immer wieder von Hoffnung und Zuversicht geprägt und es wurden mit der erkrankten Person oder den Familienmitgliedern keine Gespräche über einen möglichen nahestehenden Tod geführt.

Fallbeispiel
»Ich wusste, dass mein Lebensgefährte sehr krank war. Er lag gerade wieder mit einer Lungenentzündung als Folge von der letzten Chemotherapie im Krankenhaus. Aber niemals hätte ich gedacht, dass er jetzt sterben könnte. Wir hatten schon so viel miteinander durchgemacht, aber Sterben war nie etwas, worüber wir gesprochen hätten. Er hatte ja auch nichts bezüglich seines Erbes geregelt, als er starb. Obwohl er eigentlich ein sehr organisierter Mensch war. Als mich das Krankenhaus in der Nacht anrief, dass er gestorben sei, verfiel ich für Tage wie in einen Schockzustand. Ich konnte es nicht glauben, ich konnte es einfach nicht wahrhaben.«

2.4 Klassifikation der komplizierten Trauer

In den vergangenen Jahren wurde eine Aufnahme der komplizierten Trauer in die nächsten Ausgaben des *Diagnostic and Statistical Manual of Mental Disorders* (DSM-5) und in das *International Statistical Classification of Diseases and Related Health Problems* (ICD-11) diskutiert. Zahlreiche Publikationen wurden veröffentlicht, welche das Für und Wider von diagnostischen Kriterien für kompli-

zierte Trauer diskutierten und die Zuordnung innerhalb der Klassifikationssysteme zum Thema hatten (Bryant 2012; Corruble et al. 2011; Friedman 2012). Die beherrschende Fragen in der Diskussion um die Aufnahme von komplizierter Trauer in die diagnostischen Klassifikationssysteme war: Ist Trauer eine psychische Erkrankung? Werden Trauernde durch eine Diagnose pathologisiert? Die Unterscheidung der Depression von der normalen Trauerreaktion stellte einen weiteren wichtigen Diskussionspunkt dar. Zwar gab es differenzialdiagnostisch ausreichend empirische Evidenz dafür, dass sich die komplizierte Trauer von der Depression unterscheidet (Boelen et al. 2010; Boelen u. van den Bout 2005), aber uneindeutige Befunde wurden für die Unterscheidung der Depression und von normaler Trauer gefunden (Zisook u. Kendler 2007; Zisook et al. 2007) (s. ▶ Abschn. 2.5.2).

> **Aufnahme der komplizierten Trauer in ICD-11 und DSM-V**
> Drei kritische Fragestellungen:
> 1. Ist Trauer eine psychische Erkrankung?
> 2. Werden Trauernde durch eine Diagnose pathologisiert?
> 3. Inwieweit unterscheidet sich die Depression von einer normalen Trauerreaktion?

❯ In Vorbereitung auf die neuen Ausgaben der diagnostischen Klassifikationssysteme ICD-11 und DSM-V gab es innerhalb der einzelnen Forschungsgruppen (Lichtenthal et al. 2004; Prigerson et al. 2009) große Bemühungen, dass die komplizierte Trauer als eigenständiges diagnostisches Kriterium aufgenommen werden sollte.

2.4.1 Trauer im DSM-V

Die komplizierte Trauerreaktion wird in der neuesten Ausgabe des DSM-V (APA 2013) nicht als eigenständige Diagnose geführt. Seit der Ausgabe des DSM-III von 1980 (APA 1980), beinhaltete die Diagnose der Depression ein Ausschlusskriterium für Trauer. Eine Depression konnte nicht diagnostiziert werden, wenn die Symptome durch eine Trauerreaktion erklärt wurden. In den folgenden Revisionen des DSM-III-R (APA 1987) und DSM-IV (APA 1994) wurde das Ausschlusskriterium ausgeweitet. Das bedeutete, dass eine Depressionsdiagnose auch durch eine Trauerreaktion gegeben werden konnte, sofern die Symptomatik länger als zwei Monate vorhanden war, begleitet von deutlichen Funktionsbeeinträchtigungen, Gefühlen von Wertlosigkeit, Suizidgedanken, psychomotorische Verlangsamung und psychotischen Symptomen. Dieses Ausschlusskriterium sollte der normalen negativen Symptomatik einer Trauerreaktion Rechnung tragen, um Trauernde nicht zu pathologisieren. Diagnosen aufgrund von komplizierten Trauerreaktionen wurden demzufolge am häufigsten in die Kategorien der Anpassungsstörung oder posttraumatische Belastungsstörung eingeordnet. Der erste öffentlich gewordene Vorschlag der DSM-V-Arbeitsgruppe für die komplizierte Trauer als eigenständige Diagnose unterschied sich jedoch in wichtigen Aspekten von den bisher vorgeschlagenen Kriterien der Arbeitsgruppe von Prigerson (Prigerson et al. 2009) und wurde als Kompromiss angesehen. Parallel nahm die Diskussion in den Medien zu, inwieweit trauernde Menschen psychisch krank seien. In der Folge wurde der Diagnosevorschlag eine pathologische Trauerreaktion als eigenständiges Diagnosekriterium in die Edition des DSM-V (APA 2013) aufzunehmen verworfen. Anstelle dessen wurde das Ausschlusskriterium von Trauer bei der Depressionsdiagnose aufgehoben und der Trauerreaktion somit ein neuer Platz im DSM-V zugeordnet. Einer der Gründe der Aufhebung des Ausschlusskriteriums war, dass andere Stressfaktoren, wie beispielsweise ein Arbeitsplatzverlust oder eine schwere Erkrankung, auch zugelassen seien, um eine Diagnose der Depression zu stellen. Die Aufhebung des Ausschlusskriteriums im DSM-V kann für die Trauernden maßgebliche Folgen haben. Trauernde können nun bereits zwei Wochen nach dem Tod eines nahestehenden Angehörigen, nachdem bei ihnen Depressionssymptome diagnostiziert wurden, eine Depressionsdiagnose erhalten. Das Risiko relativ früh im Trauerprozess die Fehldiagnose Depression zu erhalten, ist bei dieser Klassifikation sehr hoch. Ebenso wird das Risiko ausufernde falsch positive Diagnosen zu

vergeben, von vielen Kritikern erwähnt und diskutiert (Fox u. Jones 2013). Das DSM-V kann dazu führen, dass bei einer zunehmenden Gruppen von Trauernden eine klinische Störung diagnostiziert wird.

> **In der aktuellen Ausgabe des DSM-V (APA 2013) können Trauernde bereits zwei Wochen nach dem Tod eines nahestehenden Angehörigen, nachdem bei ihnen Depressionssymptome diagnostiziert wurden, die Diagnose einer klinisch-relevanten psychischen Störung erhalten.**

Bedauerlicherweise fanden im DSM-V (APA 2013) zwei wesentliche Aspekte der wissenschaftlichen Forschung der letzten 30 Jahre keine Berücksichtigung. Zum einen sind Trauer und Depression sehr komplexe psychische Phänomene, die sich zum Teil in ihren Symptomen überlappen, aber auch deutlich voneinander unterscheiden. Nicht alle Trauernden, bei denen negative Symptomen diagnostiziert wurden (z. B. Antriebslosigkeit, Niedergeschlagenheit, leiden an einer Depression (s. ► Abschn. 2.5.2). Ein weiterer wichtiger Aspekt, der im DSM-V unberücksichtigt blieb, ist die komplizierte Trauerreaktion als eigenständiges diagnostisches Kriterium anzuerkennen. Zahlreiche Studien belegten inzwischen, dass eine Trauerreaktion, die sich intensiver und länger als die kulturelle Norm äußert, sich differenzialdiagnostisch von der Diagnose einer Depression und der posttraumatischen Belastungsstörung unterscheidet (Boelen et al. 2010; Boelen et al. 2003). Für Praktiker, die mit Trauernden arbeiten bedeutet dies, dass sie darauf achten müssen, dass die Gefahr des Unter- oder Überdiagnostizierens besteht.

2.4.2 Trauer im ICD

Verlängerte Trauerreaktionen im ICD-10 werden bisher vorwiegend unter der Anpassungsstörung (F43.28) diagnostiziert. Bei der Anpassungsstörung sind psychische Belastungen durch Trauerfälle eingeschlossen. Eine weitere Möglichkeit stellt die Z-Kodierung dar, das heißt, die Z-Kodierung ist für alle die Fälle vorgesehen, in denen Probleme und

Schwierigkeiten des Patienten gegeben sind (z. B. durch familiäre Belastungen oder Trauerfälle) und die den Gesundheitszustand negativ beeinflussen. Diese psychischen Belastungen konnten aber nicht als psychische Störung in den restlichen Krankheitskategorien eingeordnet werden. Das ICD-10 hat mit der Kodierung »Z63.4 Verschwinden oder Tod eines Familienangehörigen, Vermuteter Tod eines Familienangehörigen« eine weitere Möglichkeit der Klassifizierung geschaffen, die allerdings keinen Krankheitswert im Sinne einer psychischen Störung darstellt.

Vergleichbar mit der Diskussion um die Aufnahme der komplizierten Trauer im DSM-V, gibt es ähnliche Entwicklungen für die nächste Ausgabe des ICD-11, welche voraussichtlich 2015 erscheinen wird. Im Gegensatz zum DSM-V (APA 2013), welches die komplizierte, verlängerte Trauerreaktion nicht berücksichtigte, geht der ICD-11 Vorschlag dahin gehend, dass die komplizierte Trauer als eigenständiges diagnostisches Kriterium aufgenommen werden soll (Maercker et al. 2013). Der bisherige Vorschlag für die neue Ausgabe des ICD-11 entspricht weitestgehend den diagnostischen Kriterien des Diagnosevorschlags von Prigerson et al. (2009).

2.5 Differenzialdiagnostik

Die Festlegung eines einheitlichen diagnostischen Kriteriums für die komplizierte Trauer, verlangt nach einem »Goldstandard«, der nicht nur in der Lage ist eindeutig diejenigen zu identifizieren, welche an einer »nicht-normalen« Trauerreaktion leiden, sondern auch diejenigen bestimmen kann, welche an einer anderen psychischen Störung leiden. Dennoch wird die komplizierte Trauerreaktion häufig unter anderen Störungsbildern eingeordnet, wie beispielsweise der Depression und der posttraumatischen Belastungsstörung. Obwohl Trauer, Trauma und Depression nicht immer übereinstimmen und sich die spezifischen Trauersymptome nicht in der Symptomatik dieser Störungen widerspiegeln (Lichtenthal et al. 2004). Zahlreiche Studien belegen inzwischen, dass die komplizierte Trauer aus einem eigenständigen Symptomcluster besteht, welches sich zum Teil mit anderen Störungen überschneidet und sehr häufig von komorbi-

den Störungen wie Depression und posttraumatischer Belastungsstörung begleitet wird.

2.5.1 Posttraumatische Belastungsstörung und komplizierte Trauer

In Einzelaspekten ist die Symptomatik der komplizierten Trauer und der posttraumatischen Belastungsstörung (PTBS) sehr ähnlich. Eine der ersten Fragen, die sich in der Differenzialdiagnostik von komplizierter Trauer und der PTBS stellen, ist, inwieweit sich die auslösenden Ereignisse (Verlust durch Tod oder Trauma) voneinander unterscheiden. Ein Trauma ist gemäß dem *Diagnostic and Statistical Manual of Mental Disorders* (DSM) definiert als ein Ereignis, die eine Konfrontation mit tatsächlichem oder drohendem Tod, schwerer Verletzung oder sexuelle Gewalt beinhalten (DSM-V, APA 2013). Aus diesem Grund kann gemäß der Traumadefinition des DSM das Erleben oder Beobachten einer realen oder potenziellen Todesbedrohung bei anderen eine Diagnose der posttraumatischen Belastungsstörung erfüllen, sofern die anderen Symptomkriterien (z. B. Vermeidung, Intrusionen, Übererregtheit) ebenfalls erfüllt sind.

Die Unterscheidung von Trauma und Trauerfall ist differenzialdiagnostisch wichtig, dennoch nicht einfach, da der Zusammenhang zwischen einem Trauma und dem Tod einer nahestehenden Person unterschiedlich definiert werden kann (Stroebe et al. 2001). Trauerreaktionen können sich sowohl aufgrund eines traumatischen Todesfalles als auch aufgrund eines normalen Todesfalles entwickeln. Trauernde können nach dem Tod einer nahestehenden Person sowohl eine PTBS und eine komplizierte Trauer, oder nur eine komplizierte Trauer oder nur eine PTBS ausbilden (Wagner u. Maercker 2010).

Fallbeispiel

Eine 38-jährige Frau und ihr Ehemann sind als Autofahrer in einen nicht verschuldeten Autounfall involviert. Während die Ehefrau fast völlig unverletzt aus dem Auto steigt, verstirbt ihr Mann noch am Unfallort. Seit dem Tod ihres Mannes vor drei Jahren erlebt sie mehrmals täglich Flashbacks und

⬛ Tab. 2.1   Unterscheidung komplizierte Trauer und PTBS

	Komplizierte Trauer	PTBS
Angstreaktion	Trennungsangst in Bezug auf die verstorbene Person Zukunftsangst ohne die verstorbene Person	Angst in Bezug auf das traumatische Ereignis und durch Erinnerungen an das Trauma
Sicherheitsgefühl	Normalerweise nicht beeinträchtigt	Häufig stark beeinträchtigt
Traurigkeit	Häufige und tiefe Traurigkeit	Kein wichtiges Merkmal
Entsetzen, Horror	Kann bei traumatischen Todesfällen erfüllt sein	Muss als Traumakriterium erfüllt sein
Sehnen, Verlangen	Häufig stark vorhanden Sehnen nach der verstorbenen Person Starker Wunsch, dass die verstorbene Person zurückkehrt	nicht vorhanden
Intrusionen	Negative, als auch positive In der Regel Intrusionen von der verstorbenen Person	Negative Intrusionen in Bezug auf das traumatische Ereignis
Vermeidung	Personen, Orte, Gespräche, die mit der verstorbenen Person in Verbindung stehen, werden vermieden; Vermeiden von Triggern, die an das Fehlen der verstorbenen Person erinnern.	Personen, Orte, Gespräche, die an das traumatische Ereignis erinnern, werden vermieden
Trennungsangst	Wichtiges Symptom	nicht vorhanden

Bilder von dem Unfallgeschehen. Des Weiteren leidet sie unter intensiven Sehnsuchtsgefühlen und Trennungsschmerz. Die Patientin zeigte sowohl für die PTBS als auch für die komplizierte Trauer hohe Symptomwerte in klinischen Verfahren.

Fallbeispiel

Eine 27-jährige Patientin sucht aufgrund ihrer starken psychischen Belastung nach dem Tod ihrer Schwester eine Psychotherapie auf. Ihre Schwester starb vor 2 Jahren bei einem Flugzeugabsturz. Sie berichtet, sie hätte die Nachricht von ihrem Tod am Telefon von ihren Eltern erfahren. Die ersten 12 Monate hätte sie überhaupt nicht verstanden, dass ihre Schwester wirklich gestorben sei, da sie auch nie von ihr Abschied nehmen konnte, da ihr Leichnam nicht bei den Bergungsarbeiten gefunden wurde. Erst mit dem Jahrestag, als sie ihre Eltern zu einem feierlichen Treffen mit anderen Angehörigen begleitet habe, sei plötzlich alles hochgekommen. Seitdem habe sie ständig Bilder im Kopf, wie die letzten Minuten ihrer Schwester gewesen seien, aber auch schöne Bilder würden ihr ständig durch den Kopf gehen. Sie würde dann ständig anfangen zu weinen und könne dann manchmal auch nicht mehr für Stunden aufhören. Zu vielem sei sie seit-

dem nicht mehr in der Lage und sie sei seit mehreren Monaten krankgeschrieben.

Die beiden Beispiele veranschaulichen die Komplexität von komplizierter Trauer als eigenständiges Kriterium und der Differenzierung zwischen einem Trauerfall und einem Trauma als auslösendes Ereignis. Ein Vorschlag der Zuordnung ist, dass der nicht-traumatische und traumatische Tod einer nahestehenden Person gemäß DSM der Diagnose der PTBS untergeordnet werden kann (Simpson et al. 1997). Ein anderer Vorschlag macht die Zuordnung des ätiologischen Ereignisses davon abhängig, ob die Todesumstände traumatisch verliefen (Green 2000). Traumatische Todesumstände wie beispielsweise Suizide oder Gewaltverbrechen, würden für eine PTBS-Diagnose sprechen. Eine dritte Variante ist die heutige, allgemein akzeptierte wissenschaftliche Grundlage: Komplizierte Trauer kann sowohl aufgrund traumatischer und nichttraumatischer Verluste entstehen (Horowitz et al. 1997).

Obwohl es zahlreiche Überlappungen bei der komplizierten Trauer und der posttraumatischen Belastungsstörung gibt, können differenzialdiagnostisch eine Reihe von Unterschiede festgestellt werden (s. ⬛ Tab. 2.1). Sowohl bei der PTBS als auch bei der komplizierten Trauer stellen Vermeidungsverhalten und Intrusionen wichtige Kernsymptome dar (Rosner u. Wagner 2009), auch wenn sich diese qualitativ unterscheiden können. Im Gegensatz zur PTBS bezieht sich das Vermeidungsverhalten bei der komplizierten Trauer nicht nur auf ein spezifisches Ereignis (z. B. traumatisches Ereignis, Todesumstände), sondern schließt auch das Vermeiden von allgemeinen Erinnerungen ein, die mit der verstorbenen Person in Zusammenhang stehen. Während die Intrusionen bei der PTBS in engem Zusammenhang mit dem Trauma stehen und meist von starker Furcht und Angst begleitet werden, können bei der komplizierten Trauer die intrusiven, immer wiederkehrende Gedanken an die verstorbene Person sowohl positiver als auch negativer Natur sein. Die Trauernden erleben die positiven Intrusionen zum Teil ebenfalls als sehr belastend und können die trauernde Person daran hindern, sich der neuen Situation ohne die verstorbene Person anzupassen.

Ein weiterer Unterschied der beiden Störungen betrifft das PTBS-Symptom der chronischen Übererregtheit (z. B. durch Hypervigilanz), welches bei Personen, die unter komplizierter Trauer leiden, bisher in keiner Studie gefunden wurde. Ferner tritt das Gefühl der Bedrohung nur bei der posttraumatischen Belastungsstörung auf. Auch bezüglich der Symptomdauer gibt es bedeutende Unterschiede zwischen den Störungen: Während die geforderten Symptome zur Diagnose der PTBS mindestens 4 Wochen anhalten müssen, wird eine komplizierte Trauerreaktion erst 6 Monate nach dem Verlust diagnostiziert (Prigerson et al. 2009).

Eine Reihe von Studien konnten inzwischen belegen, dass die komplizierte Trauer und die posttraumatische Belastungsstörung nicht immer überlappend auftreten. So konnten Silverman et al. (2001) in ihrer Studie mit Verwitweten zeigen, dass 18 % das Kriterium der komplizierten Trauer und 7 % das der PTBS vier Monate nach dem Verlust erfüllten. Ähnliche Ergebnisse wurden in der Zürcher Altersstudie gefunden (Maercker et al. 2003). In dieser Studie wurde kein Studienteilnehmer mit beiden Störungsbildern diagnostiziert. Morina et al. (2010) untersuchten in einer Studie im Kosovo die Auftretenswahrscheinlichkeit von PTBS, Depression und komplizierte Trauer anhand einer Stichprobe,

mit Personen, die einen Familienangehörigen ersten Grades durch den Krieg verloren hatten In der Studie erhielten 38 % dieser Personen die Diagnose einer komplizierten Trauer, 55 % die einer PTBS und 38 % einer Depression. In dieser Stichprobe erhielten 65 %, die eine komplizierte Trauerdiagnose erhielten auch eine PTBS-Diagnose. PTBS und komplizierte Trauer konnten in dieser Studie als zwei unterschiedliche diagnostische Kriterien identifiziert werden, die trotz der hohen Prävalenz an traumatischen Erlebnissen durch den Krieg, nicht automatisch komorbid auftreten müssen.

2.5.2 Depression und komplizierte Trauer

Trauer beinhaltet eine Reihe von depressiven Symptomen, sodass eine differenzialdiagnostische Unterscheidung von Depression, komplizierte Trauer und normaler Trauer erschwert wird. Dennoch gibt es neben den sehr ähnlichen Symptomen, deutlich unterschiedliche Charakteristika in der Symptomatik. Ein wesentlicher Unterschied liegt in der Zeitdauer von Trauersymptomen. Bei den meisten Trauernden nimmt die Intensität der Trauersymptomatik nach einigen Wochen und Monaten ab, wohingegen bei depressiven Patienten ein längeren Verlauf ihrer depressiven Phasen beobachtet wurde (Fox u. Jones 2013). Dies entspricht auch dem Erleben von Trauernden, dass sie in der Regel ihren Zustand als »normal« betrachten und sich durch den Verlust erklären. Hingegen erlebt sich der depressive Mensch oft als abweichend von der Norm (Clayton 1974). Ebenso wurde bei den meisten Trauernden keine Gefühle von Wertlosigkeit, Schuldgefühle, negative Selbstabwertung oder motorische Verlangsamung gefunden. Pies (2009) beobachtete einen weiteren Unterschied bezüglich der Beziehung zur sozialen Umwelt. Während Depressive häufig nicht mehr in der Lage sind emotionale Beziehungen zu anderen Menschen zu erleben, ist es den meisten Trauernden möglich, eine nahe Beziehung mit anderen Menschen aufrechtzuerhalten. Der depressive Mensch beschäftige sich vor allem in einer sorgenden Art und Weise mit sich selbst, während der Trauernde noch die Fähigkeit hat sich nach außen zu orientieren. Dennoch sind die wissenschaftlichen Befunde in Bezug auf Trauer und Depression widersprüchlich. Während zahlreiche Studien einen deutlichen differenzialdiagnostischen Unterschied von komplizierter Trauer und Depression fanden (Boelen et al. 2010; Boelen et al. 2003; Boelen u. van den Bout 2005; Prigerson et al. 1996), zeigten andere Arbeitsgruppen kaum Unterschiede zwischen Trauer und Depression. Zisook et al. (2007) schlussfolgerten in ihrer Meta-Analyse, dass Trauer und Depression einander ähnliche Syndrome seien. Beide Syndrome sind durch eine psychosoziale Beeinträchtigung, Schlafstörungen, Suizidalitätsneigung, und eine unterdrückte Immunsuppression gekennzeichnet.

Auch wenn es darüber Uneinigkeit gibt, inwieweit sich Depression und komplizierte Trauer unterscheiden, belegen zahlreiche Studien, dass Depression und komplizierte Trauer häufig komorbid auftreten. Melhem et al. (2001) berichteten, dass 52 % derjenigen, die eine Diagnose der komplizierten Trauer erhielten, ebenso mit einer Diagnose einer Major Depression diagnostiziert wurden.

Zusammenfassend lässt sich sagen, dass die Differenzialdiagnostik von Depression und Trauer bisher uneinheitliche Ergebnisse erzielte. Als problematisch kann angesehen werden, dass sich vorwiegend zwei Arbeitsgruppen (Boelen et al. 2010; Zisook u. Shear 2009) mit diesem Forschungsthema hervorgetan haben und ihre eigenen Ergebnisse replizieren, wenngleich sie gegenteilige Ergebnisse erzielten.

2.6 Kritik an der komplizierten Trauer als Diagnose

Obwohl die Festlegung diagnostischer Kriterien als Grundlage für die Aufnahme in die diagnostischen Klassifikationssysteme von großer Bedeutung ist, gibt es auch Kritik an den vorliegenden Kriterien. Eine Reihe wichtiger Fragen bezüglich einer Diagnose der komplizierten Trauer wurden in den letzten Jahren sowohl von Wissenschaftlern als auch von Praktikern gestellt und diskutiert. Eine wesentliche immer wieder aufkommende Frage betrifft die qualitativen Unterschiede der komplizierten Trauer von der normalen Trauer. Unterscheidet sich die komplizierte von der normalen Trauer im Hinblick

auf bestimmte Symptome? Auch wenn immer wieder von Forschern die Aussage gemacht wird, dass sich die komplizierte Trauer durch ein einzigartiges Symptomcluster von anderen Störungsbildern unterscheidet (Lichtenthal et al. 2004), gibt es inzwischen Einigkeit darüber, dass es keinen deutlichen qualitativen Unterschied zwischen der komplizierten Trauer und der normalen Trauer gibt (Wakefield 2013). Alle Symptome, die in der akuten Trauerphase auftreten können, wie beispielsweise Trennungsschmerz oder Interessenverlust, können auch in den vorgeschlagenen diagnostischen Kriterien vorkommen (Holland et al. 2009). Eine weitere Uneinigkeit herrscht in Bezug auf die Dauer der Trauersymptome. Trauerverarbeitung ist ein langwieriger Prozess, der mit dem wissenschaftlichen Cut-off-Wert von 6–12 Monaten die tatsächliche Dauer der Verarbeitung mitunter nicht für alle Trauernde repräsentiert. Wenngleich die meisten der Trauernden eine deutliche Symptomabnahme nach 6 Monate bei sich feststellen, basiert dieses Zeitkriterium vorwiegend auf Studien, die mit älteren Witwern und Witwen durchgeführt wurden. Nicht berücksichtigt wurden traumatische Todesfälle (z. B. Tod durch Suizid, Gewalt, Unfälle) oder der Tod eines Kindes. Zahlreiche Studien belegten, dass der Verlust eines Kindes einen anderen und längeren Trauerverlauf nimmt als bei anderen Trauergruppen (Dyregrov et al. 2003; Kreicbergs et al. 2007; Lannen et al. 2008). Die vorliegenden Studien mit verwaisten Eltern zeigen, dass 38–78 % der Eltern nach dem Tod ihres Kindes eine Diagnose der komplizierten Trauer erhalten würden. Dies wirft die kritische Frage auf, ob eine Diagnose der komplizierten Trauer gerechtfertigt ist, wenn die Mehrheit der Betroffenen eine solche Diagnose erhalten würden. Ist es nicht eher ein Zeichen dafür, dass für bestimmt Trauergruppen der Trauerprozess ein normaler, zu erwartender langfristig schmerzhafter Prozess ist?

Die Gefahr, dass normale Trauerreaktionen pathologisiert werden und zu viele falsch positive Diagnosen vergeben werden, ist hier zu berücksichtigen. Dies betrifft insbesondere spezifische Untergruppen der Trauernden.

Neben der Schwierigkeit komplizierte Trauer von der normalen Trauer abzugrenzen, stellen sich auch eine Reihe anderer ethischer Fragen. Welche

◻ Tab. 2.2   Prävalenz Komplizierte Trauer in Prozent

Studie	N	Stichprobe	Prävalenz
Morina et al. (2011)	179	Trauernde Jugendliche im Kosovo	34.6 %
Sung et al. (2011)	111	Depressive Teilnehmer	25 %
Simon et al. (2007)		Bipolare Patienten	24.3 %
Kersting et al. (2009)	73	Stationäre depressive Patienten	18.6 %
Stammel et al. (2013)	775	Trauernde Angehörige nach Genozid (Kambodscha)	14.3 %
Schaal et al. (2010)	400	Waisen und Witwen in Ruanda (Genozid)	8 %
Kersting et al. (2011)	2,520	Repräsentativbefragung in Deutschland (14–95 Jahre)	3.7 %
Wagner et al. (2011)	85	Angehörige nach assistiertem Suizid Schweiz	4.9 %
Fujisawa et al. (2010)	1,979	Repräsentativbefragung in Japan (40–79 Jahre, ohne verwaiste Eltern (Japan)	2.4 %
Forstmeier et al. (2007)	570	Ältere Menschen in der Schweiz	0.9 %

Folge kann die Diagnose einer komplizierten Trauer für die Betroffenen haben? Die Diagnose einer pathologischen Trauerreaktion kann beispielsweise einschneidende Folgen auf das soziale Umfeld der Trauernden haben. Die soziale Unterstützung, die Trauernde normalerweise vom direkten sozialen Umfeld, der Familie und Freunden erhalten, kann durch eine Pathologisierung als Störung unter Umständen gehemmt werden. Betroffene suchen eher Hilfe bei Psychologen oder Medizinern, da sie das Gefühl haben, dass ihr Zustand nicht mehr durch ihr soziales Umfeld unterstützt werden kann.

2.7   Epidemiologie

Obwohl es bisher kein einheitliches diagnostisches Kriterium für die komplizierte Trauer gibt, wurden eine Reihe von Prävalenz- und epidemiologischen Studien in verschiedenen interkulturellen Stichproben durchgeführt. Für die meisten Studien wurde der »Inventory of Complicated Grief« (ICG, Prigerson et al. 1995) als Erhebungsinstrument genutzt (s. ◻ Tab. 2.2).

Die meisten der bisherigen Erhebungen bezogen sich auf Repräsentativerhebungen, klinische Stichproben oder Studien nach Kriegs- oder Genoziderleben. Insgesamt zeigten schätzungsweise 65–99 % der Studienteilnehmer einen normalen

nicht-komplizierten Trauerprozess. Mit die höchsten Prävalenzraten für komplizierte Trauer wurden in Stichproben psychisch kranker Menschen gefunden, so bei bipolaren Patienten mit 24.3 % (Simon et al. 2007) oder bei stationären depressiven Patienten mit 18.6 % (Kersting et al. 2009). Epidemiologische Erhebungen für die Störung der komplizierten Trauer gibt es hingegen nur wenige. In einer Repräsentativumfrage in Japan (N=1,970) wurde eine Prävalenz von 2.4 % für komplizierte Trauer gefunden (Fujisawa et al. 2010). Allerdings wurden in dieser Erhebung nur Menschen im Alter von 40–79 Jahre erfasst und Eltern, die ein Kind verloren hatten, wurden ausgeschlossen. In Deutschland wurde in einer repräsentativen Befragungsstudie (N=2,520), erstmals die komplizierte Trauer als Prävalenz in der Allgemeinbevölkerung in einem Altersspektrum von 14–95 Jahren erhoben (Kersting et al. 2011). Die bedingte Wahrscheinlichkeit nach dem Verlust einer nahestehenden Person eine Diagnose von komplizierter Trauer zu erhalten lag bei 6.7 %. Die Prävalenz in der Allgemeinbevölkerung lag bei 3.7 %. Risikofaktoren eine komplizierte Trauer zu entwickeln waren: weibliches Geschlecht, geringes Einkommen und höheres Lebensalter, der Verlust eines Kindes oder Partners. Als Todesursache stellte der Verlust durch Krebs das höchste Risiko dar. Dieser Wert liegt somit etwas höher als die Ergebnisse der japanischen Repräsentativbefragung (Fujisawa et al. 2010) ergab. Dies kann durch die unterschiedlichen verwendeten Messinstrumente bedingt sein, aber auch daran liegen, dass Eltern, die ihr Kind verloren haben, ausgeschlossen wurden und dass nur 40–79-Jährige in die Studie eingeschlossen wurden. Forstmeier und Maercker (2007) fanden in einer Schweizer Kohorte (N = 570) mit älteren Menschen eine Prävalenz von 0.9 %.

Wenig ist bisher über die Prävalenz der komplizierten Trauer in ehemaligen Kriegsgebieten oder nach Genoziden bekannt. Morina und Kollegen fanden eine Prävalenzrate von 34.6 % für die komplizierte Trauer bei trauernden Jugendlichen, die durch den Krieg im Kosovo ein Elternteil verloren hatten (Morina et al. 2011). In einer Studie mit überlebenden Waisen und Witwen des Genozids in Ruanda (N = 400) zeigten noch 12 Jahre nach dem Genozid 8 % der Studienteilnehmer eine komplizierte Trauerstörung (Schaal et al. 2009). In einer Studie mit Überlebenden des Khmer Rouge Regimes in Kambodscha, welches von 1975–1979 fast ein Viertel der Bevölkerung tötete, wurden in einer nicht repräsentativen Bevölkerungsuntersuchung, Menschen (N = 775) nach ihrer Trauer- und Traumasymptomatik befragt, die während des Khmer Rouge Regimes mindestens einen nahestehenden Angehörigen verloren haben (Stammel et al. 2013). Die Prävalenz einer Diagnose der komplizierten Trauer lag in dieser Stichprobe bei 14.3 % und war somit mehr als doppelt so hoch als bei der deutschsprachigen Studie (Kersting et al. 2011), obwohl alle Trauerfälle mehr als 30 Jahre zurücklagen. Von den 111 Befragten, die eine Diagnose der komplizierten Trauer hatten, wurden 83.3 % mit Depression und 39.6 % mit einer posttraumatischen Belastungsstörung diagnostiziert. Insgesamt hatten 13.35 % keine weitere psychische Diagnose als die der komplizierten Trauer, welches die bisherigen Befunde untermauert, dass die komplizierte Trauer ein eigenständiges diagnostisches Kriterium ist (Boelen et al. 2010). Die Ergebnisse der kambodschanischen Studie verdeutlichen zusätzlich, dass Verluste naher Angehöriger durch Kriege und Genozide psychische Langzeitfolgen für die Betroffenen haben können. In der deutschen Repräsentativbefragung wurde bei den über 61-Jährigen ebenfalls die höchste Prävalenzrate für komplizierte Trauer mit 9 % gefunden (Kersting et al. 2011). Dies kann sowohl durch die altersbedingte Zunahme von Todesfällen, aber auch durch Kriegserlebnisse mit Todesfolgen naher Angehöriger durch den 2. Weltkrieg bedingt sein.

> **Der Tod einer nahestehenden Person durch Genozid oder Krieg kann langfristige psychische Folgen haben. Überlebende des Khmer Rouge Regimes in Kambodscha oder Angehörige, die nahestehende Personen während des 2. Weltkrieges verloren haben, zeigten mehrere Jahrzehnte nach dem Verlust noch eine komplizierte Trauersymptomatik.**

Zusammenfassend lässt sich sagen, dass Kriegserlebnisse und Verluste durch Genozide auch noch nach Jahrzehnten eine komplizierte Trauerreaktion zur Folge haben können. Deswegen ist es besonders in der Behandlung von älteren Menschen wichtig, Kriegserlebnisse und Verluste durch den Krieg anamnestisch mitzuerfassen und in die Intervention mit einzubeziehen.

2.8 Erhebungsverfahren zur Diagnostik der komplizierten Trauer

In den vergangenen Jahren wurden eine Reihe von Messinstrumenten entwickelt, welche die verschiedenen Aspekte von Trauer erfassten. Die meisten Skalen erfassen allgemeine Trauerprozesse, andere hingegen fokussieren sich auf spezifische Trauergruppen oder spezielle Aspekte des Trauerns (Neimeyer et al. 2008).

■ Texas Revised Inventory of Grief
Der *Texas Revised Inventory of Grief* (TRIG; Faschingbauer 1981) war eines der ersten Fragebogeninstrumente, welches den normalen Trauerprozess erfasste. Der 21-Item-Fragebogen TRIG besteht aus zwei Subskalen: 1.) Verhalten und Reaktionen während der Zeit des Todes, 2.) derzeitiges Verhalten in Bezug auf den Verlust. Die zweite Subskala dient insbesondere der Feststellung von Veränderungen im Trauerprozess. Beide Skalen schätzen die Ausprägung der Sehnsucht nach der verstorbenen Person, die Akzeptanz des Todes und die Ausprägung

der schmerzhaften Erinnerungen ein. Dennoch unterscheidet der TRIG nicht zwischen einer normalen und einer komplizierten Trauer. Der TRIG wurde in zahlreichen Studien der letzten 30 Jahre eingesetzt und in verschiedenen Sprachen evaluiert.

- **Grief Experience Inventory**

Der *Grief Experience Inventory* (GEI; Sanders et al. 1985) ist mit 135 Items das umfassendste Trauerinstrument und die Itemauswahl basierte auf klinischen Beobachtungen und Erfahrungen.

Obwohl die Skala relativ weit verbreitet ist, kann die Länge in der praktischen Einsetzung des Fragebogens auch als ein Nachteil angesehen werden. Neimeyer et al. (2008) kritisieren die fehlende Systematik innerhalb der Antwortcluster und das Fehlen von wesentlichen Trauersymptomen.

- **Inventory of Complicated Grief**

Der *Inventory of Complicated Grief* (ICG; Prigerson et al. 1995) ist das heute am häufigsten genutzte Messinstrument zur Erfassung einer komplizierten Trauerreaktion. Es liegen inzwischen eine Reihe von unterschiedlichen Ausgaben des Fragebogens vor (Prigerson et al. 1995; Prigerson et al. 2001) und die Version von Prigerson et al. (1995) wird am häufigsten genutzt. Der ICG zeichnet sich insbesondere dadurch aus, dass er differenzialdiagnostische Unterschiede zur Depression und posttraumatischen Belastungsstörung identifiziert. Ein weiterer Vorteil stellt die gute Vergleichbarkeit durch verschiedene interkulturelle Stichproben dar. Der 19-Item-Fragebogen wurde im Deutschen evaluiert (Lumbeck et al. 2012) und wies eine gute interne Konsistenz und Retest-Reliabilität auf. Im Jahr 2009 wurde ein neues einheitliches Diagnosekriterium für die anstehenden neuen Editionen des DSM-V und des ICD-11 vorgestellt (Prigerson et al. 2009). Für dieses neue Konsensuskriterium wurde eine kürzere Form des Inventory of Complicated Grief entwickelt, die *Prolonged Grief Scale-13* (PG-13; Prigerson u. Maciejewski 2008).

- **Hogan Grief Reaction Scale**

Die *Hogan Grief Reaction Scale* (Hogan 2001) beschreibt mit 61 Fragebogen-Items den Trauerprozess mit den sechs Subskalen: 1.) Verzweiflung, 2.) Loslösung, 3.) Desorganisation, 4.) panisches Verhalten, 5.) Schuld- und Wutgefühle und 6.) persönliche Reifung. Die HGRC-Skala berücksichtigt sowohl maladaptive als auch adaptive Prozesse des Trauerprozesses. In der Forschung werden die fünf ersten Skalen zusammengefasst um eine gesamte Trauervariable zu erhalten (Neimeyer et al. 2008).

- **Perinatal Grief Scale**

Die *PGS* (Toedter et al. 1988) wurde spezifisch für Eltern entwickelt, die ihr Kind pränatal, perinatal oder neonatal verloren haben. Die PGS besteht aus 33 Items mit insgesamt drei Subskalen: 1.) akute Trauer, 2.) Bewältigungsschwierigkeiten und 3.) Verzweiflung. Die PGS wurde in zahlreichen Studien eingesetzt und evaluiert.

Literatur

American Psychiatric Association (2000). Diagnostic and Statistical Manual of Mental Disorders. 4th ed, Text Revision. American Psychiatric Association, Washington, DC, USA.

American Psychiatric Association (2013). Diagnostic and Statistical Manual of Mental Disorders. 5th edition. American Psychiatric Association, Washington, DC, USA.

Boelen, P. A. (2006). Cognitive-behavioral Therapy for Complicated Grief: Theoretical Underpinnings and Case Descriptions. Journal of Loss and Trauma 11(1), 1–30.

Boelen, P. A. u. van den Bout, J. (2005). Complicated Grief, Depression, and Anxiety as Distinct Postloss Syndromes: A Confirmatory Factor Analysis Study. American Journal of Psychiatry, 162(11), 2175.

Boelen, P. A., van den Bout, J. u. de Keijser, J. (2003). Traumatic Grief as a Disorder Distinct From Bereavement-Related Depression and Anxiety: A Replication Study With Bereaved Mental Health Care Patients. Am Psychiatric Assoc. Vol. 160, pp. 1339–1341.

Boelen, P. A, van de Schoot R., van den Hout M. A., de Keijser J. u. van den Bout J. (2010). Prolonged Grief Disorder, Depression, and Posttraumatic Stress Disorder Are Distinguishable Syndromes. Journal of Affective Disorders 125(1-3), 374–378.

Bryant, R. A. (2012). Grief as a Psychiatric Disorder. The British Journal of Psychiatry: The Journal of Mental Science 201(1), 9–10.

Clayton, P J. (1974). Mortality and Morbidity in the First Year of Widowhood. Archives of General Psychiatry 30(6), 747–750.

Corruble, E., Falissard, B. u. Gorwood, P. (2011). Is DSM-IV Bereavement Exclusion for Major Depression Relevant to Treatment Response? A Case-control, Prospective Study. The Journal of Clinical Psychiatry 72(7), 898–902.

Dyregrov, K., Nordanger, D., Dyregrov, A. (2003). Predictors of psychosocial distress after suicide, SIDS and accidents. Death studies, 27(2), 143–165.

Faschingbauer, T. (1981). The Texas Inventory of Grief–Revised. Houston, TX: Honeycomb Publishing.

Forstmeier, S. u. Maercker, A. (2007). Comparison of two diagnostic systems for Complicated Grief. Journal of Affective Disorders, 99(1-3), 203–211.

Fox, J. u. Jones, D. K. (2013). DSM-5 and Bereavement: The Loss of Normal Grief? Journal of Counseling & Development 91(1), 113–119.

Friedman, R. A. (2012). Grief, Depression, and the DSM-5. The New England Journal of Medicine 366 (20) (17), 1855–1857.

Fujisawa, D., Miyashita, M., Nakajima, S., Ito, M., Kato, M. u. Kim, Y. (2010). Prevalence and determinants of complicated grief in general population. Journal of Affective Disorders, 127 (1-3), 352–358.

Green, B. L. (2000). Traumatic loss: Conceptual and empirical links between trauma and bereavement. Journal of Personal u. Interpersonal Loss, 5(1), 1–17.

Hogan, S., Greenfield, D. B. (2001). Development and Validation of the Hogan Grief Reaction Checklist. Death Studies 25(1), 1–32.

Hogan, N. u. Worden, W. (2004). An Empirical Study of the Proposed Complicated Grief Disorder Criteria. Omega: 263.

Holland, J. M., Nam, I., Neimeyer, R. A. (2013). A psychometric evaluation of the core bereavement items. Assessment, 20(1), 119–122.

Horowitz, M. J., Bonanno, G. A. u. Holen, A. (1993). Pathological Grief: Diagnosis and Explanation. Psychosomatic Medicine 55(3), 260–273.

Horowitz, M. J., Siegel, B., Holen, A., Bonanno, G. A., Milbrath, C. u. Stinson, C. H. (1997). Diagnostic criteria for complicated grief disorder. The American journal of psychiatry, 154(7), 904–910.

Kersting, A., Kroker, K., Horstmann, J., Ohrmann, P., Baune, B. T., Arolt, V., et al. (2009). Complicated grief in patients with unipolar depression. J Affect Disord, 118(1-3), 201–204.

Kersting, A., Brahler, E., Glaesmer, H. u. Wagner, B. (2011). Prevalence of complicated grief in a representative population-based sample. J Affect Disord 339–343.

Kreicbergs, U. C., Lannen, P., Onelov, E., Wolfe, J. (2007). Parental grief after losing a child to cancer: impact of professional and social support on long-term outcomes. Journal of clinical oncology, 25(22), 3307–3312.

Latham, A. E. u. Prigerson, H. G. (2004). Suicidality and Bereavement: Complicated Grief as Psychiatric Disorder Presenting Greatest Risk for Suicidality. Suicide & Life-threatening Behavior 34(4), 350–362.

Lichtenthal, W. G., Cruess, D. G. u. Prigerson, H. G. (2004). A case for establishing complicated grief as a distinct mental disorder in DSM-V. Clinical Psychology Review, 24(6), 637–662.

Lumbeck, G., Brandstätter, M. u. Geissner E. (2012). Erstvalidierung der Deutschen Version des Inventory of Complicated Grief (ICG-D). Zeitschrift für Klinische Psychologie und Psychotherapie 41(4), 243–248.

Maercker, A., Enzler, A., Grimm, G., Helfenstein, E., Hintermann D. u. Hörler E. (2003). The Zurich Older Age Study on PTSD and Grief-related Disorders: First Results from a Representative Sample. Gerontologist 43(Suppl 1), 574–575.

Maercker, A., Brewin, C. R., Bryant, R. A., Cloitre M., Reed, G.M., van Ommeren M., Humayun A., et al. (2013). Proposals for Mental Disorders Specifically Associated with Stress in the International Classification of Diseases-11. Lancet (10).

Melhem, N. M., Rosales C., Karageorge J., Reynolds 3rd, C. F., Frank, E. u. Shear, M. K. (2001). Comorbidity of Axis I Disorders in Patients with Traumatic Grief. The Journal of Clinical Psychiatry 62(11), 884–887.

Morina, N., Rudari, V., Bleichhardt, G. u. Prigerson, H. G. (2010). Prolonged Grief Disorder, Depression, and Posttraumatic Stress Disorder Among Bereaved Kosovar Civilian War Survivors: a Preliminary Investigation. The International Journal of Social Psychiatry 56(3), 288–297.

Morina, N., von Lersner, U. u. Prigerson, H. G. (2011). War and Bereavement: Consequences for Mental and Physical Distress. PloS One 6(7), e22140.

Neimeyer, R. A., Hogan, N. S. u. Laurie, A. (2008). The Measurement of Grief: Psychometric Considerations in the Assessment of Reactions to Bereavement. ► http://psycnet.apa.org/psycinfo/2008-09330-007 (Stand 1.8.2013).

O'Connor, M.-F. u. Arizmendi, B. J. (2013). Neuropsychological Correlates of Complicated Grief in Older Spousally Bereaved Adults. The Journals of Gerontology. Series B, Psychological Sciences and Social Sciences (3).

Pies, R. (2009). Depression or ‚Proper Sorrows‘ – Have Physicians Medicalized Sadness? Primary Care Companion to the Journal of Clinical Psychiatry 11(1), 38.

Prigerson, H. G. u. Jacobs, S. C. (2001). Perspectives on Care at the Close of Life. Caring for Bereaved Patients: ‚All the Doctors Just Suddenly Go‘. JAMA: The Journal of the American Medical Association 286(11), 1369–1376.

Prigerson, H. u. Maciejewski, P. (2008). Prolonged Grief Disorder (PG-13) Scale. Dana-Farber Cancer Institute, Boston.

Prigerson, H. G., Frank, E., Kasl, S. V., Reynolds, C. F., 3rd, Anderson, B., Zubenko, G. S., et al. (1995). Complicated grief and bereavement-related depression as distinct disorders: preliminary empirical validation in elderly bereaved spouses. Am J Psychiatry, 152(1), 22–30.

Prigerson, H. G., Maciejewski, P. K., Reynolds, C. F., Bierhals, A. J., Newsom, J. T., Fasiczka, A., et al. (1995b). Inventory of complicated grief: A scale to measure maladaptive symptoms of loss. Psychiatry Research, 59(1-2), 65–79.

Prigerson, H. G., Shear, M. K., Newsom, J. T., Frank, E., Reynolds C. F., 3rd, Maciejewski, P. K., et al. (1996). Anxiety among widowed elders: is it distinct from depression and grief? Anxiety, 2(1), 1–12.

Prigerson, H. G., Bierhals, A. J., Kasl, S. V., Reynolds, C. F., 3rd, Shear, M K, Newsom J. T. u. Jacobs S. (1996). Complicated Grief as a Disorder Distinct from Bereavement-related Depression and Anxiety: a Replication Study. The American Journal of Psychiatry 153(11), 1484–1486.

Prigerson, H. G., Bierhals, A. J., Kasl, S. V., Reynolds, C. F., 3rd, Shear, M. K., Day, N., et al. (1997). Traumatic grief as a risk factor for mental and physical morbidity. Am J Psychiatry, 154(5), 616–623

Prigerson, H., Kasl, S. u. Jacobs, S. (2001). Inventory of Traumatic Grief. Handbook of Bereavement Research: Causes, Consequences and Care: 638–45.

Prigerson, H. G., Vanderwerker, L. C., Maciejewski, P. K. (2007). Prolonged grief disorder as a mental disorder: inclusion in DSM. Handbook of bereavement research and practice: 21st century perspectives. American Psychological Association Press, Washington, DC.

Prigerson, H. G., Horowitz, M. J., Jacobs, S. C., Parkes, C. M., Aslan, M., Goodkin, K., Neimeyer, R. A. (2009). Prolonged grief disorder: Psychometric validation of criteria proposed for DSM-V and ICD-11. PLoS Medicine, 6(8), e1000121.

Rosner, R. u. Wagner, B. (2009). Komplizierte Trauer. In: A. Maercker Posttraumatische Belastungsstörung. Heidelberg: Springer

Sanders, C. M., Mauger P. A. u. Strong, P. N. (1985). A Manual for the Grief Experience Inventory. Consulting Psychologists Press Palo Alto, CA. ▶ http://www.getcited.org/pub/102925841 (Stand 1.8.2013).

Schaal, S., Elbert, T. u. Neuner, F. (2009). Prolonged Grief Disorder and Depression in Widows Due to the Rwandan Genocide. Omega 59(3), 203–219.

Silverman, G. K., Johnson J. G., u. Prigerson, H. G. (2001). Preliminary Explorations of the Effects of Prior Trauma and Loss on Risk for Psychiatric Disorders in Recently Widowed People. The Israel Journal of Psychiatry and Related Sciences 38(3-4), 202–215.

Simon, N. M., Shear, K. M., Thompson, E. H., Zalta, A. K., Perlman, C., Reynolds, C. F., et al. (2007). The prevalence and correlates of psychiatric comorbidity in individuals with complicated grief. Compr Psychiatry, 48(5), 395–399.

Simpson, M. A., Figley, C. R., Bride, B. E. u. Mazza, N. (1997). Traumatic Bereavements and Death-related PTSD. Death and Trauma: The Traumatology of Grieving: 3–16.

Stammel, N., Heeke, C., Bockers, E., Chhim, S., Taing, S., Wagner, B. et al. (2013). Prolonged Grief Disorder three decades after the loss in survivors of the Khmer Rouge regime in Cambodia. Journal of Affective Disorders144(1-2), 87–93.

Stroebe, M. S. (2008). Handbook of bereavement research and practice: Advances in theory and intervention. Amer Psychological Assn.

Stroebe, W., Stroebe, M., Abakoumkin, G. u. Schut H. (1996). The Role of Loneliness and Social Support in Adjustment to Loss: a Test of Attachment Versus Stress Theory. Journal of Personality and Social Psychology 70(6), 1241–1249.

Stroebe, M., Schut, H. u. Finkenauer, C. (2001). The Traumatization of Grief? A Conceptual Framework for Understanding the Trauma-bereavement Interface. The Israel Journal of Psychiatry and Related Sciences 38(3-4), 185–201.

Toedter, L. J., Lasker, J. N. u. Alhadeff, J. M. (1988). The Perinatal Grief Scale: Development and Initial Validation. American Journal of Orthopsychiatry 58(3), 435–449.

Wagner, B. u. Maercker, A. (2010). The Diagnosis of Complicated Grief as a Mental Disorder: A Critical Appraisal. Psychologica Belgica 50(1-2), 1–2.

Zisook, S. u. Kendler, K. S. (2007). Is Bereavement-related Depression Different Than Non-bereavement-related Depression? Psychological Medicine 37(6), 779–794.

Zisook, S. u. Shear, K. (2009). Grief and Bereavement: What Psychiatrists Need to Know. World Psychiatry: Official Journal of the World Psychiatric Association (WPA) 8(2), 67–74.

Zisook, S, Shuchter, S. R u. Lyons, L. E. (1987). Predictors of Psychological Reactions During the Early Stages of Widowhood. The Psychiatric Clinics of North America 10(3), 355–368.

Zisook, S., Shear, K. u. Kendler, K. S. (2007). Validity of the Bereavement Exclusion Criterion for the Diagnosis of Major Depressive Episode. World Psychiatry: Official Journal of the World Psychiatric Association (WPA) 6(2), 102–107.

Spezifische Todesumstände und Trauergruppen

Die Art der Todesumstände können den Trauerprozess maßgeblich beeinträchtigen und unterschiedliche Formen der Trauerverarbeitung hervorrufen. So kann ein plötzlicher und unerwarteter Tod durch einen Verkehrsunfall auf andere Art und Weise belastend für die Hinterbliebenen sein, als beispielsweise ein erwarteter Tod nach einer längeren Erkrankung. Ein Verlust ohne jegliche Vorwarnung kann bei den Hinterbliebenen Gefühle von Unsicherheit hervorrufen, dass die Welt nicht sicher ist und ähnliche Ereignisse jederzeit wieder geschehen können. Die Beziehung zur verstorbenen Person kann sowohl die Dauer und als auch die Intensität der Trauersymptomatik beeinflussen. Eine Reihe von Studien belegen, dass der Verlust eines Kindes die größten psychischen Beeinträchtigungen hervorruft, im Vergleich zum Verlust eines Lebenspartners oder Elternteils (Nolen-Hoeksema et al. 2013). Im Folgenden werden verschiedene Todesursachen und deren spezifische Folgen und psychische Belastungen für die Hinterbliebenen vorgestellt. Insbesondere wird auf den traumatischen, gewaltsamen Verlust und den Tod durch Suizid eingegangen.

3.1   Traumatischer Todesfall

Die Forschung im Bereich der posttraumatischen Belastungsstörung und Trauer wurde in den letzten Jahrzehnten vorwiegend unabhängig voneinander durchgeführt. Erst durch die Entwicklung der eigenständigen Diagnosekriterien für die komplizierte Trauer (Prigerson et al. 2009) wurden beide Syndrome verstärkt miteinander verglichen, insbesondere um differenzialdiagnostisch die beiden Störungsbilder voneinander abzugrenzen (s. ▶ Kap. 2.5.1). Trauma und Trauer überlappen sich immer dann, wenn der Tod der nahe stehenden Person durch gewaltsame und traumatische Todesumstände verursacht wurde.

In westlichen Industrieländern sterben ca. 5–7 % der Bevölkerung einen traumatischen Tod (Kristensen et al. 2012a; Rynearson et al. 2013). Der **traumatische Tod** einer Person wird in der Literatur als Tod durch **Suizid**, **Unfalltod** oder **Tötung** beschrieben (Rynearson et al. 2013). Obwohl nicht alle Todesarten in diesen drei Kategorien gewalt-

sam sein müssen, sind sie doch häufig traumatischer Natur. Der Tod geschah häufig für die Hinterbliebenen unerwartet und verursacht durch Gewalteinwirkung und Verletzung durch Dritte oder gegen sich selbst. Der Tod ist fast immer eine traumatische Erfahrung für die Hinterbliebenen, welche langfristige psychische Folgen mit sich bringt. Folgende Risikofaktoren stehen in Zusammenhang mit komplizierten Trauerreaktionen (Green 2000):

1. Plötzlicher und unerwarteter Tod
2. Schreckliche oder entsetzliche Bilder, die im Zusammenhang mit den Todesumständen stehen
3. Gewaltsamer Tod durch Fremdeinwirkung
4. Stigmatisierende Todesumstände (z. B. HIV, Suizid)
5. Mehrfache Verluste
6. Verlust eines Kindes

3.1.1   Gewaltsame Todesumstände

Wenn der Tod einer nahe stehenden Person durch Menschen (»*man-made death*«) verursacht wurde, ist die Verarbeitung für die Hinterbliebenen psychisch belastender, als wenn beispielsweise eine Naturkatastrophe oder technisches Versagen den Tod zur Folge hatte (Norris et al. 2002). Während Naturkatastrophen (z. B. Tsunami, Erdbeben) als unvermeidbar wahrgenommen werden können, erzeugen Todesumstände, bei denen ein Mensch der Verursacher war, höheren psychischen Stress, der sich durch eine komplizierte Trauer oder PTBS ausdrückt. Die Schuldzuschreibung an Täter oder Verantwortliche am Tod ist hierbei eine wichtige Moderatorenvariable. Die Verantwortung am Tod kann sich nicht nur durch die Schuldzuweisung an Dritte, sondern auch durch die anhaltenden Schuldgefühle der Betroffenen selbst äußern. Die kognitive Belastung durch **Schuldzuweisungen** oder eigene **Schuldgefühle** können Trauerprozesse erschweren oder blockieren und spielen deshalb eine wichtige Rolle im therapeutischen Arbeiten. Schuldgefühle können in verschiedenen Formen auftreten. Man unterscheidet zwischen einer »**Überlebensschuld**«, einer »**subjektiven Schuld**« und einer »**objektiven Schuld**«.

3

Arten der Schuld nach traumatischen
Todesfällen
— Überlebensschuld
— Subjektive Schuld
— Objektive Schuld

Die **Überlebensschuld** wird insbesondere von Trauernden erlebt, die an den Todesumständen beteiligt waren. Während der Angehörige bei dem Unfall oder Verbrechen ums Leben kam, hat die betroffene Person das Unglück überlebt. Häufig begleiten die Überlebensschuld Fragen, wie beispielsweise »weshalb habe ausgerechnet ich überlebt?« oder »wieso ist mein Kind gestorben und nicht ich?« Das Gefühl, es nicht verdient zu haben weiterzuleben, kann die Betroffenen daran hindern zu trauern. Es können intrusive Symptome, wie beispielsweise Albträume, verstärkt durch die ständige Rumination auftreten. Die Betroffenen haben Schwierigkeiten damit, eine allmähliche Anpassung an die Zukunft ohne die verstorbene Person zu gestalten.

Die **subjektive Schuld** beschreibt Selbstanklagen und Schuldzuweisungen bei Todesumständen, die nicht zu verhindern gewesen waren und keine direkte Schuld beinhalten.

Fallbeispiel
Patientenbeispiel für subjektive Schuldgefühle:
Eine alleinerziehende 27-jährige Mutter eines 4 Jahre alten Jungen brachte ihren Sohn am Morgen in den Kindergarten. Sie verabschiedete sich von ihm und ging zur Arbeit. Am Nachmittag wurde sie von zwei Polizeibeamten bei ihrer Arbeitsstelle aufgesucht. Die Beamten teilten ihr mit, dass ihr Sohn im Kindergarten in einem unbeobachteten Moment auf die Straße lief und von einem LKW erfasst wurde und noch am Unfallort verstarb. Die polizeilichen Ermittlungen ergaben später, dass der Fahrer des LKWs stark alkoholisiert war. Seit dem Tod ihres Sohnes durchlebte die Patientin starke Schuldgefühle. Sie fühlte sich verantwortlich am Tod ihres Sohnes, da sie ihn durch den Kindergarten betreuen ließ, damit sie arbeiten gehen konnte. Immer wieder quälen sie die Gedanken, dass sie nie richtig Zeit für ihn gehabt hatte und ihn in den »Kindergar-

ten abgeschoben« habe. Sie sagt, sie habe immer nur an sich gedacht, und wenn sie ihr Kind selbst betreut hätte, wäre es heute noch am Leben.

Die *subjektiv* wahrgenommene Schuld steht nicht mit einer direkten Verantwortung am Tod der nahe stehenden Person in Zusammenhang, kann aber dennoch für die Betroffenen eine bedrückende psychische Belastung sein. Insbesondere Eltern, die ihr Kind verloren haben, leiden unter dem Gefühl, als Beschützer des Kindes versagt zu haben und erleben die Verantwortung bei sich, auch wenn es andere Verursacher für den Tod gibt. Kognitive therapeutische Verfahren, welche eine Realitätsprüfung der Schuldgefühle durchführen, zeigen eine gute Wirksamkeit. Das Infragestellen der dysfunktionalen Annahmen kann die irrationalen Gedanken neu strukturieren (s. ► Kap. 5.4.2).

Die **objektive Schuld** betrifft hingegen diejenigen Personen, die eine direkte Verantwortung an dem Tod tragen. Dies kann beispielsweise ein alkoholkranker Vater sein, dessen Kind bei einem selbst verschuldeten Autounfall ums Leben kam. Die objektive Schuldhaftigkeit an der Verantwortung des Todes ist für die Betroffenen eine schwere psychische Belastung und therapeutisch sehr schwer zu behandeln. Im Gegensatz zu den subjektiven Schuldgefühlen lassen sich objektive Schuldgefühle nicht durch kognitive Methoden (z. B. sokratischer Dialog) oder durch Realitätsprüfung widerlegen. Bei diesen Betroffenen geht es therapeutisch in erster Linie darum, einen Weg zu finden, mit der Schuld zu leben und parallel der Trauer und dem Verlust einen Raum zu geben.

■ **Gewaltsamer Tod und soziale Umwelt**
Eine weitere Besonderheit der Angehörigen von Opfern von Gewalttaten ist, dass sich ein Teil von ihnen durch das Unglück als Außenseiter der Gesellschaft wahrnehmen, und es als problematisch erleben sich in sozialen Kontexten zu bewegen. Dies ist zum einen den Reaktionen des sozialen Umfeldes geschuldet, zum anderen auch dem bewussten sozialen Rückzug vom Freundes- und Familienkreis durch die betroffene Person.

Insbesondere bei traumatischen Todesfällen wird ein normaler zwischenmenschlicher Kontakt mit Familie und Freunden häufig als problematisch erlebt, da der Tod des Familienangehörigen immer im Raum steht. Die Menschen des sozialen Umfeldes haben mitunter das Gefühl, dass sie nicht über ihre eigenen Sorgen oder Schwierigkeiten sprechen können, da fast alles im Vergleich zu dem erfahrenen Unglück banal erscheint. Die Betroffenen erleben wiederum Erzählungen der anderen über ihre Kinder oder Urlaubsreisen als Kränkung oder Rücksichtslosigkeit, da ihnen selbst diese Normalität verloren gegangen ist. Dieser Spagat zwischen sozialer Unterstützung für die Angehörigen und die Rückkehr in die Normalität des Alltagslebens ist für beide Seiten häufig schwierig und erfordert große gegenseitige Rücksichtnahme und Respekt für die Gefühle der Betroffenen.

Fallbeispiel

Beispiel einer Mutter, die ihren Sohn durch einen Tauchunfall verloren hat (Rothman 2002).

»Gestern traf ich eine Freundin zum Kaffee. Ihre Tochter, die gerade das Abitur gemacht hat, wird in ein paar Wochen das Elternhaus verlassen und auf ein College gehen. ‚Ich werde sie schrecklich vermissen‘, gestand mir meine Freundin fast weinend, ‚ich weiß nicht, wie ich die Trennung verkraften soll‘ … Ich wusste, dass ich sie mit einem Wort zum Schweigen bringen und meinen Schmerz ein wenig verringern konnte: mit dem Namen meines Kindes. In den ersten Jahren hätte ich es getan. Ich hätte sie zum Schweigen gebracht. Ich hätte in ihr ein Schuldgefühl wegen ihrer Rücksichtslosigkeit ausgelöst. Mit meinem so viel größeren Verlust hätte ich ihren kleineren beiseitegeschoben, hätte ihn in diesem Zusammenhang unwichtig gemacht.«

■ Posttraumatische Belastungsstörung

Der gewaltsame Tod einer nahe stehenden Person wird in der Regel von den Hinterbliebenen als traumatisches Ereignis erlebt. Eines der häufigsten Störungsbilder nach gewaltsamen Todesumständen ist demzufolge auch die posttraumatische Belastungsstörung. Es ist für die Hinterbliebenen ein Wiedererleben, die Todesumstände des Angehörigen in Form von Albträumen oder Flashbacks zu sehen. Diese haben häufig groteske Bilder und Darstellungen vom Tod zum Inhalt, welche sehr quälend sein können. Diese Intrusionen treten auch dann auf, wenn sich die Hinterbliebenen nicht

am Ort des Geschehens aufhielten. In einer Studie mit Angehörigen von Mordopfern waren nur 6 % tatsächlich bei dem Ereignis anwesend, aber 19 % der Angehörigen entwickelten eine PTBS mit einer hohen Symptomatik im Bereich der Intrusionen (Amick-McMullan et al. 1991). Murphy et al. (1999) fanden in ihrer Studie mit Eltern, die ihre 12–28 Jahre alten Kinder durch einen gewaltsamen Tod verloren hatten, zwei Jahre nach dem Verlust eine PTBS-Prävalenz von 21 % bei den Müttern und 14 % bei den Vätern. Nach fünf Jahren zeigten die Mütter eine Verschlechterung der PTBS-Prävalenz von 28 % und die Väter lagen bei 12 % (Murphy et al. 2003). Die betroffenen Eltern berichteten 5 Jahre nach dem Verlust vor allem von dem ständigen Wiedererleben der Todesszenen ihrer Kinder. Ähnliche Prävalenzen wurden in der Studie von Amick-McMullen et al. (1991) gefunden, welche die PTBS-Wahrscheinlichkeit nach der Ermordung einer nahe stehenden Person untersuchten. 23 % wiesen das Vollbild einer PTBS auf und 50 % zeigten ein oder mehrere traumabezogene Symptome.

■ Komplizierte Trauer

Die bisherige Forschung mit Angehörigen nach gewaltsamen Todesumständen konzentrierte sich vorwiegend auf die posttraumatische Belastungsstörung. Rynearson et al. (2013) beschreiben zwei voneinander unterschiedliche Hauptsyndrome nach gewaltsamen Todesumständen, welche beide Störungsbilder integrieren.

1. Trennungsstress: Das Gefühl von starker Sehnsucht und Verlangen nach der verstorbenen Person, welches sowohl einen körperlichen als auch einen psychischen Schmerz hervorruft.
2. Traumatischer Stress: wiederkehrende Intrusionen und Vermeidungsverhalten in Bezug auf die Todesumstände.

Während der Trennungsstress ein Syndrom der komplizierten Trauer ist, wird der traumatische Stress der posttraumatischen Belastungsstörung zugeordnet. Trauerstudien, welche gewaltsame und nicht-gewaltsame Todesumstände miteinander verglichen, zeigten fast alle, dass Angehörige von Verstorbenen mit gewaltsamen Todesumständen höhere Trauersymptomatik aufwiesen als die von denen mit nicht gewaltsamen Todesumständen.

Generell können die Prävalenzraten der komplizierten Trauer nach gewaltsamen Todesumständen als relativ hoch angesehen werden. Dyregov et al. (2003) fanden bei 76 % der Eltern, die ihr Kind durch einen Unfall oder Suizid verloren hatten, die Diagnose der komplizierten Trauer. In Bezug auf die Todesumstände konnten Currier et al. (2008) zeigen, dass die Ermordung eines Angehörigen die höchste Prävalenz von komplizierter Trauer hervorrief, gefolgt von Unfällen, natürlichen plötzlichen Todesumständen und schließlich erwarteten, natürlichen Todesumständen durch Krankheit. Kritisch anzumerken ist, dass insgesamt nur sehr wenige Studien die komplizierte Trauer als Folge von gewaltsamen Todesumständen evaluierten (Kaltman u. Bonanno 2003; Rynearson et al. 2013). Die Studien basieren häufig auf qualitativen Erhebungen und kleinen Stichproben. Empirisch lassen sich aus den meisten Studien keine Schlussfolgerungen ziehen (Rynearson et al. 2013).

> **Gewaltsame Todesumstände**
> Die Kombination aus Gewalteinwirkung, Schuld durch Dritte und einem unerwarteten Ereignis macht den gewaltsamen Tod für die Angehörigen zu einem nur sehr schwer zu verarbeitenden traumatischen Ereignis. Folgen sind hohe Prävalenzraten der komplizierten Trauer und der posttraumatischen Belastungsstörung.

3.1.2 Einfluss der Medien

Der gewaltsame Tod eines Angehörigen hat neben trauma- und trauerspezifischen Symptomen auch noch weitere Charakteristika, die sich von anderen Todesumständen deutlich unterscheiden. Trauernde Angehörige von Opfern von Gewalttaten sind häufig in die Presseberichte über die Gewalttat involviert. Maercker u. Mehr (2006) untersuchten in ihrer Studie den Einfluss von Medienberichterstattungen auf Kriminalitätsopfer. Obwohl die meisten der befragten Studienteilnehmer angaben, dass die Medienberichte korrekt waren, berichteten 66 % der Teilnehmer, dass sie die Medienberichte traurig gemacht hätten und nur 5 % erlebten es als

angenehm, ihre erlebte Gewalttat in den Medien zu sehen. Die negativen Emotionen standen in Zusammenhang mit einer PTBS. Als Gründe dafür gaben die Autoren an, dass die Kriminalitätsopfer wieder an die Situation erinnert wurden und somit die traumatische Situation neu evoziert wurde.

> **Die Rolle der Medien nach einem gewaltsamen Tod**
> Trauernde, die eine nahe stehende Person durch Mord oder Totschlag verloren haben, sind in der Regel nicht nur der traumatischen Situation an sich ausgesetzt, sondern werden durch die Berichterstattungen des Falles in den Medien reviktimisiert und haben häufig auch selbst das Gefühl, erneut zu Opfern gemacht zu werden.

3.1.3 Gerichtsverfahren und Strafverfolgung

Weitere Faktoren, die Einfluss auf die psychische Gesundheit von trauernden Angehörigen nach einem Tötungsdelikt haben können, sind anhängende Gerichtsverfahren und Strafverfolgung. Die rechtlichen Verfahren bei Tötungs- und Gewaltdelikten stellen für die Angehörigen häufig eine schwere psychische Belastung dar. Die Konfrontation und direkte Auseinandersetzung mit einem Schuldigen oder Täter kann sowohl Rachephantasien als auch Gefühle von Ohnmacht und Verzweiflung bei den Hinterbliebenen hervorrufen. Auch wenn der Gerichtsprozess vorüber ist, können diese Gefühle noch über Jahre persistieren. Manche Angehörige müssen als Zeuge im Verfahren mit auftreten und erfahren häufig Details zum Tötungsdelikt, die sie in dieser Form noch nicht kannten, und müssen sich mit der Tatsache konfrontieren, dass der Angehörige unter Umständen einen sehr qualvollen und langsamen Tod gestorben ist. Erschwert wird die Situation, wenn der Täter persönlich bekannt ist oder aus dem eigenen sozialen Umfeld stammt. Der Vertrauensverlust in zwischenmenschlichen Beziehungen ist in diesen Fällen noch gravierender als bei fremden Tätern. Das Elternteil oder der Nachbar als Täter löst häufig auch persistierende

Schuldgefühle bei den Hinterbliebenen aus, und sie werden damit konfrontiert, die Situation eventuell nicht richtig eingeschätzt zu haben oder eine falsche Entscheidung getroffen zu haben.

Wenn der Täter hingegen nicht gefunden wurde, ist es für die Betroffenen häufig schwierig, Frieden zu finden. Die Kooperation mit der Polizei wird als belastend erlebt, da sie mitunter das Gefühl haben, dass die Suche vielleicht aufgegeben oder das Verfahren eingestellt wurde. In diesen Fällen ziehen sich die Betroffenen immer weiter von ihrem sozialen Umfeld zurück, und vermeiden abends außer Haus zu gehen oder entwickeln phobische Ängste gegenüber allem, was mit dem Verbrechen in Zusammenhang steht. Das Leben erscheint ihnen nicht mehr sicher, und ihr Sicherheitsdenken und ihr Weltbild sind erschüttert (Janoff-Bulman 2010).

»Shattered assumptions« – Die Welt ist erschüttert

Janoff-Bulman (1985) beschrieb als eine der ersten das Konzept der »shattered assumptions« im Kontext mit traumatisierten Menschen. Die Grundüberzeugungen in Bezug auf Sicherheit, Moral und zwischenmenschliches Verhalten werden infrage gestellt. Der traumatisierte Mensch sieht sich selbst als verletzbar und beschädigt. Seine bisherigen Regeln des Zusammenlebens in der Welt sind erschüttert.

In allen Fällen, in denen ein strafrechtliches Verfahren mit einem Täter stattfindet, ist den Betroffenen zu raten sich um einen vertrauensvollen Rechtsbeistand zu kümmern, damit die Angehörigen geschützt werden und auf die anstehenden Verfahren vorbereitet sind. Die Art und Weise, wie gerichtliche Verfahren verlaufen, werden von den meisten Betroffenen unterschätzt. Neben einer rechtlichen und psychologischen Betreuung ist es den Angehörigen auch angeraten, sich mit Opferschutzorganisationen in Verbindung zu setzen, die sie vorab über den Ablauf von Gerichtsprozessen informieren und gegebenenfalls auch während dessen betreuen.

Ein Netzwerk für Angehörige nach Tötungsdelikten

Angehörige, die eine nahe stehende Person durch Tötung durch Dritte verloren haben, benötigen mehr als nur psychotherapeutischen Beistand und soziale Unterstützung, um langwierige Gerichtsverfahren durchzustehen. Um den Betroffenen entsprechende Fürsorge und Schutz zu geben, sollte ein professionelles Team wie folgt aufgebaut sein:

- Rechtlicher Beistand (z. B. Rechtsanwalt)
- Opferschutzorganisation (z. B. Weißer Ring e.V.)
- Psychologische Unterstützung

Bei trauernden Angehörigen, welche sich bereits vor einem anstehenden Prozess in psychotherapeutischer Behandlung befinden, ist abzuklären, welche Erwartungen und Wünsche sie an den Prozessverlauf haben und wie realistisch die Erfüllungen sind. Für manche Betroffene kann es unter Umständen hilfreicher sein, einem solchen gerichtlichen Verfahren nicht beizuwohnen, da die Konfrontation mit dem Täter und den Details zur Tat häufig nur schwer zu verarbeiten sind. Häufig geben beispielsweise Eltern, deren Kind getötet wurde an, dass sie das Gefühl haben, dass sie diese Konfrontationen aushalten müssen, da ihr Kind es ebenso hat erleiden müssen. Im psychotherapeutischen Setting können vorsichtig die Argumente für oder gegen eine solche Konfrontation abgewogen werden und deren Folgen betrachtet werden.

3.1.4 Plötzlicher Tod

Der plötzliche Tod einer nahe stehenden Person geschieht ohne Vorwarnung und ist in der Literatur bei den traumatischen Todesumständen eingeordnet. Unter die Kategorie plötzliche Todesfälle fallen vor allem Unfälle, Tötungen und Suizide. Der unerwartete Tod geht insbesondere in der ersten Trauerphase häufig mit einem Gefühl der Unwirklichkeit einher. Die Hinterbliebenen fühlen sich wie betäubt und haben Schwierigkeiten diese neue Wirklichkeit in ihr bisheriges Leben zu integrieren.

Empirische Daten zeigen allerdings inkonsistente Ergebnisse, inwieweit ein plötzlicher Tod einen Risikofaktor darstellt, an komplizierter Trauer zu leiden oder andere psychische Störungen zu entwickeln. Eine Reihe von Studien zeigen einen Zusammenhang zwischen einer erschwerten Trauersymptomatik und einem plötzlichen Tod, andere hingegen konnten keine Befunde finden (Kaltman u. Bonanno 2003).

3.1.5   Vermisste Personen

In Deutschland galten im Jahr 2012 laut Bundeskriminalamt ca. 5,500 Personen dauerhaft als vermisst, davon waren 1,800 Kinder und Jugendliche als vermisst gemeldet. Nach dem Tsunami in Südostasien im Jahre 2004 wurden in der Region ca. 38,000 Personen als vermisst gemeldet, die nach dem Unglück nie geborgen werden konnten. Aber auch durch Kriege und in Militärdiktaturen wurden viele Tausend Personen vermisst. In Lateinamerika (vor allem in Chile, Argentinien, Uruguay) wurden während der rechtsgerichteten Militärdiktaturen, politisch andersdenkende Bürger vom Militär »verschwunden« (span. »Desaparecidos«). Schätzungsweise waren ca. 350,000 Personen in dieser Zeit Opfer der Militärdiktaturen und galten als vermisst. Argentinien und Chile waren besonders von dieser Form des Verbrechens betroffen.

> **Die Mütter vom Plaza de Mayo in Buenos Aires**
> Die psychischen Belastungen von Angehörigen, die eine verschwundene Person betrauern ist auch viele Jahre nach deren Verschwinden groß. Während der Militärdiktatur in Argentinien verschwanden zwischen 1976 und 1983 ca. 30.000 vorwiegend junge Frauen und Männer, die durch die Militärdiktatur zunächst unter unklaren Umständen entführt, gefoltert und dann getötet wurden. Ihre Körper wurden anschließend aus Flugzeugen in den Rio Plata geworfen. Kaum einer von ihnen wurde gefunden oder identifiziert. Die Mütter vom Plaza de Mayo in Buenos Aires demonstrieren seit 1977 einmal wöchentlich bis heute für ihre verschwundenen Kinder. Sie umrunden eine halbe Stunde stumm den Platz mit weißen Kopftüchern. Die Mütter der Verschwundenen vom Plaza de Majo wurden weltweit für ihren Widerstand gegen die Militärdiktatur bekannt.

Angehörige, die eine nahe stehende Person vermissen, sind einer besonderen Form von Trauer ausgesetzt. Man unterscheidet zwischen zwei Formen von vermissten Person: 1.) die Person wird vermisst und es gibt keine Annahmen bezüglich des Aufenthaltsortes der verschwundenen Person oder des Leichnams (z. B. Entführungen, Ermordung, kriegsbezogenes Verschwinden); 2.) die vermisste, offensichtlich verstorbene Person wurde für tot erklärt, aber der Leichnam konnte nicht geborgen werden (z. B. Tsunami, Flugzeugabsturz).

Im Folgenden soll zunächst auf die erste Form der vermissten Person eingegangen werden. Wenn es über eine nahe stehende Person keine Informationen über deren Aufenthaltsort gibt und Unklarheit darüber besteht, ob die Person noch lebt oder verstorben ist, ist dies für die meisten Angehörigen eine sehr traumatische Erfahrung. Diese Ungewissheit über den Verbleib der verschwundenen Person behindert einen Trauerprozess und die Abschiedsnahme von der vermissten Person (Boss 2007). Die Betroffenen sehen sich häufig nicht in der Lage Entscheidungen für ihre Zukunft zu treffen und sind dauerhaft einer Situation zwischen Hoffnung und Verzweiflung ausgesetzt. Angehörige von verschwundenen Personen getrauen sich auch nach Jahren nicht, aus dem Haus oder Wohnort wegzuziehen, von dem die Person einst verschwand. Ein Neubeginn durch eine neue Familiengründung oder Heirat ist für diese Angehörigen nur schwer möglich, da sie jederzeit damit rechnen, dass die verschwundene Person wieder zurückkehren könnte. Obwohl die verschwundene Person abwesend ist, ist sie aus psychologischer Sicht für die Angehörigen ständig anwesend. Die Ungewissheit über den Verbleib der Person beunruhigt die Betroffenen zutiefst und es ist für sie sehr schwer, einen Sinn zu entdecken, in dem, was tatsächlich passiert ist. Rituale, die Trauernden zur Verfügung stehen, um der Trauer einen Ort zu geben, wie beispielsweise der Besuch des Grabes oder die Bestattung der verstorbenen Person, fehlen bei Verschwundenen. Die Fähigkeit den ungewissen Verlust zu bewältigen oder zu trauern ist bei den Angehörigen wie erstarrt (Boss 2006). Dennoch kann es ein therapeutisches Ziel sein, den Betroffenen dabei zu helfen mit den unbeantworteten Fragen über die verschwundene Person leben zu können. Die Dissonanz zwischen einem lebenslangen Warten auf die verschwundene Person und dem Fortführen des eigenen Lebens in der Zukunft stellt für diese Angehörigen die größte Herausforderung dar. In der therapeutischen Unterstützung geht es deshalb nicht um »Trauerarbeit«, deren langfristiges Ziel ist, die Trauer zu bewältigen und in das Leben erfolgreich zu integrieren. Es geht vielmehr um die Gewinnung von Akzeptanz der schwer auszuhaltenden Situation.

Die zweite Form des Verlustes ist, dass die Todesursache bekannt ist, aber es dennoch keinen Leichnam zu betrauern gibt, von dem die Angehörigen Abschied nehmen können. Dies war beispielsweise für viele Angehörige nach dem Einsturz des World Trade Centers am 11. September 2001 der Fall (Boss 2002). Nur bei einem Teil der getöteten Personen konnte noch der Leichnam oder einzelne Körperteile geborgen werden. Aber auch Flugzeugabstürze und der Tsunami in Südostasien 2004 oder 2011 in Japan sind Beispiele für Katastrophen, in denen eine große Anzahl von Personen vermisst wurden. Für viele Angehörige stellt es eine große Belastung dar, wenn der Leichnam nicht geborgen oder gefunden werden konnte. Sie fühlen sich nicht in der Lage, den Tod ohne ein Begräbnis, ohne eine richtige Form des Abschieds zu akzeptieren und haben immer die Hoffnung, dass der Vermisste doch noch am Leben ist.

3.1.6 Interventionen nach gewaltsamen Todesumständen

Todesfälle aufgrund gewaltsamer Umstände involvieren insbesondere in der akuten Anfangsphase eine Reihe von professionellen Helfern, wie beispielsweise Polizei, Notarzt und Krisenteams. Dies betrifft die Überbringung der Todesnachricht, Abschiedsnahme von dem Verstorbenen, Informationsmanagement und Rituale. Die Vorgehensweisen können von den Betroffenen entweder als hilfreich oder belastend erlebt werden. Diese Aspekte der akuten Phase stellen an sich keine Notwendigkeit einer psychotherapeutischen Intervention dar, können aber langfristig positive oder negative Auswirkungen für die Betroffenen in ihrer Trauerverarbeitung haben.

Frühe Interventionen
Generelle psychotherapeutische Interventionen nach einem Todesfall zeigen in zahlreichen Meta-Analysen und Reviews zu Trauerinterventionen keine Wirksamkeitseffekte (s. ▸ Kap. 4). Insbesondere konnte für Interventionen, die in der akuten Trauerphase oder präventiv angeboten wurden, keine Wirksamkeitseffekte oder sogar negative Behandlungseffekte nachgewiesen werden (Schut et al. 2001; Wittouck et al. 2011). Diese Befunde stimmen auch mit den Ergebnissen zum **Critical Incident Stress Debriefing** überein, eine psychologische Intervention, die kurz nach dem traumatischen Ereignis präventiv für die PTBS eingesetzt wurde. **Debriefing** ist eine Krisenintervention im Gruppensetting, welche das Sprechen in der Gruppe über das Ereignis und die damit verbundenen Emotionen und Gedanken zum Inhalt hat. Das *Debriefing* wurde in den letzten Jahren kritisch diskutiert, da in Langzeit-Follow-up Untersuchungen keine positiven Behandlungseffekte nachgewiesen werden konnten (McNally et al. 2003). Aufgrund dieser Ergebnisse ist es wichtig, zwischen psychotherapeutischen und nicht-psychotherapeutischen Interventionen in der frühen Phase nach einem Verlust zu unterscheiden.

Generell gibt es zwei Arten des Umgangs mit Angehörigen nach einem gewaltsamen Todesfall durch professionelle Helfer (z. B. Polizei) (Kristensen et al. 2012b). Die erste Form ist eine **beruhigende Unterstützung**, welche die Betroffenen vor den tatsächlichen Bildern schützen soll (z. B. »sie hatte keine Schmerzen«, »er war sofort tot«) und relativ häufig vor allem im ersten Kontakt mit den Hinterbliebenen angewendet wird. Den betroffenen Angehörigen wird ein tröstendes Bild der Todesumstände entworfen, auch wenn dies nicht der Realität entspricht. Die zweite Art des Umgangs ist eine **konfrontative Unterstützung** der Angehörigen. Die Angehörigen werden mit den Details der Todesumstände konfrontiert. Diese sind häufig brutaler und entsetzlicher Natur. Die Konfrontation kann in verschiedenen Formen stattfinden: detaillierte Informationen durch die Polizei schon bei Überbringung der Todesnachricht, Abschiedsnahme vom Leichnam, Besuch des Ortes an dem der Tod geschehen ist.

■ **Überbringung der Todesnachricht**

Die Art und Weise, in welcher Form Angehörige von dem traumatischen Tod erfahren, kann die spätere psychologische Belastung maßgeblich beeinträchtigen (Miller 2008). Miller (2008) beschreibt ein strukturiertes Vorgehen für das Überbringen von Todesnachrichten, welches den professionellen Helfern ein Wegweiser sein kann, um schwierige Situationen zu vermeiden, die sonst häufig noch Jahre nach dem Todesfall den Angehörigen psychische Probleme bereiten können. Das Manual beinhaltet die wesentlichen Punkte:

1. Überbringung der Todesnachricht sollte immer persönlich (nicht per Telefon) stattfinden.
2. Mindestens zwei Personen sollten die Nachricht überbringen.
3. Die Nachricht sollte nicht an der Tür, sondern im Haus und sitzend überbracht werden.
4. Die Nachricht selbst sollte als klare Aussage verfasst sein, die keine Zweifel zurücklässt, z. B. »Es tut uns leid, dass wir Ihnen diese schlechte Nachricht überbringen müssen, Frau Müller. Ihre Tochter wurde bei einem Autounfall getötet.«
5. Alle Fragen sollten taktvoll und der Wahrheit entsprechend beantwortet werden, dennoch sollten nicht mehr Informationen vermittelt werden, als in dem Moment notwendig ist.
6. Praktische Unterstützung geben (z. B. das Anrufen bei Familienmitgliedern, Nachbarn oder Freunden).
7. Die nächsten notwendigen Schritte erklären (z. B. Identifizierung der Leiche, polizeiliche Befragung).

Eberwein (2006) beschreibt regelmäßig auftretende Kommunikationsfehler während der Überbringung von Todesnachrichten, die von den Betroffenen auf längere Sicht als problematisch erlebt wurden. Bei-

spielsweise das Hinwegtrösten, dass die Situation sich langfristig für die Angehörigen wieder verbessert (z. B. »Ich weiß, dass die Situation nun ganz schwierig für Sie ist, aber Zeit heilt alle Wunden«, »Menschen sind erstaunlich, indem was sie alles verarbeiten können.«), oder persönliche Vergleiche mit eigenen Erfahrungen (»Ich kann gut nachvollziehen, was Sie gerade durchmachen müssen, meine Großmutter starb letztes Jahr an Krebs.«). Aber auch eine unpräzise Formulierung dessen, was tatsächlich geschehen ist, kann bei den Betroffenen, nachdem die Polizei gegangen ist, Zweifel und falsche Hoffnungen hervorrufen, z. B. ob die Person wirklich tot ist. Aussagen, wie »ihre Tochter wurde gefunden, sie hat auf die Reanimation nicht angesprochen« sind für die Hinterbliebenen in der Akutsituation häufig nicht eindeutig genug.

■ **Abschiedsnahme von der verstorbenen Person**

Worden (2007) geht davon aus, dass besonders bei plötzlichen Todesfällen das Abschiednehmen vom Leichnam für den Trauerprozess hilfreich sein kann. Die Konfrontation mit der Tatsache, dass die nah stehende Person tatsächlich tot ist, kann den Hinterbliebenen helfen, sich mit der Realität auseinanderzusetzen. Bisher gibt es nur wenige Studien, welche untersuchten, inwieweit die Abschiedsnahme vom Leichnam förderlich für die Hinterbliebenen ist. Singh et al. (1981) untersuchten bei Angehörigen, zwei Jahre nach einem australischen Zugunglück, den Einfluss der Abschiedsnahme von der verstorbenen Person auf die psychische Gesundheit. Die Ergebnisse zeigten, dass diejenigen, welche die Toten noch einmal gesehen hatten, psychisch weniger belastet waren, als diejenigen, welche die Verstorbenen nicht mehr sahen. Hinzukam, dass ein Großteil derer, die den Leichnam nicht mehr vor der Bestattung gesehen hatten, es hinterher bereute. Eine weitere Studie untersuchte Angehörige des Zeebrugger Fährenunglücks, bei welchem 193 Menschen ums Leben kamen (Hodgkinson et al. 1993). In der ersten Untersuchung, die zwischen 3 und 12 Monaten nach dem Unglück stattfand, zeigte die Gruppe, welche die Angehörigen noch einmal aufgebahrt sah, signifikant höhere Werte in Bezug auf Stress und Angst, im Vergleich zu der Gruppe, welche die Toten nicht mehr vor der Bestattung sah. In einer zweiten Untersuchung zweieinhalb Jahre nach dem Unglück zeigte sich ein verändertes Bild. Die Gruppe, welche die Toten noch einmal gesehen hatte, zeigte keine signifikanten Unterschiede mehr in den psychologischen Variablen oder der Trauerreaktionen. Allerdings zeigten diejenigen, welche den Leichnam noch einmal sahen weniger Intrusionen von dem Schiffsunglück als diejenigen, welche den Leichnam nicht mehr sahen. Die Autoren schlussfolgerten, dass kurzfristig die Abschiedsnahme von Verstorbenen aufgrund von traumatischen Todesursachen psychisch belastender ist, sich allerdings langfristig dahin gehend unterscheiden, dass sie weniger Intrusionen von dem Unglück hatten, als diejenigen, die die Toten nicht mehr sahen. Die Bilder in der Phantasie der Hinterbliebenen über den Verunglückten können schlimmer sein, als es in der Realität war. Chapple et al. (2010) schlagen deshalb vor, dass Gerichtsmediziner und Bestatter die Betroffenen dahin gehend vorbereiten sollten, was sie bei der Abschiedsnahme sehen werden und in welchem körperlichen Zustand sich der Leichnam befindet. So haben die Angehörigen die Möglichkeit in Ruhe zu überlegen und für sich zu entscheiden, ob sie den Leichnam noch einmal sehen möchten. Angehörige sollten darüber informiert werden, dass sie den Leichnam nicht identifizieren müssen, wenn sie sich nicht dazu in der Lage fühlen. DNA-Analysen ermöglichen heute andere Möglichkeiten der Identifizierung.

Abschiedsnahme vom Leichnam

Hinterbliebene bereuten es generell mehrere Jahre nach dem Tod nicht, den Leichnam gesehen zu haben, auch wenn die Todesumstände traumatisch waren (Chapple et al. 2010). Allerdings bereuten es diejenigen, die den Leichnam nicht mehr gesehen hatten, häufig Jahre später (Singh et al. 1995).

Langfristige Interventionen

Trauerinterventionen erzielen vor allem bei Trauernden positive Behandlungseffekte, wenn die Betroffenen bereits an einer komplizierten Trauer mit einer hohen psychischen Belastung leiden

(s. ► Kap. 4). Aufgrund der hohen Komorbidität von PTBS und komplizierter Trauer ist eine umfangreiche Diagnostik der einzelnen Symptome empfehlenswert, um spezifische therapeutische Therapiemodule anzuwenden. Insbesondere unterscheiden sich die Symptome der Intrusionen und Vermeidung bei den beiden Störungsbildern und bedürfen eine unterschiedliche Herangehensweise. Das komorbide Auftreten von PTBS und Trauer wirft auch grundsätzlich die Frage auf, welche Störung zuerst therapeutisch behandelt werden soll. Einige Autoren gehen davon aus, dass es wichtig ist, zuerst die traumatischen Symptome zu behandeln, bevor der Trauerprozess bei den Betroffenen initiiert werden kann (Lindy et al. 1983). Die Behandlung der traumabezogenen Intrusionen und Vermeidung ermöglichen dann erst eine Therapie der komplizierten Trauersymptomatik. Andere Autoren gehen wiederum von keiner spezifischen Reihenfolge aus, sondern schlagen vor, beide Störungsbilder separat anzugehen und nicht miteinander zu vermischen. Die Reihenfolge wird von diesen Autoren als sekundär gesehen (Green 2000). Bislang gibt es keine randomisierten Kontrollgruppenstudien, die diese Vorschläge untersuchten. Aus diesem Grund sind diese theoretischen Therapiekonzepte noch nicht evaluiert.

3.1.7 Suizidangehörige

In Deutschland starben im Jahr 2011 insgesamt 10,144 Personen durch Suizid (Statistisches Bundesamt 2013). Obwohl die Suizidrate seit 2001 um fast 10 % abgenommen hat, ist die Anzahl der Hinterbliebenen beträchtlich, die mit den psychischen Folgen des Suizides zu kämpfen haben. Man geht davon aus, dass mindestens 6–10 nahe stehende Personen direkt durch einen Suizid betroffen sind (Shneidman 1972). Suizide werden in der Literatur der Kategorie der gewaltsamen Todesumstände zugeordnet (Rynearson et al. 2013). Die häufigsten Suizidmethoden sind Erhängen/Ersticken, Sturz in die Tiefe, Vergiftungen und Zugsuizide. Ein Teil der Angehörigen finden den Suizidenten selbst auf, da sich der Suizid eventuell in der gemeinsamen Wohnung oder im Haus ereignet hat. Die Angehörigen sind häufig mit traumatisierenden Bildern durch die Sterbeumstände oder die Auffindesituation konfrontiert. Aber auch wenn der Ort des Geschehens nicht von den Angehörigen aufgesucht wurde, imaginieren sie häufig Bilder vom Fundort oder haben detaillierte Vorstellungen vom Zustand des Leichnams durch Polizeibilder oder polizeiliche Ermittlungen. Diese traumatischen Bilder können noch Jahre nach dem Verlust als traumatische Intrusionen in Form von plötzlichen Flashbacks oder Albträumen auftreten.

❯❯ Suizidangehörige leiden häufig durch die Erinnerung, wie sie die Auffindesituation erlebt haben oder durch imaginierte Bilder in ihren Vorstellungen, an posttraumatischen Symptomen. Dies betrifft sowohl plötzlich wiederkehrende Intrusionen, als auch Vermeidungsverhalten in Bezug auf den Auffindeort oder eine ständige Übererregtheit und körperliche Anspannung.

Die meisten Angehörigen versuchen sich nach dem Tod in die Situation des Suizidenten hineinzuversetzen, indem sie sich wiederholt fragen, wie die Situation gewesen sein musste und welche Gedanken und Gefühle den Suizidenten bei seiner Tat in den letzten Minuten oder Stunden begleitete. »Was hat er in den letzten Minuten vor seinem Tod gedacht, bevor er von der Brücke sprang?«, oder »wie fühlte sie sich, als sie sich auf die Schienen legte?«, »hatte sie Hoffnung doch gefunden zu werden, bevor sie die Tabletten nahm?«

> **Beschäftigung mit der Sinnfrage**
> Die dominierenden Gedanken nach einem Suizid ist für die Angehörigen die Frage nach dem »Warum« und wie der Verstorbene die letzten Stunden und Minuten vor seinem Suizid verbracht hat. Insbesondere, wenn der Suizidtod durch starke Gewalteinwirkung (z. B. Zugsuizid oder Sprung in die Tiefe) geschah, ist die selbstdestruktive Gewalt, die der Verstorbene gegen sich gewendet hat, häufig nur sehr schwer nachzuvollziehen. Die Angehörigen versuchen einen Sinn in der suizidalen Handlung und eine Erklärung für die Motivation des Suizidenten zu finden.

Die Suche nach der Motivation des Suizidenten und die eigene Rolle, die eventuell den Suizid hätte verhindern können, sind wichtige Aspekte. Diese ruminierenden Gedanken erleben die meisten Hinterbliebenen als sehr quälend, da es nur in den seltensten Fällen eine Antwort auf diese Fragen gibt.

Den meisten Suiziden ging eine psychische Erkrankung voraus. Insbesondere sind Menschen betroffen, die an Depression, bipolarer Störung, Alkohol- oder Drogenmissbrauch oder Schizophrenie leiden (Harris u. Barraclough 1997). Aber auch kritische Lebensereignisse oder Konflikte können Auslöser von suizidalen Handlungen sein.

❯❯ Die meisten Suizide im Erwachsenenalter werden aufgrund von vorangegangenen psychischen Erkrankungen begangen. Auslöser können zusätzliche Stressfaktoren, wie beispielsweise Trennung oder Konflikte sein. Dies ist ein wichtiger Aspekt in der Bearbeitung von Schuldgefühlen und Mitverantwortlichkeit am Tod von Angehörigen. Häufig schätzen Angehörige ihre eigene Mitverantwortung gewichtiger ein, als es tatsächlich der Fall war.

Der Suizid einer nahe stehenden Person unterscheidet sich qualitativ in der Trauerverarbeitung von anderen Todesumständen. Neben der eigentlichen Trauer, dem Schmerz um den Verlust des Menschen, wie er in dem Symptom des Trennungsschmerzes beschrieben wird, erleben die Hinterbliebenen nach einem Suizid als Folge davon noch eine Reihe anderer spezifischer Symptome und Reaktionen.

Trauerverarbeitung nach Suizid

Die Dynamik und Dramatik, die ein Suizid sowohl im Vorfeld, aber auch danach begleitet, unterscheidet sich in einzelnen Aspekten von anderen Todesfällen. Der Tod durch Suizid geschieht in der Regel unerwartet, auch wenn der Verstorbene in der Zeit davor an einer psychischen Erkrankung gelitten hat. Eine Reihe von Autoren haben untersucht, inwieweit sich die Trauer nach einem Suizid von der nach anderen gewaltsamen Todesfällen (z. B. Ermordung, Unfälle) oder normalen Todesumständen unterscheidet. Während

◨ **Tab. 3.1** Besondere Charakteristika bei Trauerreaktionen von Suizidangehörigen (nach Jordan 2001)	
	Verhalten
Traueraspekte	Unverständnis bezüglich der Motivation des Suizidenten Eigene Schuldzuschreibung und Versagen Mitverantwortung am Tod durch Konflikte Gefühl der Vermeidbarkeit Schuldgefühle Selbstvorwürfe Schwierigkeiten einer Sinnfrage
Soziales Netzwerk	Sozialer Rückzug durch Andere Suizidangehörige werden durch Andere negativ wahrgenommen Stigmatisierung durch Andere Selbststigmatisierung Erhalten weniger soziale Unterstützung Erfragen seltener soziale Unterstützung Sozialer Rückzug aus Schamgefühlen
Familiensystem	Größere emotionale Distanz zu anderen Familienmitgliedern Dysfunktionale Kommunikationsmuster Suizid wird als Familiengeheimnis behandelt Schuldzuweisungen Gestörte Rollenzuteilungen Destabilisierung der Familienkohäsion Höhere Gefahr für weitere Suizide Familie war vor dem Suizid bereits dysfunktional und belastet

die früheren Arbeiten auf keinen Unterschied hinweisen, fanden Arbeiten, welche in den letzten Jahren veröffentlicht wurden, Unterschiede in der Trauerverarbeitung. Jordan (Jordan 2001, 2008) differenziert zwischen einzelnen Aspekten der Trauerverarbeitung (s. ◨ Tab. 3.1) und beschreibt diese als intensiver und problematischer für Suizidangehörige als für andere Trauernde. Er führt auch erstmals die Rolle des sozialen Netzwerkes der Suizidangehörigen als belastenden Faktor auf. Suizidangehörige fühlen sich demzufolge häufiger stigmatisiert und isoliert von ihrem Familien- und Freundeskreis als andere Trauergruppen. Aber auch das Familiensystem von Hinterbliebenen eines Suizides ist maßgeblich beeinträchtigt und kann sowohl vor als auch nach dem Suizid pathologische Familienstrukturen aufweisen (s. auch Arbeitsblatt 13, ▶ Kap. 6).

In einem systematischen Review, der insgesamt 41 Studien einschloss, konnten die Autoren in Bezug auf die meisten psychischen Störungen (PTBS, Depression, Angst, komplizierte Trauer) keinen Unterschied zwischen Suizidangehörigen und anderen Trauergruppen finden (Sveen u. Walby 2008). Allerdings zeigten die Suizidangehörigen bei einer Reihe trauerspezifischer Einzelfaktoren deutlich höhere Werte im Vergleich zu anderen Trauergruppen: Stigmatisierung, Schamgefühle, Geheimhaltung der Todesumstände und Schuldgefühle.

Generell ist die Prävalenz von komplizierter Trauer bei Suizidangehörigen hoch (Shear et al. 2011). In einer Studie mit vorwiegend weiblichen Suizidangehörigen wurden bei 43 % der Teilnehmer die Diagnose einer komplizierter Trauer gefunden (Mitchell et al. 2004). Insbesondere Kinder mit 80 %, Ehepartner mit 78 % und verwaiste Eltern mit 67 % zeigten die höchsten Prävalenzraten der komplizierten Trauer in dieser Untersuchung. Feigelman et al. (2008) untersuchten insgesamt 540 Eltern, deren Kind entweder durch Suizid, andere traumatische Todesumstände oder aufgrund eines natürlichen Todes verstarben. Die Ergebnisse zeigten, dass Eltern, deren Kind durch Suizid verstarb, größere Schwierigkeiten in ihrer Trauerverarbeitung hatten und häufiger an psychischen

Störungen litten als die anderen Elterngruppen. Allerdings zeigte diese Studie auch, dass sich durch zunehmende Zeit seit dem Verlust, die meisten Unterschiede aufgehoben haben. Innerhalb von 3–5 Jahren nach dem Verlust nahmen die Trauerreaktionen der Suizidangehörigen kontinuierlich ab. Ähnliche Befunde konnte eine finnische Langzeitstudie mit Suizidangehörigen durch eine prospektiven Studie bestätigen (Saarinen et al. 2000). Die psychischen Beschwerden waren in der akuten Phase nach dem Tod am höchsten, nahmen aber drei Jahren nach dem Verlust stark ab. McIntosh et al. (1992) fanden innerhalb der ersten zwei Jahre ebenso Unterschiede zwischen Suizidangehörigen und Hinterbliebenen anderer Todesfälle. Diese Unterschiede konnten aber nach zwei Jahren nicht mehr bestätigt werden. Generell kann man davon ausgehen, dass die komplizierten Trauerreaktionen insbesondere in den ersten Monaten und Jahren nach dem Tod durch Suizid am höchsten sind. Die Verarbeitung des Verlustes unterscheidet sich qualitativ von anderen Todesfällen und wird als schwieriger erlebt. Dennoch zeigen Langzeituntersuchungen, dass eine psychische Adaption im Laufe der Jahre möglich ist.

> **Trauerreaktionen**
> Studien zeigten, dass sich die Trauerreaktionen, insbesondere in den ersten zwei Jahren nach dem Suizid, in Einzelaspekten von anderen Trauerfällen unterscheiden:
> — Gefühl von Schuld und Mitverantwortung am Suizid
> — Schamgefühl
> — Geheimhaltung der Todesumstände
> — Stigmatisierung
> — Pathologische Familienstrukturen (vor und/oder nach dem Suizid)

Familiensystem nach dem Suizid

Familien, die mit einem suizidalen Familienangehörigen leben, leiden häufig über viele Jahre hinweg an den psychischen/psychiatrischen Störungen des kranken Familienmitgliedes, bevor sich der Mensch durch einen Suizid das Leben nimmt.

> **Präsuizidale familiäre Belastungen**
> — Familie hat bereits vorangegangene Suizidversuche miterlebt
> — Leben in ständiger Angst und Sorge, dass sich der suizidale Angehörige etwas antun könnte
> — Schwere Depression des suizidalen Menschen mit verbundener Hoffnungslosigkeit
> — Unkontrollierbares alkohol- und suchtbedingtes suizidales Verhalten
> — Partnerschaftliche Konflikte
> — Häusliche Gewalt
> — Trennungen

Oft wurden vorangegangene Suizidversuche in der Familie miterlebt. Das Zusammenleben mit einem Menschen, der selbstdestruktive Verhaltensweisen aufweist oder unter Alkohol- und Suchtabhängigkeit leidet, hinterlässt Familienstrukturen, die schon vor dem Suizid vulnerabel und pathologisch sein können. Viele Familien berichten von ständigen Ängsten und Sorgen, dass sich der Angehörige etwas angetan haben könnte. Insbesondere bei Suiziden eines Elternteils mit kleinen Kindern sind die Familien bereits vor dem Suizid häufig einer Reihe von chronischen Stressoren ausgesetzt, wie beispielsweise häusliche Gewalt und Trennungen (Cerel et al. 2000). Cerel und Kollegen unterscheiden drei Familiensysteme, in welcher ein Suizid auftreten kann:

1. Funktionale Familie: Es gibt keinen Hinweis auf existierende Familienkonflikte oder Psychopathologie vor dem Suizid.
2. Voneinander abgekapselte Familie: Der Konflikt und die Psychopathologie lagen nur bei dem Suizidenten.
3. Chaotische Familie: Psychopathologie wurde bei verschiedenen Familienmitgliedern vor dem Suizid festgestellt.

Die Kategorisierung kann eine Hilfe in der Analyse der Familiendynamik und der therapeutischen Unterstützung nach dem Suizid darstellen. Generell können sich nach einem Suizid Familienstrukturen in allen Kategorien pathologisieren (s. ▶ Tab. 3.1). Auch wenn die Familie der Kategorie 1 (funktionale

Familie) angehört, löst der Suizid eine Krise in der Familiendynamik aus (Jordan 2001). Eine wichtige Rolle spielen hierbei veränderte Kommunikationsmuster innerhalb der Familie. Die Kommunikation zwischen den einzelnen Familienmitglieder wird distanzierter und die Gespräche als weniger offen beschrieben (Dunn u. Morrish-Vidners 1987). Mitunter wird einzelnen Familienmitgliedern oder dem sozialen Netzwerk verheimlicht, woran der Angehörige verstorben ist. Dies betrifft häufig Kinder, wenn ein Elternteil sich durch Suizid das Leben genommen hat. Der Suizid wird in manchen Familien als Familiengeheimnis behandelt, welches langfristige, intergenerationale Folgen für die Familienkohäsion haben kann. Die Gründe dafür sind mitunter Schamgefühle und Angst vor Stigmatisierung. Insbesondere wenn der Suizid eines Familienmitgliedes als Konsequenz auf Konflikte oder Trennungsabsichten erfolgte, kann es innerhalb der Familie zu Schuldzuweisungen und Vorwürfen über die Verantwortlichkeit kommen.

> **Dysfunktionale familiäre Kommunikationsmuster nach einem Suizid**
> - Der Verstorbene als Person wird »totgeschwiegen«
> - Keine offenen Gespräche über den Suizid und dessen Folgen
> - Geheimhaltung der Todesumstände gegenüber einzelnen Familienmitgliedern
> - Vorwürfe und Schuldzuweisungen gegenüber einzelnen Familienmitgliedern

Schuldzuweisungen treten vor allem in der ersten Phase nach dem Tod auf und dienen häufig als Katalysator für die Ohnmacht und Hilflosigkeit, der die Hinterbliebenen ausgesetzt sind. Innerhalb einer Familie besteht nach einem Suizid ein erhöhtes Risiko, dass weitere Familienmitglieder sich das Leben nehmen (Jordan 2001). Gründe dafür sind neben genetischen Einflüssen, auch interfamiliäre Einflüsse, psychiatrische Krankheiten innerhalb der Familie, Alkohol- und Substanzmissbrauch und Modelllernen. Familien, die einen Angehörigen durch Suizid verloren haben sind vulnerable Familiensysteme, die bei erneuten Krisen oder psychischem Stress,

einem hohen Risiko ausgesetzt sind, die Situation nicht adäquat zu verarbeiten. Suizid als Lösung von innerpsychischen und interfamiliären Problemen kann insbesondere auf Kinder, die ein Elternteil durch Suizid verloren haben, einen starken Einfluss haben (Diekstra u. Garnefski 1995).

Für manche Familien kann der Tod nach einem Suizid auch eine Erleichterung darstellen (Calhoun et al. 1982). Dies ist insbesondere dann der Fall, wenn dem Suizid eine jahrelange psychische Erkrankung mit Suizidversuchen und selbstdestruktiven Verhalten voranging. Die Familie erlebt diese »Erleichterung« allerdings ambivalent. Auf der einen Seite stehen Gefühle von Verlust und Schuld, auf der anderen Seite erleben die Angehörigen ein Nachlassen des psychischen Stresses durch oft jahrelange Ängste und Sorgen um den Verstorbenen.

Schuldgefühle und Verantwortlichkeit

Schuld und Verantwortung am Tod des Verstorbenen zu haben, ist in der Regel das erste und auch intensivste Gefühl von Hinterbliebenen nach einem Suizid. Häufig gehen Angehörige davon aus, dass der Tod durch Suizid vermeidbar gewesen wäre, wenn sie sich anders verhalten hätten. Ein Suizid steht fast immer in Beziehung zu anderen Menschen und nach dem Tod wird das Beziehungssystem infrage gestellt.

> **Angehörige werfen sich vor**
> - die Ernsthaftigkeit der Situation des Suizidenten nicht richtig eingeschätzt zu haben.
> - der verstorbenen Person in seiner größten suizidalen Krise nicht nahe genug gestanden zu haben.
> - Grund für die suizidale Handlung gewesen zu sein, z. B. durch Trennung oder Konflikte.

Hier sind nicht nur die direkten Familienangehörigen betroffen, sondern auch der Freundes- und Kollegenkreis. Die Gründe für einen Suizid können sich individuell sehr unterscheiden: Ein Jugendlicher kann sich aufgrund von Liebeskummer das Leben genommen haben, da ihm die aktuelle Situation nicht überwindbar oder lösbar erschien. Die Lebensgefährtin kann sich aufgrund eines Streites oder angedrohter Scheidung selbst getötet haben. Der depressive Freund war vielleicht in psychiatrischer Behandlung und das soziale Umfeld hatte den Eindruck, dass sich seine Stimmung verbessert hatte. Vielleicht wirkte er sogar zufrieden und glücklich in den Tagen vor dem Suizid. Die Konsequenz aus diesen Fällen ist häufig, dass sich die Hinterbliebenen schuldig fühlen. Entweder, weil sie die Ernsthaftigkeit der Situation nicht richtig eingeschätzt haben, der verstorbenen Person in dem Augenblick der Verzweiflung nicht nahe genug waren oder vielleicht sogar selbst der Grund für den Konflikt waren. Dennoch überschätzen die meisten Angehörigen ihre eigene Rolle an dem Suizid und in welcher Form sie den Suizid hätten verhindern können (Jordan 2008). Sie schätzen ihre eigene Verantwortung am Suizid gewichtiger ein und andere Faktoren, wie beispielsweise vorangegangene psychische Erkrankungen als Ursache, werden minimiert.

Abschiedsbriefe

Nur ungefähr ein Drittel der Suizidenten hinterlässt einen Abschiedsbrief an die Angehörigen.

Das Vorhandensein oder Fehlen eines Abschiedsbriefes kann unterschiedliche Reaktionen bei den Hinterbliebenen auslösen. Wenn die verstorbene Person sich ohne ein Wort der Erklärung das Leben nimmt, kann dies häufig für die Hinterbliebenen das Gefühl zurücklassen, dass sie es nicht wert gewesen waren, dass sich der Verstorbene noch kurz vor dem Tod mit ihnen beschäftigte und erleben dies als eine zusätzliche »Bestrafung« von dem Verstorbenen. Das Gefühl von Zurückweisung durch das Unterlassen eines erklärenden Abschiedsbriefes kann für viele Hinterbliebene nach einem Suizid schwer zu verarbeiten sein. Hingegen kann das Vorhandensein von Abschiedsbriefen für die Angehörigen dann eine Hilfe sein, wenn der Abschiedsbrief ihnen die Verantwortlichkeit am Tod durch die eigenen Worte des Suizidenten abnimmt und die verstorbene Person noch einmal die Suizidmotive aus ihrer Sicht darstellt. Abschiedsbriefe können allerdings dann Schuldgefühle verstärken, wenn negative Gefühle und Anklagen zum Ausdruck gebracht wurden. Für Angehörige ist es dann häufig sehr schwer, mit dem Tod und der Beziehung zur verstorbenen Person

Frieden zu finden. Eine Studie von Eisenwort et al. (2007) analysierte Abschiedsbriefe von Suizidenten in Zusammenarbeit mit der Gerichtsmedizin in Wien. 28.6 % der Suizidenten hinterließen ihren Hinterbliebenen einen Abschiedsbrief. Fast 90 % der Suizidenten verabschiedeten sich mit einem handschriftlichen Brief, 6 % verabschiedeten sich per SMS. Ältere Menschen schrieben im Vergleich zu jüngeren Menschen seltener emotional und über Gefühle und wollten häufiger ihre Hinterlassenschaft regeln. Obwohl nur ein relativ geringer Prozentsatz der Suizidenten tatsächlich Abschiedsbriefe hinterlässt, wird den Abschiedsbriefen eine wichtige Rolle durch die Hinterbliebenen zugesprochen. In einer Studie konnte gezeigt werden, dass sich Suizidenten die einen Abschiedsbrief über ihre Suizidmotive hinterlassen, nicht von denjenigen unterschieden, die keinen Brief hinterließen, und dass die beiden Gruppen sich unter Umständen nur darin unterscheiden, dass die eine Gruppe gerne Briefe schreibt und die andere nicht (Eisenwort et al. 2006).

Stigmatisierung

Der Tod durch Suizid löst sowohl bei den direkten Familienangehörigen als auch bei dem erweiterten sozialen Umfeld ambivalente Gefühle aus. Der Umgang mit dem Suizid wird von beiden Seiten als Belastung in der Kommunikation erlebt. Während sich ein Großteil der Trauernden aufgrund von anderen Todesumständen von ihrer Umwelt unterstützt fühlt, erleben es Suizidangehörige häufig, dass ihnen mit Schweigen und Distanz begegnet wird. In einer Studie von Range und Calhoun (1990) gaben 76 % der Trauernden nach einem Unfalltod an, dass sie die sozialen Kontakte mit ihrer Umwelt als positiv erleben, wohingegen nur 27 % der Suizidangehörigen von positiven Kontakten berichten. In dieser Studie verheimlichten 44 % der Suizidangehörigen den Tod durch Suizid und gaben andere Todesursachen an. Gründe dafür liegen in der Angst vor Stigmatisierung durch andere und durch Selbststigmatisierung.

In einer Studie, welche den Effekt der Todesursache auf die Reaktionen gegenüber den Trauernden untersuchte, konnte gezeigt werden, dass Suizidangehörige häufiger als andere Trauergruppen, als psychisch krank, weniger sympathisch und als verantwortlich am Tod eingeschätzt wurden. Jordan (2001) beschreibt, dass das generelle Stigma, welches einem Tod durch Suizid anhängt, sich auch auf die Angehörigen überträgt. Farberow et al. (1992) fanden heraus, dass Suizidangehörige signifikant weniger emotionale Unterstützung bei ihrer Trauerverarbeitung erhielten und sich seltener ihren sozialen Netzwerken anvertrauten, als beispielsweise Trauernde, die eine nahe stehende Person durch natürliche Todesumstände verloren hatten.

Aber auch wenn Menschen des sozialen Umfelds die Suizidangehörigen unterstützen wollen, erleben sie häufig ein Gefühl von Unsicherheit und Verlegenheit, in welcher Form sie den Betroffenen helfen könnten. Diese Unsicherheit wird dann häufig von den Betroffenen als Ablehnung interpretiert (Jordan 2001). Parallel erleben auch die Suizidangehörigen dieses Gefühl von Unsicherheit und Unbeholfenheit, wie sie mit dem Tod durch Suizid innerhalb ihres sozialen Umfeldes umgehen sollen. Eine offene Kommunikation fällt ihnen häufig schwer, da sie sich vielleicht schämen oder sich schuldig fühlen. Oft haben sie eigene Vorurteile gegenüber dem Suizid als Todesart und haben sich entsprechend keine eigene Haltung angeeignet, welche sie nach Außen vertreten können. Manche Betroffene fühlen sich auch überfordert mit ihrer Trauer und der Dramatik des Suizides an sich, sodass sie sich außerstande sehen, auf andere Menschen offen zuzugehen. Viele Suizidangehörige leiden unter einer posttraumatischen Belastungsstörung, deren Hauptsymptome die Intrusionen mit dem traumatischen Ereignis, traumabezogenes Vermeidungsverhalten und Übererregtheit sind. Das heißt, den Betroffenen ist es mit dieser Symptomatik nur schwer möglich über die Todesumstände zu sprechen, da sie sonst von den Bildern des Suizides überflutet werden würden. Aber auch Abwertungen des Suizidenten durch das soziale Umfeld können von den Hinterbliebenen als sehr schmerzhaft erlebt werden und können mitunter zu einem sozialen Rückzug führen (Brockmann et al. 2005).

> ❯ **Die soziale Wahrnehmung und Unterstützung unterscheidet sich bei Suizidangehörigen von anderen Trauergruppen. Suizidangehörige werden negativer erlebt, ziehen sich aber gleichzeitig auch**

mehr zurück und fordern weniger soziale Unterstützung ein. Beide Verhaltensweisen scheinen sich gegenseitig zu bedingen und verstärken sich gegenseitig.

Assistierter Suizid

Eine Sonderform des Suizides stellt der assistierte Suizid dar. Assistierter Suizid oder Euthanasie ist in nur wenigen Ländern auf der Welt gesetzlich erlaubt und in Deutschland ist die Beihilfe zum assistierten Suizid verboten. In der Schweiz ist hingegen der assistierte Suizid gesetzlich nicht ausdrücklich geregelt, sieht aber Straffreiheit vor, sofern keine eigennützigen Motive bei der Assistenz des Suizids nachgewiesen werden können.

> **Sterbehilfe in Deutschland**
> Nur wenige Länder erlauben von ihrer gesetzlichen Grundlage her assistierten Suizid oder Euthanasie. Eine Freitodbegleitung wird vor allem in Deutschland sehr kritisch und emotional diskutiert. Die Befürworter wünschen sich eine Liberalisierung der Sterbehilfe, während Gegner der Sterbehilfe diese Liberalisierung vehement ablehnen. So hat sich der 115. Deutsche Ärztetag in Nürnberg in 2012 für ein Verbot jeder Form von organisierter Sterbehilfe ausgesprochen. Dies steht im starken Gegensatz zu anderen europäischen Ländern, wie beispielsweise Schweiz und Niederlande, Länder in denen eine Freitodbegleitung gesetzlich nicht sanktioniert wird. In der Schweiz ermöglicht die Sterbehilfeorganisation »Dignitas« auch ausländischen Staatsbürgern eine Freitodbegleitung. Gemäß den Angaben des Geschäftsführers von Dignitas wurden seit 1998 in der Schweiz insgesamt ca. 1,400 Freitode organisiert. Darunter waren etwa 800 deutsche Staatsbürger (Ärzteblatt 2012).

Im Gegensatz zu anderen suizidalen Handlungen wird der assistierte Suizid von den Sterbewilligen häufig über mehrere Jahre vor dem Tod in Betracht gezogen. Die Mitgliedschaft in einer Sterbehilfeorganisation ist in der Schweiz die Grundlage für diese Form von Freitod. Der assistierte Suizid ist

3

demzufolge keine spontane oder impulsive Entscheidung und unterscheidet sich dadurch maßgeblich vom Suizid. Die meisten Sterbewilligen haben sich bewusst mit der Thematik, sowohl mit der Sterbehilfeorganisation als auch mit ihren nächsten Angehörigen auseinandergesetzt.

Das heißt, in der Mehrzahl sind Angehörige in den Prozess involviert und beim Sterben anwesend. Assistierter Suizid wird in der Regel durch Sterbehilfeorganisationen (z. B. Exit Deutsche Schweiz, Dignitas) durchgeführt. Der Sterbewillige nimmt in Begleitung von mindestens zwei Zeugen, welche neben einem Mitarbeiter der Sterbehilfeorganisation, in der Regel ein Angehöriger des Sterbewilligen ist, eine tödliche Substanz ein. Assistierter Suizid wird in der Schweiz als »außergewöhnlicher Todesfall« behandelt, was eine sofortige Einschaltung der Polizei nach Feststellen des Todes verlangt. Diese trifft meist in Begleitung eines Amtsarztes und eines Staatsanwalts zur Legalinspektion ein. Falls es vom Rechtsmediziner aus rechtsmedizinischen Gründen oder vom Staatsanwalt aufgrund des Strafprozessgesetzes für notwendig erachtet wird, kann die Sektion des Leichnams angeordnet werden. Dieser Prozess wird in der Regel von den Angehörigen als sehr belastend erlebt.

Bisher war wenig darüber bekannt, welche psychischen Folgen ein assistierter Suizid für die Angehörigen hat. Beeinflusst das bewusste Abschiednehmen den Trauerprozess der Angehörigen positiv oder negativ? Oder erleiden die Angehörigen möglicherweise sogar Langzeitfolgen in Form einer posttraumatischen Belastungsstörung oder komplizierten Trauer? In einer ersten Querschnittstudie wurden 85 Familienangehörige oder nahe Freunde, die bei einer Freitodbegleitung anwesend waren 14–24 Monate nach dem Verlust befragt (Wagner et al. 2012b). Es wurden subklinische und klinische posttraumatische Belastungsstörung (PTBS), komplizierte Trauer, Depression und Angst anhand von Fragebögen erfasst. 13 % der Studienteilnehmer wiesen die Kriterien einer klinisch relevanten Diagnose einer PTBS und 6.5 % wiesen eine subklinische Ausprägung der PTBS-Symptomatik auf. Insgesamt zeigten 4.9 % die Diagnose einer komplizierten Trauer, 16 % einer Depression und 6 % eine Angstsymptomatik. Die Stichprobe wies insgesamt eine höhere Prävalenz der PTBS und Depression auf als die Schweizer Allgemeinbevölkerung.

> **Ein assistierter Suizid wird von fast jedem vierten Angehörigen 14–24 Monate nach dem Tod als sehr belastend erlebt. Insbesondere konnte eine relativ hohe Prävalenz für PTBS, Depression und Angst festgestellt werden. Komplizierte Trauer unterschied sich hingegen kaum von Repräsentativstudien in der Schweiz.**

Im Gegensatz dazu weisen die Ergebnisse darauf hin, dass die Prävalenz der komplizierten Trauer vergleichbar ist mit einer Schweizer Stichprobe. Das heißt, der Trauerprozess scheint durch den assistierten Suizid nicht negativ beeinflusst zu sein. Hingegen kann der Verlust einer nahe stehenden Person durch assistierten Suizid als traumatisches Erlebnis gewertet werden, welches ein hohes Risiko zur Folge haben kann, später an einer PTBS zu erkranken. Des Weiteren wurde untersucht, welchen Einfluss die forensischen Untersuchungen einer nahe stehenden Person auf den Trauerprozess der Hinterbliebenen und die etwaige Entwicklung einer PTBS hat (Wagner et al. 2011). In der Schweiz fällt der Tod durch assistierten Suizid unter die Kategorie der außergewöhnlichen Todesfälle, da der Tod nicht auf natürliche Art und Weise geschehen ist, sondern das Leben willentlich beendet wurde. Nach dem Feststellen des Todes durch den Arzt findet deshalb eine Legalinspektion statt, welche die Anwesenheit von Polizei, Staatsanwaltschaft und Gerichtsmediziner vorschreibt. Die **forensische Untersuchung** direkt nach dem Tod kann von den Angehörigen auch negativ erlebt werden. Es ist wenig darüber bekannt, welchen Einfluss die Legalinspektion auf die psychische Gesundheit der Angehörigen hat. Die Ergebnisse der Studie zeigen, dass die PTBS in signifikantem Zusammenhang mit dem emotionalen Erleben der Legalinspektion steht. 6 % der befragten Teilnehmer berichteten von Schwierigkeiten mit der Legalinspektion aufgrund von Unregelmäßigkeiten während des assistierten Suizidvorgangs (z. B. fehlende Unterschrift der verstorbenen Person).

Zusammenfassend kann gesagt werden, dass die forensischen Untersuchungen, die kurz nach dem Tod stattfindet, häufig im starken Gegensatz zu dem friedlichen Sterben des Angehörigen steht und mitunter langfristige Folgen für die Angehörigen hat. Die Studie empfiehlt, dass Polizei, Staatsanwaltschaft und Gerichtsmedizin ein gemeinsames Curriculum erstellen, um den juristischen Ansprüchen und den Bedürfnissen der Trauernden gerecht zu werden.

Fehlende soziale Wertschätzung zeigte sich bereits in zahlreichen Studien als wichtiger Prädiktor für die Entwicklung einer posttraumatischen Belastungsstörung. Nach dem Verlust einer nahe stehenden Person durch assistierten Suizid zeigten sich Angehörige mitunter ambivalent über die Art der Todesumstände. Auf der einen Seite respektieren sie den letzten Willen der verstorbenen Person, auf der anderen Seite kann die gewählte Todesart in Konflikt mit eigenen Glaubens- und Moralvorstellungen stehen. Diesen Konflikt können die Hinterbliebenen auch in ihrer sozialen Umwelt erkennen. Die wahrgenommene soziale Wertschätzung als Hinterbliebene eines assistierten Suizid stand in Zusammenhang mit den Symptomen einer PTBS und komplizierten Trauer (Wagner et al. 2012a). Insbesondere die als fehlend wahrgenommene gesellschaftliche Wertschätzung stand deutlich in Zusammenhang mit der PTBS-Symptomatik und der komplizierten Trauer. 20–55 % der Studienteilnehmer beantworteten die einzelnen Subskalen nicht, mit der Begründung, dass sie mit anderen Personen (z. B. Freunden) nicht über die Art des Sterbens der verstorbenen Person gesprochen haben. Familienangehörige zögern, über den assistierten Suizid mit ihrer sozialen Umwelt zu sprechen, aus Angst, dass sie moralisch negativ beurteilt werden. Dieser Befund deckt sich mit den Ergebnissen von Range und Calhoun, die ebenfalls feststellten, dass 44 % der Suizidangehörigen die Todesursache aus Angst vor Stigmatisierung geheim hielten. Obwohl die Planung eines assistierten Suizides meistens mit den nächsten Familienangehörigen besprochen wurde, scheint es bei den Stigmatisierungsängsten keine Unterschiede zu geben.

Interventionen nach Suizid

Der Suizid einer nahe stehenden Person kann sowohl einen komplizierten Trauerprozess als auch psychiatrische Erkrankungen zur Folge haben (Jor-

dan u. McMenamy 2004). Die Hinterbliebenen zeigen in der Postsuizidphase häufig selbst ein suizidales Verhalten auf (Ness u. Pfeffer 1990) oder begehen selbst Suizid (Runeson u. Asberg 2003). Runeson et al. (2003) untersuchten anhand des schwedischen Sterberegisters alle zwischen 1949 und 1969 durch Suizid verstorbenen Personen (N=8,396) und verglichen diese mit einer Kontrollgruppe, die aufgrund anderer Todesfälle im gleichen Zeitraum verstarben (N=7,568). Verwandte ersten Grades wurden in beiden Gruppen identifiziert und miteinander verglichen. Die Ergebnisse zeigten auf, dass die Suizidrate bei Verwandten ersten Grades mit einem Suizid zweimal so hoch war, wie in der Kontrollgruppe, die keinen Suizid in der Familie hatten. Ein familiärer Suizid sagte signifikant weitere Suizide voraus, unabhängig von schweren psychischen Erkrankungen. Aus diesem Grund stellen Interventionen, welche auf Suizidangehörige und Familien ausgerichtet sind, eine wichtige Prävention für psychiatrische Erkrankungen und suizidale Handlungen dar.

Obwohl es eine Reihe von Programmen für Suizidangehörige gibt, wurden nur sehr wenige Interventionen, die sich speziell an Suizidangehörige richten, empirisch validiert. Der Großteil der bisher durchgeführten Studien wurde in Form von Gruppeninterventionen durchgeführt (für einen Überblick s. Jordan u. McMenamy 2004). Jordan et al. (2004) beschreiben in ihrem systematischen Überblicksartikel zu spezifischen Interventionen für Suizidangehörige, dass die 9 eingeschlossenen Interventionen, allgemein einen positiven Effekt aufzeigen konnten, allerdings meistens nur bezüglich einiger weniger Symptome, die untersucht wurden (Jordan u. McMenamy 2004). Kritisch zu bewerten ist, dass die wenigsten der eingeschlossenen Studien auf kontrollierten und randomisierten Forschungsdesigns beruhten. Die drei Studien, welche auf qualitativ höherwertigen Studiendesigns beruhten, zeigten die geringsten Wirksamkeitseffekte im Vergleich zur Kontrollgruppe. McDaid et al. (2008) schlossen in ihrem systematischen Review insgesamt 8 Studien ein, und bemängeln, dass nur eine Studie keine methodologischen Mängel aufwies. Die meisten Studien beruhten nicht auf randomisierten Kontrollgruppendesigns, oder die Randomisierung wurde nicht standardmäßig durchgeführt.

3

Die einzige Studie, welche den wissenschaftlichen Standards entsprach, fand allerdings keine signifikanten Unterschiede zwischen den beiden Gruppen bezüglich der komplizierten Trauer (de Groot et al. 2007). Die Ergebnisse der beiden systematischen Reviews unterstreichen die Befunde zur allgemeinen geringen Wirksamkeit von Trauerintervention (s. ► Kap. 4).

Suizidinterventionen

Obwohl die psychischen Folgen des Suizides einer nahe stehenden Person eine große Belastung für die Angehörigen darstellt und ein großer Versorgungsbedarf besteht, gibt es bisher nur sehr wenig empirisch validierte Studien, welche die Wirksamkeit von Suizidinterventionen belegen. Die bisher durchgeführten systematischen Reviews belegen zwar, dass eine Verbesserung der Symptomatik in einzelnen Aspekten nachgewiesen werden konnte. Jedoch beruhten die wenigsten der eingeschlossenen Studien auf kontrollierten und randomisierten Forschungsdesigns. Aus diesem Grund kann bisher nur sehr bedingt eine Aussage über die tatsächliche Wirksamkeit von Suizidinterventionen gemacht werden.

Wenngleich **Selbsthilfegruppen** für Suizidangehörige bisher so gut wie gar nicht empirisch evaluiert wurden, stellen sie das am häufigsten genutzte Unterstützungsangebot für Suizidangehörige dar. Selbsthilfegruppen werden von vielen Betroffenen als niedrigschwelliges Angebot sehr geschätzt, da sie mit Menschen in Kontakt treten können, die eine ähnliche Erfahrung wie sie gemacht haben. Aspekte der Stigmatisierung und sozialen Isolierung können reduziert werden. Dies wird in der Regel von den Suizidangehörigen als große Erleichterung erlebt. Ferner haben die Teilnehmer die Möglichkeit von anderen Gruppenmitgliedern zu lernen, wie man mit einem derartigen Verlust umgehen kann und welche Verarbeitungsstrategien zur Verfügung stehen.

❯ **Selbsthilfegruppen für Suizidangehörige ist die am häufigsten angebotene Interventionsform. Dennoch gibt es bisher kaum Studiennachweise, die eine Wirksamkeit belegen können.**

3.2   Verwaiste Eltern

Die elterliche Bindung zum Kind ist das Ergebnis biologischer, evolutionärer, psychologischer und emotionaler Faktoren, welche darauf ausgerichtet sind, das Kind zu versorgen und zu beschützen (Rubin u. Malkinson 2001). Diese einzigartige Liebe und Beziehung ist ein wichtiger Aspekt der menschlichen Bindung und späteren Entwicklung des Menschen. Während der Verlust eines Elternteils im höheren Lebensalter als ein natürlicher Prozess angesehen wird, wird der Tod des Kindes vor seinen Eltern als unzeitig und unnatürlich erlebt. Die Ordnung des Lebenskreislaufes ist durcheinandergeraten und die Eltern erleben diesen Verlust häufig mit großer Hilflosigkeit, aber auch mit Wut und Zorn. Der Verlust eines Kindes ist ein sehr schmerzhafter Verlust, der mit langfristigen Trauerprozessen einhergehen kann. Diese sind häufig begleitet von psychischen und physischen Störungen bis hin zu einer erhöhten Mortalität (Stroebe et al. 2007). Der Tod eines Kindes wird von starken Ohnmachtsgefühlen begleitet und der Trennungsschmerz wird von den meisten Eltern als ein fast schon physischer, intensiver Schmerz beschrieben. In einer epidemiologischen deutschen Repräsentativbefragung wies die Trauergruppe der verwaisten Eltern die höchste Prävalenzrate der komplizierten Trauer, mit 23.6 % auf (Kersting et al. 2011a). Höhere Befunde wurden in einer norwegischen Stichprobe mit Eltern gefunden, die ihr Kind durch gewaltsame oder unerwartete Todesumstände verloren hatten (z. B. Suizide, plötzlicher Säuglingstod, Unfälle). In dieser Studie erhielten eineinhalb Jahre nach dem Tod des Kindes, 57–78 % der Eltern eine Diagnose der komplizierten Trauer, der PTBS und allgemeiner Gesundheitsprobleme (Dyregrov et al. 2003). Allerdings wurden keine Unterschiede gefunden zwischen Eltern, die ihr Kind durch Suizid, Unfälle oder plötzlichen Säuglingstod verloren hatten. In einer niederländischen Studie erhielten 50 % der Väter und 75 % der Mütter gemäß dem

Cutoff-Wert des *Inventory of Complicated Grief* (Prigerson et al. 1995) 20 Monate nach dem Tod des Kindes eine Diagnose der komplizierten Trauer (Dijkstra 2000). Dies zeigt zum einen, dass die verwaisten Eltern eine Hochrisikogruppe darstellen, aber es wirft auch die Frage auf, ob eine Diagnose der komplizierten Trauer gerechtfertigt ist, wenn mehr als die Hälfte der Betroffenen eine solche Diagnose erhalten würden.

> **Risikofaktoren für komplizierte Trauer nach dem Tod eines Kindes**
> ▬ Traumatischer und unerwarteter Tod des Kindes
> ▬ Verlust des einzigen Kindes
> ▬ Alter des Kindes
> ▬ Mütter

3.2.1 Risikofaktoren

Risikofaktoren von Eltern nach dem Verlust ihres Kindes, wurden bisher insbesondere auf die Todesumstände und genderspezifische Aspekte hin untersucht. Generell zeigten Eltern, nach einem traumatischen und unerwarteten Tod eines Kindes die höchste Wahrscheinlichkeit an einer komplizierten Trauer zu leiden. Unterschiede zwischen Suiziden und Unfällen wurden allerdings in den wenigsten Studien gefunden (Murphy et al. 2003b). Eltern, die ihr Kind durch Suizid verloren hatten, zeigten in einzelnen Symptomen wie beispielsweise Schuldgefühl und Schamgefühl höhere Werte, diese konnten aber nicht für Trauer oder Depression gefunden werden (Séguin et al. 1995). Wijngaards-de Meij und Kollegen (Wijngaards-de Meij et al. 2005) fanden in ihrer Untersuchung mit 219 Elternpaaren, die ihr Kind verloren hatten, weitere Risikofaktoren für die Entwicklung einer komplizierten Trauerreaktion. Insbesondere das Alter des Kindes stellte einen Risikofaktor dar. Sehr junge oder ältere Kinder standen mit einer niedrigeren komplizierten Trauersymptomatik in Zusammenhang. Des Weiteren zeigte die Studie, wenn die Eltern ihr einziges Kind verloren hatten und keine weiteren Kinder in der Familie lebten, dass diese Eltern eine höhere Trauersymptomatik aufwiesen, als wenn noch andere Kinder vorhanden waren. Dieser Befund wurde auch in einer norwegischen Studie repliziert (Dyregrov et al. 2003). Insgesamt zeigten Mütter größere Schwierigkeiten mit dem Verlust ihres Kindes zurechtzukommen und zeigen insbesondere in den ersten Jahren nach dem Verlust eine höhere komplizierte Trauersymptomatik (s. ▶ Kap. 3.2.7).

3.2.2 Verwaiste Eltern und psychische Störungen

Der Tod eines Kindes kann langfristige psychische und physische Störungen zur Folge haben. Kreicbergs et al. (2007) untersuchten in einer schwedischen Bevölkerungsstichprobe mit 449 Eltern, die ihr Kind 4–9 Jahre vor der Befragung an Krebs verloren hatten. 26 % der Eltern gaben an, dass sie den Tod ihres Kindes noch nicht verarbeitet hätten. Hingegen gaben 63 % an, dass sie den Tod weitestgehend verarbeitet hätten und 11 % berichteten, dass sie den Tod komplett verarbeiten konnten. Die Eltern, die ihre Trauer nach 4–9 Jahren noch nicht verarbeitet hatten, zeigten insgesamt höhere psychische (z. B. Depression, Angststörungen) und physische Beeinträchtigungen verglichen mit den Eltern, die angaben ihre Trauer weitestgehend verarbeitet zu haben (Lannen et al. 2008). Väter mit unverarbeiteter Trauer zeigten häufiger Schlafstörungen und Mütter nahmen signifikant häufiger Ärztetermine wahr und wurden öfters krankgeschrieben. Ein wichtiger Prädiktor für die Verarbeitung des Todes ihres Kindes waren häufige Gespräche mit anderen während der Zeit der Erkrankung des Kindes. Diejenigen, die sich regelmäßig mit anderen über ihre Situation austauschen konnten, waren eher in der Lage in einem Langzeitverlauf ihre Trauer zu verarbeiten. Insbesondere bei den Vätern war der Austausch mit anderen ein signifikanter Faktor. Aber auch die Rolle des medizinischen Teams im letzten Monat vor dem Tod spielte eine wichtige Rolle in der langfristigen Verarbeitung des Todes ihres Kindes. Diejenigen Väter und Mütter, welche die Möglichkeit hatten mit Ärzten und Psychologen über den Gesundheitszustand des Kindes in der letzten Lebensphase zu sprechen, zeigten bessere Verarbeitungsprozesse ihrer Trauer.

> **Zahlreiche Studien belegten, dass die Prävalenz der komplizierten Trauer bei Eltern, die ihr Kind verloren haben höher ist als bei anderen Beziehungspersonen. Der Verlust eines Kindes zeigt einen anderen und längeren Trauerverlauf als andere Trauergruppen.**

Eine Reihe von Studien konnten belegen, dass Eltern nach dem Verlust ihres Kindes unter langfristigen psychischen Folgen leiden. Studien, in welchen verwaiste Eltern, mit Eltern verglichen wurden, die ein gesundes Kind haben, zeigten, dass insbesondere 4–6 Jahre nach dem Verlust die verwaisten Eltern ein erhöhtes Risiko haben an einer Depression oder Angststörung zu erkranken als die Vergleichsgruppe (Kreicbergs et al. 2004). Allerdings nehmen die Symptome mit zunehmender Zeit ab. So konnten 7–9 Jahre nach dem Verlust keine signifikanten Unterschiede zwischen den verwaisten Eltern und den Eltern mit einem gesunden, lebenden Kind gefunden werden. Moore et al. (1999) fanden zwei Jahre nach dem Verlust einen signifikanten Unterschied bezüglich psychosomatischer Symptome zwischen verwaisten Eltern und der Allgemeinbevölkerung. In einer umfangreichen dänischen epidemiologischen Studie (N=1,082,503) wurden psychiatrische Krankenhausaufenthalte anhand eines Nationalregisters erfasst (Li et al. 2005). Es wurden Eltern mit mindestens einem lebenden Kind mit Eltern, die mindestens ein Kind verloren hatten, verglichen. Verwaiste Eltern hatten insgesamt ein erhöhtes Risiko für einen psychiatrischen Krankenhausaufenthalt für alle Störungsbilder. Dies betraf insbesondere Mütter, nachdem sie ein Kind verloren hatten. Verwaiste Mütter zeigten vor allem im ersten Jahr des Verlustes das höchste Risiko für einen psychiatrischen Aufenthalt.

durchleben. Im Unterschied zu Eltern, die ihr Kind durch plötzliche Todesumstände verloren haben, hatten diese Eltern die Möglichkeit sich auf den Tod vorzubereiten. Dennoch kann der Tod eines Kindes auch nach langer Erkrankung für die Eltern unerwartet erfolgen. Valdimarsdottir et al. (2002) befragten in ihrer Studie 433 verwaiste Eltern, wie lange sie Zeit gehabt hätten, sich **intellektuell** und **emotional** auf den Tod ihres Kindes vorzubereiten. Das heißt, wie viele Stunden oder Tage vor dem Tod des Kindes nahmen sie bewusst wahr, dass ihr Kind sterben wird. 26 % der Eltern berichteten von einem sehr kurzen Zeitraum (<24 Stunden) von **intellektuellem** Bewusstsein, dass ihr Kind sterben würde. Hingegen gaben 45 % der Eltern an, dass sie erst weniger als 24 Stunden vor dem Tod **emotional** wahrnahmen, dass ihr Kind die Krankheit nicht überleben wird. Das Risiko nur eine kurze Zeit der Wahrnehmung zu haben, dass das Kind tatsächlich stirbt, stand in Beziehung zu medizinischen Informationen über den Gesundheitszustand des Kindes und lebenserhaltenden Therapien (z. B. Chemotherapie), welche den Eltern die Hoffnung gaben, dass das Leben des Kindes gerettet werden kann. Die fehlende emotionale Wahrnehmung des anstehenden Todes wurde maßgeblich durch die **fehlende Kommunikation** über den Tod des Kindes mit dem Partner beeinflusst.

> **Fehlende Kommunikation über den bevorstehenden Tod**
> Hinds et al. (1996) fanden in ihrer Studie mit Eltern deren Kinder an einem rezidivierenden Krebs litten heraus, dass sich diese Eltern über den ernsten Krankheitszustand des Kindes bewusst gewesen seien, aber nur selten in der Lage waren mehr als ein paar Minuten über den drohenden Tod des Kindes miteinander zu sprechen.

3.2.3 Vorbereitung auf den Tod

Bewusstwerdung des anstehenden Todes
Eltern, die ihr Kind durch eine schwere Erkrankung (z. B. Krebs) verloren haben, mussten häufig langjährige Krankheitsphasen mit ihrem Kind

Väter, die nur eine kurze Zeit hatten sich emotional mit dem anstehenden Tod des Kindes auseinanderzusetzen, zeigten signifikant höhere Werte für Depression, waren häufiger krankgeschrieben und früh berentet als diejenigen, die länger Zeit hatten sich zu verabschieden.

Realistische Einschätzung des Gesundheitszustandes des Kindes
Eltern, insbesondere Väter, die nur kurze Zeit (<24 Stunden) hatten sich emotional und intellektuell mit dem Sterben ihres Kindes auseinanderzusetzen, zeigten häufiger psychische Belastungssymptome und wurden häufiger krankgeschrieben oder früh berentet. Eltern tauschen sich häufig nur kurz oder überhaupt nicht über den anstehenden Tod des Kindes aus. Aus diesem Grund sind, in der letzten Lebensphase, offene Gespräche mit dem medizinischen Team wichtig, damit sich die Eltern mit einer realistischen Einschätzung des Gesundheitszustandes des Kindes konfrontieren können. Dies ermöglicht den Eltern langfristig einen einfacheren Trauerprozess,

3.2.4 Psychische und somatische Beschwerden des Kindes kurz vor seinem Tod

Bei Kindern, welche an einer schweren Erkrankung leiden, insbesondere bei rezidivierenden Krebserkrankungen, müssen Eltern und Ärzte heute häufig die Entscheidung treffen, ob das Kind weiter kurativ behandelt wird oder ob eine palliative Versorgung stattfinden sollte. Eine kurative Behandlung hat für die Kinder zahlreiche massive Nebenwirkungen und Schmerzen zur Folge. Dieses Leiden wird häufig aus der Hoffnung heraus in Kauf genommen, dass die Behandlung der Heilung dienen kann.

Palliative Behandlungen hingegen dienen vorwiegen der Schmerz- und Angstlinderung der Kinder und ermöglicht ihnen eine Lebenszeit mit mehr Lebensqualität. Obwohl für viele Patienten eine palliative Versorgung eine Erleichterung ihrer psychologischen Ängste und physischen Schmerzen bedeuten würde, gibt es eine Reihe von Barrieren, weshalb sich Eltern nicht für eine palliative Behandlung am Lebensende entscheiden (Davies et al. 2008). Gründe dafür sind:

— Unsichere Diagnose der Erkrankung des Kindes
— Die Familie ist noch nicht bereit dazu, die unheilbare Erkrankung anzuerkennen

— Diskrepanz zwischen Behandlungszielen der Eltern und der Ärzte
— Kommunikationsprobleme zwischen Eltern und Ärzten
— Sprachbarrieren

Jalmsell et al. (2010) befragte Eltern 4–9 Jahre nach dem Verlust ihres Kindes durch eine Krebserkrankung über unbehandelte Symptome und Schmerzen ihres Kindes und dessen Ängste im letzten Monat vor dem Tod. Die Ergebnisse zeigten, dass Eltern, deren Kinder einen Monat vor dem Tod unter Ängsten gelitten hatten, im Langzeit-Follow-up selbst signifikant höhere Ängste, Depressionen und verminderte Lebensqualität aufwiesen, im Vergleich zu den Eltern, deren Kinder keine Ängste durchlitten hatten. Die gleichen Ergebnisse wurden für Eltern gefunden, deren Kinder kurz vor dem Tod unter Schlafstörungen aufgrund ihrer Schmerzen oder Ängste gelitten hatten. Hingegen konnten keine anderen somatischen Symptome des Kindes kurz vor seinem Tod (z. B. sich übergeben, Appetitmangel, Fatigue) mehrere Jahre später Depression und Ängste bei den Eltern vorhersagen. Diese Ergebnisse bestätigen die Wichtigkeit der Behandlung des psychologischen Stresses und der Schmerzbehandlung bei dem terminal erkrankten Kind. Die Autoren erklären, dass die Erinnerung der Angst des Kindes in seinen letzten Lebenswochen, für die Eltern quälende Bilder sind, die bei den Eltern langfristigen psychischen Stress verursachen können. Psychische Langzeitfolgen für die Angehörigen aufgrund von nicht behandelten psychischen und physischen Symptomen der schwerstkranken Angehörigen wurden auch bei Erwachsenen gefunden (Valdimarsdottir et al. 2002).

Schmerzen der Kinder am Lebensende
Viele Kinder erhalten Chemotherapien oder andere hochinvasive Behandlungen am Lebensende, die schwere Nebenwirkungen und insbesondere Schmerzen bei den Kindern verursachen. Wolfe et al. (2000) berichten in ihrer Studie, dass fast 80 % aller Kinder in den letzten vier Wochen vor ihrem Tod Schmerzen erlebten. Davon berichteten 50 %, dass sie unter schweren Schmerzen litten. Häufig ist eine Schmerz-

3

> kontrolle bei diesen Kindern nicht erfolgreich. Aus diesem Grund sollten bei Kindern, die an Krebs erkrankt sind, verstärkt palliative Therapien in Betracht gezogen werden.

Kreicbergs et al. (2005) fanden ähnliche Befunde in ihrer Langzeitstudie. Von den Eltern, bei denen ihre an Krebs erkrankten Kinder starke Schmerzen aufwiesen oder einen schwierigen Tod starben, zeigten sich noch 57 % der Eltern Jahre nach dem Tod sehr belastet. Die Wahrscheinlichkeit, dass die Eltern einen schwierigen Tod bei ihrem Kind erleben, ist größer, wenn medizinisches Personal nicht anwesend war, um die Schmerzen oder Atemnot des sterbenden Kindes zu behandeln. Eine Studie, welche den Effekt einer Stammzellentransplantation auf die Trauerreaktionen untersuchte, zeigte, dass diejenigen Eltern, deren Kinder eine Stammzellentransplantation erhielten und im Krankenhaus verstarben, eine höhere Wahrscheinlichkeit eine Diagnose einer komplizierten Trauer zu erhalten zeigten, als verwaiste Eltern, deren Kind keine Stammzellentherapie erhielt (Drew et al. 2005). Des Weiteren berichteten die Eltern der Kinder mit einer Stammzellentherapie von höheren Depressions- und Angstwerten. Zusammenfassend lässt sich sagen, dass invasive kurative Verfahren in der Krebsbehandlung nicht nur für die Kinder eine Phase mit Schmerzen und somatischen Beschwerden an ihrem Lebensende darstellt, sondern auch langfristig für die Eltern eine Belastung in ihrer Trauerverarbeitung darstellt.

> ❯ Eine gute Kommunikation und ehrliche Informationen bezüglich des Gesundheitszustandes des Kindes zwischen Ärzten und Eltern können die Eltern vor langfristigen und schwierige Trauerverläufen schützen.

3.2.5 Ort des Sterbens

Eltern von schwerkranken Kindern, die an einer längeren Erkrankung litten, haben im Gegensatz zu plötzlichen und unerwarteten Todesfällen inzwischen häufig die Möglichkeit selbst zu entschei-

den, wo ihr Kind sterben soll. Inzwischen gibt es in vielen Orten, neben Kinderhospizen auch ambulante Hospizdienste, die einem Kind ermöglichen zu Hause zu sterben. Manchmal verschlechtert sich der Gesundheitszustand des Kindes rapide oder die Eltern haben keine andere Wahl und das Kind verbringt die letzten Wochen oder Tage im Krankenhaus. Eine Reihe von Studien untersuchten die Fragestellung, welche Rolle der Ort des Sterbens des Kindes für die Trauerverarbeitung der Eltern spielt. Goodenough et al. (2004) fanden bei Vätern höhere Werte für die Depression und Angst, wenn deren Kind im Krankenhaus verstarb, als bei Vätern, deren Kind zu Hause verstarb. Bei Müttern konnte hingegen kein Unterschied in Bezug auf psychologische Erkrankungen, mit Ausnahme der komplizierten Trauer, gefunden werden.

Wijngaards-de Meij et al. (2008) untersuchten in ihrer Studie verschieden Aspekte, bei verwaisten Eltern und den Todesumständen des Kindes. 59 % der Kinder, welche aufgrund einer Erkrankung verstarben, starben in einem Krankenhaus, im Gegensatz zu 35 % der Kinder, bei denen ein Unfall die Todesursache war. Ferner wurde untersucht, wie häufig der Leichnam des Kindes zu Hause aufgebahrt wurde: 42 % der Kinder, welche durch eine Krankheit und 18 % der Kinder, die durch einen Unfall verstarben, wurden zu Hause aufgebahrt. Als Prädiktoren für komplizierte Trauer konnte der plötzliche und unerwartete Tod des Kindes identifiziert werden. Je mehr das Sterben des Kindes von den Eltern antizipiert wurde, desto weniger komplizierte Trauer wurde von den Eltern entwickelt. Eltern, die beim Sterben anwesend waren oder den Leichnam zu Hause aufbahrten und so von ihrem Kind Abschied nahmen, zeigten weniger ausgeprägte Trauersymptome als diejenigen, welche nicht bei ihrem Kind waren.

3.2.6 Suizid eines Kindes

Suizid ist eine der häufigsten Todesursachen bei Kindern und Jugendlichen, insbesondere männliche Jugendliche sind davon betroffen. Der Suizid eines Kindes hinterlässt häufig bei den hinterbliebenen Eltern Schuldgefühle und Ratlosigkeit (s. ▶ Abschn. 3.1.7). Eltern, die ihr Kind durch Suizid verloren haben, zeigten zwei Jahre nach dem Tod erhöhte Werte für Depression und Angststörungen im Vergleich zu den zwei Jahren vor dem Tod des Kindes (Bolton et al. 2013).

Ein weiterer spezifischer Aspekt des Suizides eines Kindes ist die wahrgenommene Stigmatisierung durch andere. Maple und Kollegen untersuchten in ihrer qualitativen Studie das **Phänomen des Schweigens** durch das soziale Umfeld nach dem Suizid eines Kindes (Maple et al. 2010). Während die verwaisten Eltern kurz nach dem Suizid noch offen über den Tod des Kindes sprachen, hatten sie später zunehmend Schwierigkeiten mit anderen über ihr Kind oder die Todesumstände zu sprechen.

> ❯ **Aufgrund von wahrgenommener Stigmatisierung kontrollieren und zensieren Eltern, die ihr Kind durch Suizid verloren haben, mit wem sie über ihren Sohn/ihre Tochter sprechen und inwieweit sie sich überhaupt mitteilen wollen.**

Fallbeispiel
Beispiel einer Mutter, deren Sohn durch Suizid starb (Maple et al. 2010, S. 244).

»Die Leute fragen mich: ,Wie geht es Dir?' Aber sie fragen mich nie ,Wie geht es Dir seit Ruperts Tod?' Sie fragen nie direkt und persönlich. Ich würde es mir hingegen wünschen, wenn sie mich nach Rupert direkt fragen würden, dann wüsste ich, dass sie so ähnlich denken wie ich.«

Die befragten Eltern hatten einerseits das Bedürfnis über den Suizid des Kindes mit anderen zu sprechen. Andererseits erlebten sie es als sehr schwierig, sich gegenüber anderen zu öffnen. So überprüften sie in der Regel vorab, ob die Person gegenüber in der Lage ist, die Wahrheit auszuhalten und damit angemessen umzugehen. Parallel überprüften sie ihr eigenes Behagen, sich der anderen Person anzuvertrauen. Diese ständige Belastung hat eine zunehmende Reserviertheit und Isoliertheit anderen gegenüber zur Folge. Die Vorsicht über ihr Kind zu sprechen bezog sich allerdings nicht nur auf die Todesumstände, sondern auch auf glückliche Zeiten mit ihrem noch lebenden Kind. Die Eltern berichteten, dass sie sich unwohl fühlten, über Ereignisse mit anderen zu sprechen, als ihr Kind noch am Le-

ben war. Als Folge dessen würden sie nur sehr selten mit anderen über ihre gemeinsame Lebenszeit mit dem Kind erzählen. Parallel zeigten Untersuchungen, die das soziale Netzwerk von Suizidangehörigen analysierten, dass das soziale Umfeld angab, den Suizidangehörigen soziale Unterstützung anzubieten, aber von den Suizidangehörigen wurde es als nicht vorhanden oder nur kurzfristig angeboten eingeschätzt (Thompson u. Range 1992). Eine Erklärung dafür ist, dass sich Suizidangehörige isolieren, einer gefürchteten Stigmatisierung zuvorkommen wollen und dadurch eine geringe soziale Unterstützung bei sich selbst wahrnehmen. Andererseits belegen Studien, dass Suizidangehörige weniger soziale und emotionale Unterstützung erhalten als andere Trauergruppen (Jordan u. McMenamy 2004). Zusammenfassend kann gesagt werden, dass ein Großteil der Eltern, die ihr Kind durch Suizid verloren haben nur selten oder gar nicht gegenüber anderen über ihr Kind sprechen.

Das soziale Unterstützungsparadox von Eltern nach dem Suizid ihres Kindes
Eltern, die ihr Kind durch Suizid verloren haben, erleben häufig fehlende soziale Unterstützung; hingegen berichtet das soziale Netzwerk der Eltern, dass ihnen Unterstützung angeboten wird. Maple (2005) gibt eine Zusammenfassung der Gründe für dieses Paradox:

1. Suizidangehörige erleben sich häufiger als isoliert und stigmatisiert und soziale Netzwerke erleben es als schwierig Unterstützung zu geben. Dies kann von den verwaisten Eltern als Abweisung erlebt werden.
2. Verwaiste Eltern haben durch den Suizid das Vertrauen in ihre Rolle als Eltern verloren und isolieren sich von existierenden sozialen Netzwerken.
3. Eltern können die dargebotene Unterstützung durch Freunde und Familie durch ihren Schmerz nicht mehr wahrnehmen.
4. Soziale Unterstützung ist kurz nach dem Tod am größten und nimmt dann stark ab. Dieses Verhalten wird von den Angehörigen des Suizidopfers als Abweisung interpretiert.

◻ Tab. 3.2 Geschlechtsspezifische Unterschiede in der Trauerverarbeitung	
Männer	**Frauen**
Verdrängen Trauergefühle und Emotionen	Erleben Trauer in größerer Intensität
Weinen weniger als Frauen	Länger andauernde Trauerverläufe
Sprechen seltener über das verstorbene Kind	Aktive Trauerbewältigung (z. B. durch häufiges Sprechen)
Suchen sich seltener Hilfe von außen	Starkes Bedürfnis nach gleichem Trauern
Alkohol als Bewältigungsstrategie	Festhalten an Ritualen
Sozialer Rückzug von der Partnerin	Bedürfnis nach emotionaler Nähe

3.2.7   Ehe und geschlechtsspezifische Unterschiede nach dem Tod eines Kindes

Durch den Verlust ihres Kindes haben Eltern einen wichtigen Bestandteil und Sinn ihres Daseins verloren, der ihr Leben vorher maßgeblich bestimmte. Das Familiensystem ist erschüttert und die Beziehung des Paares nach dem Tod eines Kindes ist verschiedenen Barrieren ausgesetzt. Wenn das verstorbene Kind das einzige Kind war, existiert die Familie als solche nicht mehr. Leben noch andere Kinder in der Familie müssen die Geschwister des verstorbenen Kindes in ihrer eigenen Trauer unterstützt und emotional versorgt werden. Der Partner kann nach dem Tod eines Kindes eine große emotionale Unterstützung und emotionale Ressource sein. Jedoch bringt jedes Paar Stärken und Schwächen in die Beziehung ein, welche schon vor dem Tod des Kindes vorhanden waren. Dazu gehören liebenswerte Eigenschaften des anderen, aber auch schwierige Charaktereigenschaften, die das Zusammenleben bereits in guten Zeiten auf die Probe stellten. Aus diesem Grund ist eine wichtige Frage: welche Merkmale hatte die Beziehung vor dem Tod des Kindes und wie wurde in der Vergangenheit mit schwierigen Themen umgegangen? Der Tod des eigenen Kindes stellt eine große Belastungsprobe für die hinterbliebenen Eltern dar. Zeiten der tiefen Trauer und Verzweiflung folgen Phasen der Wut und des Schweigens. Vielleicht macht der eine Partner den anderen verantwortlich am Tod des Kindes.

Ein Grund in den unterschiedlichen Verarbeitungsmechanismen liegt darin, dass Väter häufig das Gefühl haben, dass sie die Lebenspartnerin in ihrem Schmerz unterstützen müssen. Dies gilt insbesondere dann, wenn noch weitere Kinder in der Familie leben. Kenney (2003) fand einen Zusammenhang zwischen traditionell orientierten Männern und deren Trauerverarbeitung nach Ermordung eines Familienmitgliedes. Männer, welche die Rolle des Beschützers und des Versorgers der Familie innehatten, zeigten eine größere Trauersymptomatik als weniger traditionell-orientierte Männer. Diese Männer litten unter starken Schuldgefühlen und dem Versagen, ihre Familie nicht beschützt zu haben. Das Gefühl versagt zu haben als Familienoberhaupt und das Bedürfnis nun stark sein zu müssen, steht im Zusammenhang mit komplizierter Trauer und Depression. Stroebe et al. (2013) untersuchten in der niederländischen Studie mit 219 Paaren in einer Langzeituntersuchung den Einfluss der Selbstregulation (z. B. für den Partner stark zu sein, um ihn zu stärken) auf die Trauer. Die Selbstregulation der eigenen Gefühle und Gedanken, um ein bestimmtes Ziel zu erreichen (z. B. den Partner zu beschützen), stellen ein trauerspezifisches Vermeidungsverhalten dar. Die Studie zeigte ein paradoxes Ergebnis: Selbstregulation, um für den anderen stark zu sein, stand in signifikantem Zusammenhang mit einer eigenen höheren Trauersymptomatik und der des Partners. Dieser Befund konnte auch in Langzeiterhebungen bestätigt werden. Das bedeutet, obwohl der eine Partner den anderen Partner versuchte zu schützen und zu stärken, wurde das Gegenteil erreicht. Es ging nicht nur dem Unterstützer schlechter in seiner Trauerverarbeitung, sondern auch dem Unterstützten. Das Unterdrücken der eigenen Gefühle durch Selbstregulation, um den anderen zu schützen, kann demzufolge gegenteilige Effekt auf die Trauer haben (s. ◻ Tab. 3.2).

◪ **Tab. 3.3**	Beispiele für trauerspezifische Konflikte in der Partnerschaft	
	Mann	**Frau**
Missverständnisse	»Ich gehe zwei Monate nach dem Tod meines Sohnes abends mit einem guten Freund etwas trinken. Ich muss mich mal ablenken.«	»Mein Mann hat den Tod unseres Sohnes schon verarbeitet, er kann schon wieder ein Leben wie früher führen.«
Rollenverteilung	»Ich kann mich nicht auch noch gehen lassen. Wer geht denn dann einkaufen oder kümmert sich um das Haus? Ich muss für meine Frau und meine Familie jetzt stark sein. Sie brauchen mich jetzt mehr denn je.«	»Ich kann nicht aufstehen, niemanden sehen und weine den ganzen Tag. Meinen Mann habe ich seit der Beerdigung unserer Tochter nicht mehr weinen sehen. Es verletzt mich, dass er so wenig trauert.«
Rückzug	»Ich kann nicht über meinen Sohn mit meiner Frau sprechen. Ich habe die Angst, dass dann alles zusammenbricht. Ich kann mich nur so vor dem Absturz schützen. Weinen kann ich nur alleine im Auto.«	»Mein Mann und ich sprechen nicht mehr über unsere Tochter. Es ist, als sei ich in unserer Familie die einzige, die noch um sie trauert. Früher habe ich noch versucht mit ihm über sie zu sprechen, inzwischen fühle ich mich ganz alleine mit meiner Trauer.«

Väter sprechen seltener über das verstorbene Kind und suchen sich weniger häufig Hilfe von außen, als Mütter (Dyregrov u. Dyregrov 1999). Die unterschiedliche Auffassung, wie und in welcher Form über das verstorbene Kind getrauert werden soll, kann zu Uneinigkeiten in der Partnerschaft führen (s. ◪ Tab. 3.3). Während die Mutter eventuell ein starkes Bedürfnis nach Ritualen und Gesprächen hat, reagiert der Vater mitunter mit Rückzug. Missverständnisse, geschlechtsspezifische Rollenverteilungen, unterschiedliche Bewältigungsstrategien oder Erschöpfung können Gründe für trauerspezifische Konflikte sein (Wing et al. 2001).

Fallbeispiel
Beispiel einer Mutter, deren Sohn mit 14 Jahren bei einem Autounfall ums Leben kam.
»Mein Mann und ich sprachen eigentlich gar nicht mehr in den letzten Monaten über Matthias. Hat mein Mann ihn vergessen und alles schon verarbeitet? Letzte Woche an seinem zweiten Todestag, hatte ich eine Kerze an seinem Platz am Esstisch angezündet. Mein Mann wirkte überrascht, als er die Kerze sah. Als hätte er den Tag vergessen. Das hatte mich sehr gekränkt. Wir haben schweigend zu Abend gegessen. Ich kämpfte ständig mit den Tränen, bis ich aufstand und mich ins Badezimmer einschloss und dort bitterlich weinte. Es hätte mir so gut getan, wenn wir über unseren Sohn gesprochen hätten. Nicht über den Unfall, sondern darüber was er für ein Mensch war, was wir zusammen erlebt hatten.«

Fallbeispiel
Beispiel aus der Perspektive des Vaters:
»Seit Tagen war mir schon elend zumute, da der Tag des Unfalls nahte. Der erste Todestag, vor einem Jahr, war vielleicht noch schlimmer als die Tage direkt nach seinem Tod. Meiner Frau ging es furchtbar schlecht, sie schrie und fing an sich die Haare auszureißen. Ich fühlte mich so hilflos und keiner war da, der uns half. Die letzten Monate ging es langsam etwas besser mit unserer Trauer, wir sprachen weniger über unseren Sohn. Deswegen hatte ich jetzt so große Angst vor dem Tag, dass alles wieder aufbricht. Als ich zu Hause die Kerze sah, gab es mir einen Stich ins Herz. Da saß unser Sohn immer und nun steht da diese Kerze. Ich versuchte den ganzen Abend stark zu sein, nicht die Fassung zu verlieren, sonst wäre alles vorbei gewesen. Ich spürte, dass meine Frau mehr erwartete, aber ich konnte nicht. Ich versuchte einfach stark zu sein für uns beide.«

Unterschiedliche Trauerverarbeitung im Langzeitverlauf
Während die Mutter nach dem Verlust ihres Kindes, insbesondere in den ersten Jahren, eine sehr hohe Trauersymptomatik aufweist, äußert sich die Trauer bei den Vätern häufig in der ersten Trauerzeit weni-

ger intensiv (Dyregrov u. Dyregrov 1999). Dies wurde in einer Reihe von Studien bestätigt (Moore u. ja Martinson 1988; Wijngaards-de Meij et al. 2005). Allerdings konnte eine Studie zeigen, wenn der erhöhte Alkoholkonsum von Vätern berücksichtigt wird, dass die Unterschiede in der Trauerverarbeitung zwischen Männer und Frauen nicht mehr bestätigt werden konnten (Vance et al. 1995).

Alkohol als männliche Copingstrategie
Alkoholkonsum als männliche Bewältigungsstrategie von Trauer wurde inzwischen in zahlreichen Trauerstudien nachgewiesen. Pilling und Kollegen zeigten in einer repräsentativen Bevölkerungsstudie, dass der klinisch-relevante Alkoholkonsum bei Männern im zweiten Trauerjahr bei 29.8 % lag und sich signifikant von nicht-trauernden Männern unterschied (Pilling et al. 2012). Bei Frauen konnte kein Unterschied im Vergleich zur nicht-trauernden Kontrollgruppe gefunden werden.

Obwohl zahlreiche Befunde belegen, dass die verwaisten Mütter intensiver trauern als die Väter, konnten zwei Langzeitstudien erstaunliche Ergebnisse aufweisen. Rubin zeigte, dass trauernde Mütter 4–13 Jahre nach dem Verlust sich deutlich im Laufe der Zeit verbesserten, im Vergleich zu dem ersten Jahr nach dem Verlust. Väter hingegen hatten eine weniger intensive Trauersymptomatik zu Beginn der Trauer, aber sie verbesserten sich nicht im gleichen Maßen, wie die Mütter in den Folgejahren. Ähnliche Befunde fanden Dyregrov et al. (1999), die in einer 12–15-Jahres-Langzeituntersuchung die Trauersymptomatik von Eltern, nach dem Tod ihres Kindes durch plötzlichen Säuglingstod untersuchten. Während die Mütter in dem ersten Jahr nach dem Tod ihres Kindes höhere Werte auf allen Belastungsskalen aufwiesen als die Väter, zeigten 12–15 Jahre später die Mütter eine signifikante Abnahme ihrer psychischen Belastung. Hingegen zeigten die Väter 12–15 Jahre nach dem Verlust keine Reduzierung der Symptomatik im Vergleich zum ersten Jahr, außer bei der posttraumatischen Belastungsstörung. Die psychischen Belastungen für Mütter und Väter waren im Langzeit-Follow-

up gleich hoch und es wurden keine signifikanten Unterschiede mehr gefunden.

Beide Studien lassen vermuten, dass Mütter in der ersten Zeit nach dem Tod ihres Kindes intensivere Trauerreaktionen als Väter zeigen. Diese intensiveren Reaktionen können dazu führen, dass die Mütter ihre Trauer emotionaler erleben und auch intensiver verarbeiten als die Väter. Männer hingegen versuchen intensive Emotionen eher zu vermeiden, da sie sich als Stütze für die Lebenspartnerin oder die Kinder sehen. Das Vermeidungsverhalten kann sich häufig durch Rückzug, »nicht darüber sprechen wollen« oder Alkohol als Bewältigungsstrategie zeigen. Dennoch können diese Vermeidungsstrategien den aktiven Trauerprozess der Väter behindern (Dyregrov et al. 1999). Dies erklärt, weshalb in Langzeituntersuchungen die Väter sich auf einem ähnlichen Trauerniveau befinden, wie kurz nach dem Verlust. Die Mütter haben hingegen eine signifikante Reduzierung der Trauersymptomatik durchlaufen.

> Die Trauer wird von Müttern in der ersten Zeit nach dem Verlust intensiver und länger andauernd erlebt als von Vätern. Langzeituntersuchungen zeigen allerdings, dass die Trauersymptomatik bei den Müttern im Laufe der Zeit signifikant abnimmt, während die spätere Trauer bei Vätern sich kaum von der in der ersten Trauerphase unterscheidet.

3.2.8 Konflikte in der Beziehung nach dem Tod des Kindes

Viele Eltern, die ihr Kind verloren haben, erleben Konflikte in ihrer Partnerschaft nach dem Tod ihres Kindes. Gründe dafür liegen in **inkongruenter Trauerverarbeitung**, Uneinigkeit bezüglich der **Trauerbewältigungsstrategien** und **dysfunktionaler Kommunikation**. Auslöser der Konflikte sind häufig die inkongruente Trauerbewältigung des Paares, welche sich dann auf die Bewältigungsstrategien überträgt und infolgedessen eine dysfunktionale Kommunikation in der Paarbeziehung hervorrufen kann. Die drei Bereiche bedingen sich meistens gegenseitig und treten gemeinsam auf. Im

Folgenden werden die drei Konfliktbereiche vorgestellt.

- ■ **Inkongruente Trauerverarbeitung**

Der häufigste Grund für Konflikte ist die inkongruente Trauerverarbeitung in der Paardyade. Viele Paare gehen automatisch davon aus, dass ihre Trauerreaktionen deckungsgleich verlaufen, da sie den gleichen Verlust erlebt haben. Diese Annahme ist die Grundlage der meisten partnerschaftlichen Konflikte nach dem Tod eines Kindes. Fish (1986) berichtete, dass 70 % der Befragten Beziehungskonflikte aufgrund von inkongruenter Trauerverarbeitung angaben. Alle Trauernde erleben nach den ersten Monaten gute und weniger gute Stunden und Tage. Trauernde erleben Tage, an denen die Trauer so intensiv ist, wie am ersten Tag des Verlustes und es gibt Tage, welche besser verlaufen. Gute und schlechte Tage oszillieren und wechseln einander unregelmäßig ab. Hinzukommt die Tatsache, dass es genderspezifische Unterschiede in der Intensität der Trauer gibt. Frauen erleben besonders in den ersten Jahren die Trauer intensiver und langandauernder. Aus diesem Grund ist es häufig für die Mütter schwer zu verstehen, weshalb ihr Partner nicht in gleicher, intensiver Form trauert, wie sie selbst. Andererseits fällt es den Vätern schwer mit der intensiven Trauer ihrer Partnerinnen umzugehen und sie fühlen sich häufig hilflos gegenüber den starken Emotionen.

Das Ignorieren dieses Wissens über die unterschiedlichen Trauerreaktionen kann Grund für Frustrationen und Konflikte in der Zeit nach dem Verlust sein. Eine unrealistische Erwartungshaltung gegenüber dem Partner, wie eine »normale Trauer« verläuft, erschwert den Trauerprozess für beide Partner.

- ■ **Uneinigkeit bezüglich der Trauerbewältigungsstrategie**

Frauen bewältigen ihre Trauer vorwiegend durch expressive Bewältigungsstrategien. Das heißt, Mütter die ihr Kind verloren haben, sprechen häufiger über den Verlust mit anderen, weinen häufiger und öffnen sich generell in ihrer Trauer öfter gegenüber anderen als Väter. Männer hingegen verarbeiten Trauer vorwiegend mit sich selbst, übernehmen die Rolle des Versorgers und beschäftigen sich eher mit

sozialen Aktivitäten außerhalb der Familie (Wing et al. 2001). Während die Mutter ein starkes Bedürfnis nach Ritualen und Gesprächen hat, erlebt sie den Mann häufig zurückgezogen und schweigsam. Männer fürchten, wenn sie sich emotional öffnen, dass dies zu einer Verschlechterung des Zustandes der Frau führen kann. Aus diesem Grund behalten Väter ihre Emotionen bezüglich des verstorbenen Kindes oftmals zurück. Dies kann zu dem Missverständnis führen, dass die Frau das Verhalten des Mannes so interpretiert, als habe er aufgehört zu trauern oder er habe das Kind bereits vergessen. Diese Form von Enttäuschung und psychologischem Stress kann zu zusätzlichen trauerbezogenen Belastungen führen.

> **Definition**
>
> Trauerverläufe von Vätern und Müttern sind nicht kongruent. In einer Paarbeziehung erlebt jeder Partner seine individuelle Trauer über das verstorbene Kind, die unterschiedlichen Trauerverläufe sind selten deckungsgleich. Ein wesentlicher Aspekt in der gemeinsamen Verarbeitung ist deshalb die Anerkennung, dass sich Mütter und Väter in voneinander unterscheidenden Trauerprozessen befinden.

- ■ **Dysfunktionale Kommunikation**

Eltern, die ihr Kind verloren haben, erleben häufig eine veränderte Kommunikation sowohl in ihrem sozialen Umfeld als auch mit ihrem Lebenspartner. Verwaiste Eltern können das Gespräch mit Freunden oder Kollegen als belastend erleben, da sie die Erfahrung machen, dass der Gesprächspartner Schwierigkeiten hat mit der Situation umzugehen. Verwaiste Eltern haben mitunter das Gefühl, dass man Freunden oder Familie die Erzählungen über das verstorbenen Kindes nicht zumuten kann, insbesondere, wenn es sich um traumatische oder gewaltsame Todesumstände handelt. Aber sie erleben auch, dass sich das soziale Umfeld von ihnen zurückzieht. Aus diesem Grund fällt dem Gespräch und der Unterstützung durch den Partner eine wichtige Rolle zu, da der Lebenspartner häufig die einzige Person ist, von der sie das Gefühl haben, dass sie verstanden werden. Generell wird der Kommunikation über den Verlust des Kindes eine bedeutsame Rolle in der Trauerverarbeitung zugeordnet und trauernde Eltern sollten zu einer offenen Kommunikation ermutigt werden (Vandenberg 2001). Jedoch erschweren die unterschiedlichen Trauerverarbeitungsmechanismen von Vätern und Müttern eine offene Kommunikation über das verstorbene Kind. Während die Frau ein starkes Bedürfnis nach Gesprächen hat, ziehen sich Väter eher von diesen Gesprächen zurück, häufig aus der Angst heraus Emotionen zu intensivieren. Diese unterschiedlichen Verhaltensweisen können zu Missverständnissen bezüglich des Trauererlebens des anderen führen, aber auch zu einem dysfunktionalen Kommunikationsstil. Der dysfunktionale Kommunikationsstil entwickelt sich in der Regel wie folgt:

1. Streitgespräche über mangelndes gemeinsames Trauern
2. Durch den Konflikt ist die Beziehung zusätzlichem Stress ausgesetzt
3. Partner zieht sich noch mehr zurück, um weiteren Konflikt zu vermeiden
4. Partnerin fühlt sich bestätigt, dass der Mann weniger trauert als sie
5. Frau zieht sich zurück
6. Schweigen in der Beziehung

Allerdings kann auch die expressive Trauerverarbeitung der Frau, die Trauer des Mannes in den Hintergrund rücken. Aufgrund des intensiveren Trauer- und Schmerzerlebens ist die Frau häufig nicht mehr in der Lage, die »stillere« Trauer des Mannes anzuerkennen oder bewusst wahrzunehmen. Häufig geht die Partnerin davon aus, dass sie ihren Mann unterstützt, indem sie ihm das gemeinsame Trauern (z. B. Weinen, Rituale) anbietet. Dies kann allerdings für den Mann die falsche Unterstützung sein und so fühlt er sich in seiner Trauer nicht wahrgenommen. Aus diesem Grund ist es paartherapeutisch wichtig sich beide Seiten, Wünsche und Erwartungen anzusehen.

Fallbeispiel
Beispiel einer Patientin in einer Paartherapie.
»In den ersten beiden Jahren nach dem Tod von Sophie funktionierte ich nur noch. Wenn ich ehrlich bin, habe ich mich kaum mit der Trauer meines Mannes oder meines Sohnes auseinandergesetzt, außer, dass es mich immer wieder enttäuscht hat, dass mein Mann mit der Situation besser zurechtzukommen schien als ich. Ich dachte zwar immer, dass ich ihn unterstütze, aber wenn ich ehrlich bin, ging es meistens nur um mich. Vielleicht wurde seine Art zu trauern von meiner viel intensiveren Trauer überflutet. Heute sehe ich, dass es ihm vielleicht mehr geholfen hätte, wenn ich ihn gefragt hätte, was ihm helfen würde oder wir einfach mal wieder Essen gegangen wären.«

Bisher wurde die Kommunikation zwischen verwaisten Eltern nur in wenigen Studien untersucht. Die allgemeine Annahme, dass eine offene Kommunikation nach dem Tod eines Kindes hilfreich für die Paarbeziehung ist, wurde in einer US-Studie erstmals evaluiert (Vandenberg 2001). Die Autoren fanden interessante Zusammenhänge zwischen einer offenen Paarkommunikation über das verstorbene Kind und der vergangenen Zeit des Verlustes. Paare, deren Verlust erst eine kurze Zeit zurücklag, zeigten höhere Trauerreaktionen, wenn sie eine offene Kommunikation pflegten, im Vergleich zu den Paaren, die weniger über das verstorbene Kind sprachen. Das Muster veränderte sich allerdings bei Paaren, deren Verlust schon längere Zeit zurücklag. Hier zeigten diejenigen Paare die niedrigsten Trauersymptome, die eine offene Paarkommunikation favorisierten. Das heißt, wenn Eltern in der akuten Trauerphase viel über ihr verstorbenes Kind sprechen, dann kann das eine Intensivierung der Trauer zur Folge haben. Das ist in dieser Phase sehr belastend, hat aber langfristig eine bessere Trauerverarbeitung zur Folge, im Gegensatz zu denjenigen, die nicht offen über ihr verstorbenes Kind sprachen.

Die seltenen Gespräche über das verstorbene Kind verhindert zwar in der akuten Phase eine Verschlechterung der Trauersymptome, aber blockieren langfristig einen erfolgreichen Trauerprozess. In dieser Studie wurde auch der Zusammenhang zwischen positiver oder negativer Einstellung zur offenen Kommunikation und der Zufriedenheit in der Partnerschaft untersucht. Während die Art und Weise der Trauerkommunikation für die Männer keinen Einfluss auf die Paarzufriedenheit hatte, stand für die Frauen eine positive Paarkommunikation in signifikantem Zusammenhang mit der Zufriedenheit in der Beziehung. Diese Ergebnisse bestätigen bisherige Beobachtungen, dass für Frauen eine offene Kommunikation wichtiger ist, als für Männer und es für die Mutter eine wesentliche Rolle in der Paarbeziehung spielt, bei der Verarbeitung der Trauer um ihr Kind.

> **Offene Kommunikation über das verstorbene Kind in der Partnerschaft**
> Die Art und Weise, wie häufig und wie offen in einer Beziehung über das verstorbene Kind gesprochen wird, kann Einfluss auf die Trauerverarbeitung nehmen:
> Eltern, die eine offene Kommunikation über das verstorbene Kind in ihrer Partnerschaft befürworten, zeigen in der ersten Trauerphase erhöhte Trauerwerte, welche dann aber in einer späteren Trauerphase deutlich abnehmen. Paare, die nur wenig über das verstorbene Kind sprechen, zeigen zwar in der Akutphase eine niedrigere Belastung, später allerdings weist diese Gruppe eine höhere Trauersymptomatik auf. Das Sprechen über das verstorbene Kind hat langfristig einen positiven Effekt auf die Trauerverarbeitung.

3.2.9 Trennung und Scheidung

Verwaiste Eltern sind einer Reihe von Stressoren ausgesetzt, die zu langandauernden Konflikten und Belastungen führen können. Erste Studien, welche die Scheidungsrate von verwaisten Eltern untersuchten kamen zu dem Schluss, dass Eltern nach dem Verlust ihres Kindes sich wesentlich häufiger trennten oder scheiden ließen als Eltern, deren Kind noch lebte (Cornwell et al. 1977; Spinetta et al. 1981). Der Mythos, dass sich Eltern nach dem Verlust ihres Kindes trennten, hielt sich für viele Jahre. Oliver (1999) schloss in seiner Überblicksarbeit insgesamt 18 Studien ein und fand keine Evidenz dafür, dass die verwaiste Eltern eine höhere Trennungs- bzw. Scheidungsrate haben, als in der Allgemeinbevölkerung. Eilegard et al. (2010) untersuchten in einer schwedischen Studie mit Eltern, deren Kind an Krebs verstorben waren die Schei-

dungsrate 4–9 Jahre nach dem Tod. Die Daten der 561 verwaisten Eltern wurden mit Daten von 659 Eltern aus der Allgemeinbevölkerung verglichen. Die Ergebnisse zeigten, dass die verwaisten Eltern (73 %) signifikant häufiger mit ihrem Partner noch zusammenlebten oder verheiratet waren, als Eltern, die kein Kind verloren hatten (68 %).

> Der Mythos, dass sich Eltern nach dem Verlust ihres Kindes trennten, hielt sich für viele Jahre und war vorwiegend durch ungenügende methodische Untersuchungskriterien bestimmt. Inzwischen gibt es kaum mehr wissenschaftliche Belege dafür, dass verwaiste Eltern eine höhere Scheidungsrate haben, als Eltern in der Allgemeinbevölkerung. Eine neuere repräsentative Studie belegte sogar, dass Eltern, die ihr Kind verloren hatten, sich weniger häufig trennten.

3.3 Pränataler und perinataler Verlust

Der Verlust eines ungeborenen oder neugeborenen Kindes stellt für die betroffenen Eltern eine große psychische Belastung dar. Prä- und perinatale Verluste haben eine relativ hohe Auftretenswahrscheinlichkeit und unterscheiden sich von der Terminologie vor allem durch den Zeitpunkt und die Art und Weise des Verlustes. Als eine Fehlgeburt wird ein unbeabsichtigter und unvorhergesehener Schwangerschaftsabbruch bezeichnet, der vor der 20. Schwangerschaftswoche eintritt. Dies ist die häufigste Form eines pränatalen Verlustes und betrifft ca. 15–27 % der Frauen zwischen 25 und 29 Jahren und 75 % aller Frauen, die älter sind als 45 Jahre sind (Robinson 2011). Dieses Risiko nimmt noch weiter zu, wenn es vorangegangene Verlust gab (August et al. 2011). Der Tod eines Fötus, nach der 20. Schwangerschaftswoche mit einem Gewicht von mindestens 500 g, wird Totgeburt genannt. Das ungeborene Kind ist entweder im Mutterleib verstorben oder starb während der Geburt. Häufig ging eine unkomplizierte Schwangerschaft dem Tod des Kindes voraus und kommt aus diesem Grund für die Eltern überraschend. Eine

3

▣ **Tab. 3.4** Definition von prä- und perinatale Verlusten	
Fehlgeburt	– unbeabsichtigter und unvorhergesehener Schwangerschaftsabbruch – vor der 20. Schwangerschaftswoche
Totgeburt	– Tod eines Fötus, nach der 20. Schwangerschaftswoche – Gewicht von mindestens 500 g – ungeborenes Kind ist entweder im Mutterleib verstorben oder während der Geburt verstorben – häufig plötzlich und unerwartet nach komplikationsloser Schwangerschaft
Schwangerschaftsabbruch nach medizinischer Indikation	– Schwangerschaftsabbruch aufgrund von Fehlbildungen oder Anomalitäten des Kindes – kann in schweren Fällen auch noch relativ spät in der Schwangerschaft erfolgen

weitere Form des Verlustes stellt der Schwangerschaftsabbruch nach medizinischer Indikation dar. Ein Schwangerschaftsabbruch aufgrund von Fehlbildungen des Kindes kann nach der derzeitigen Rechtsprechung jederzeit erfolgen, das heißt auch relativ spät in der Schwangerschaft (s. ▣ Tab. 3.4).

Obwohl sich die prä- und perinatalen Verluste in der Entwicklung des Kindes und dem Zeitpunkt des Verlustes unterscheiden, konnten keine wesentlichen Unterschiede in den Trauerreaktion festgestellt werden.

3.3.1   Komplizierte Trauer

Der Verlust eines ungeborenen Kindes ist für die Eltern ein schmerzlicher Verlust, der mit intensiven Trauerreaktionen einhergehen kann. Ähnlich wie bei anderen Trauerfällen einer nahe stehenden Person, konnte in Langzeitstudien gezeigt werden, dass in einem normalen Trauerprozess nach einem pränatalem Verlust die Trauer zwischen 6 Monaten (Lin u. Lasker 1996) und zwei Jahren kontinuierlich abnimmt (Janssen et al. 1997; Lasker u. Toedter 1991). Lin et al. (1996) fanden in ihrer Langzeituntersuchung heraus, dass sich für 41 % der Studienteilnehmer die Trauerreaktionen nach zwei Jahren normalisiert hatten, die restlichen 59 % der Studienteilnehmer zeigten hingehen eine zeitlich verzögert eingesetzte Trauersymptomatik. Obwohl der Trauerverlauf im Vergleich zu anderen Trauerfällen sehr ähnlich ist, gibt es eine Reihe von qualitativen Unterschieden (Kersting u. Wagner 2012). Die Unterschiede liegen allem voran im kognitiven Bereich und betreffen:

- Schuldgefühle
- Selbstvorwürfe
- Neidgefühle gegenüber anderen Schwangeren
- Ängste bezüglich neuer Schwangerschaften
- Versagen des eigenen Körpers

3.3.2   Schuldgefühle

Die am häufigsten berichteten Gefühle nach einem pränatalen Verlust sind **Schuldgefühle** und **Selbstvorwürfe** wegen des eigenen Verhaltens während der Schwangerschaft. Dies betrifft vor allem die Fälle, in denen die Schwangerschaft bis zum plötzlichen pränatalen Tod unkompliziert verlief und es keine medizinischen Erklärungen für den Verlust gibt. Gedanken, wie beispielsweise »ich hätte nicht mehr Fahrradfahren dürfen« oder »ich hätte mich nicht mehr so stressen sollen bei der Arbeit« treten häufig auf. Die Betroffenen suchen nach Erklärungen und gehen davon aus, dass sie Mitverantwortung an dem Verlust tragen. Aber auch Selbstvorwürfe, wenn die Schwangerschaft durch ambivalente Gefühle begleitet war oder die Schwangerschaft ungeplant war, sind für die Betroffenen sehr schwer zu verarbeiten.

Fallbeispiel

Beispiel einer Patientin, die ihr ungeborenes Kind unerwartet, während der 23. SSW verloren hatte.

»Ich war beruflich gerade sehr erfolgreich und meine Arbeit machte mir große Freude. Nach all den Jahren des Studiums und der Praktika hatte ich endlich eine wunderbare Arbeitsstelle gefunden. Mit meinem Freund war ich erst seit 8 Monaten zu-

◨ Tab. 3.5 Beispiel für eine Hierarchieliste von Neidgefühlen	
Stark ausgeprägt	– Baby einer Freundin auf dem Arm – Treffen einer Nachbarin mit Kinderwagen – Familienfeiern mit Kindern – Schwangere Frauen auf der Straße – Kindergärten – Babys im Fernsehen (z. B. Werbung)
Schwach ausgeprägt	Eltern-Zeitschriften

sammen, wir wohnten noch nicht einmal in einer Wohnung. Und dann wurde ich schwanger. Ich war völlig geschockt und wollte das Kind zunächst nicht behalten. Ich wollte zwar eines Tages Kinder haben, aber nicht jetzt und eigentlich auch nicht mit diesem Mann. Wir hatten nächtelang diskutiert und letztendlich überzeugte mein Freund mich dann, dass wir es schaffen würden. Aber ich hatte immer existenzielle Ängste und auch ein großes Bedauern, was ich alles aufgeben müsste. Als es dann von einem Tag auf den anderen Komplikationen gab, und das Kind nur noch tot geboren werden konnte, stürzte ich in ein riesiges schwarzes Loch. Ich fühlte mich schuldig, als hätte ich durch meine negativen Gedanken den Tod meines Babys herbeigeführt. Als sei der Verlust die gerechte Strafe. Ich schämte mich meinem Freund gegenüber, und ich fühlte mich unendlich verantwortlich für den Tod unseres kleinen Jungen.«

3.3.3 Neidgefühle

Aber auch andere intensive Gefühle wie beispielsweise **Neid** auf Mütter oder Familien mit anderen Kindern können phasenweise immer wieder auftreten. Eine Mutter, die ihr Kind kurz nach der Geburt verloren hat, kann große Schwierigkeiten haben sich mit anderen schwangeren Frauen oder Müttern mit Babys zu konfrontieren und versucht diese weitestgehend zu meiden. Das Vermeidungsverhalten führt zu einer sozialen Isolation und der Bewegungsradius wird für diese Betroffenen immer weiter eingeschränkt. Therapeutisch ist es

sinnvoll diese negative Gefühle zu erfragen und den Patientinnen zu signalisieren, dass diese Gefühle häufig bei Frauen in ihrer Situation auftreten. Vermeidungsverhalten kann durch Konfrontationsübungen sehr gut bearbeitet werden. Das Erstellen einer Hierarchieliste (s. ◨ Tab. 3.5) mit den Situationen, die bei den Betroffenen schwach bis stark ausgeprägte Neidgefühle verursachen, kann eine erste Exploration für diese Gefühle sein.

Fallbeispiel

Eine 28-jährige Patientin verlor im 7. Monat ihrer Schwangerschaft ihre Tochter. Seitdem ist sie nicht mehr in der Lage mit anderen schwangeren Frauen in Kontakt zu treten. Generell vermeidet sie seit dem Tod des Kindes alle Begegnungen und Orte, die etwas mit Schwangerschaft zu tun haben. Aber auch Zeitschriften meidet sie und Freunde mit Kindern kann sie nicht mehr besuchen. Sie erlebt in dieser Situation ein Gefühl von Neid und Ohnmacht. Sie entdeckt, dass sie sich dann die Frage stellt »Warum hat sie ein Kind und ich nicht. Warum mein Kind?«

3.3.4 Versagen des Körpers

Der prä- oder perinatale Verlust eines Kindes kann bei den betroffenen Frauen auch das starke Gefühl hinterlassen, dass der eigene **Körper versagt** hat oder man **von seinem Körper im Stich gelassen** wurde. Frauen, die einen pränatalen Verlust erlebt haben, erleben häufig starke negative Gefühle gegenüber ihrem Körper. Insbesondere wenn Frauen mehrfach Verluste über die Jahre erleben, kann eine starke Ablehnung ihres Körpers die Folge sein (»warum tut er mir das an?«). Diese Frauen leben ständig mit einer körperlichen Anspannung. Die Gründe für einen pränatalen Verlust können medizinischer Natur sein, oder es kann trotz Untersuchungen keine Erklärung der Todesursache gegeben werden. Verluste aufgrund von medizinisch nachweisbaren Komplikationen können auf der einen Seite für die Betroffenen hilfreich sein, da durch sie bei der nächsten Schwangerschaft Präventionsmaßnahmen durchgeführt werden können. Auf der anderen Seite können sie bei den betroffenen Frauen je nach Art der Diagnose auch Ängste hervorrufen, inwieweit eine Schwangerschaft überhaupt möglich ist. Der Verlust des ungeborenen Kindes ohne medizinische Diagnose, birgt mit Sicherheit für die Betroffenen die am schwersten auszuhaltende Form des Umgangs mit einer neuen Schwangerschaft.

Das Gefühl sich nicht auf den eigenen Körper verlassen zu können oder Warnsignale des Körpers nicht wahrgenommen zu haben, trägt zu einer großen Verunsicherung bei und vergrößert die Ängste bezüglich einer neuen Schwangerschaft. Frauen, die nach einem pränatalen Verlust erneut schwanger werden, erleben die Zeit der Schwangerschaft als äußerst belastend und haben eine erhöhte Selbstbeobachtung.

3.3.5 Risikofaktoren nach pränatalem Verlust

Eine Reihe von Risikofaktoren für Frauen nach pränatalem Verlust konnten identifiziert werden. Dazu zählen die folgenden Faktoren: fehlende soziale Unterstützung, keine weiteren lebenden Kinder in der Familie, die Art und Weise der Abschiedsnahme und die Vorbereitung auf das Kind während der Schwangerschaft. Hingegen konnten das Alter der Mutter, Beziehungs- oder Beschäftigungsstatus nicht als Risikofaktoren identifiziert werden.

> **Risikofaktoren nach pränatalem Verlust**
> - Fehlende soziale Unterstützung
> - Keine weiteren lebenden Kinder in der Familie
> - Art und Weise der Abschiedsnahme
> - Vorbereitung auf das Kind während der Schwangerschaft (z. B. Namen geben)

3.3.6 Abschiedsnahme vom verstorbenen Neugeborenen

Zahlreiche Studien konnten belegten, dass das Abschiednehmen vom Leichnam von der nahe stehenden Person langfristig als hilfreich erlebt wird und den Trauerprozess positiv beeinflussen kann (s. ▶ Abschn. 3.1.6). In einer Studie mit Eltern, die

ihr Kind verloren hatten, konnte gezeigt werden, dass diejenigen Eltern, die ihr verstorbenes Kind bei sich zu Hause aufgebahrt hatten, eher das Gefühl hatten, dass sie Abschiednehmen konnten und sie zeigten später geringere Werte von komplizierter Trauer (Meij et al. 2008).

Während es früher üblich war, das verstorbene Kind direkt nach der Geburt von der Mutter zu entfernen, wurde in den letzten Jahren immer häufiger die Praxis durchgesetzt, dass die Eltern ihr verstorbenes Baby noch einmal ansehen und halten können. Die generelle Annahme hinter dem Vorgehen war, dass es den Eltern hilft, den Verlust zu verarbeiten und den Trauerprozess zu fördern. Heute werden Eltern oft dazu ermutigt, von ihren Kindern auf diese Art und Weise bewusst Abschied zu nehmen. Es gibt allerdings auch kritische Stimmen zu dieser Praxis bei pränatalem Verlust und eine Reihe von Studien, die in den letzten Jahren veröffentlicht wurden, zeigten kontroverse Ergebnisse über die Langzeitfolgen eines solchen Vorgehens. Mütter, die ihre verstorbenen Babys in den Armen hielten, zeigten signifikant höhere Werte für PTBS, Depression und Angststörung (Hughes et al. 2002; Turton et al. 2009). Diese Befunde konnten selbst 7 Jahre nach dem Verlust bestätigt werden. Hughes et al. (2002) konnten zeigen, dass Mütter, die ihre Babys in den Armen hielten, signifikant höhere Depressionswerte hatten im Vergleich zu den Müttern, welche ihr Baby nur ansahen. Die geringsten Depressionswerte zeigten diejenige Mütter, die gar keinen Kontakt mit dem verstorbenen Baby hatten.

> **Abschiedsnahme**
> Während bisherige Studien zeigen, dass die Abschiedsnahme vom verstorbenen Kind einen positiven Effekt auf die Trauerverarbeitung der Eltern hat, zeigten Studienergebnisse für Eltern nach pränatalem Verlust ambivalente Ergebnisse. Mütter, welche ihr verstorbenes Kind tot in den Armen hielten, zeigten langfristig posttraumatische Belastungssymptome. Die am wenigsten belasteten Mütter nahmen nicht direkt Abschied von ihrem verstorbenen Neugeborenen oder Fötus. Die generelle Praxis der Abschiedsnahme von verstorbenen Neugeborenen oder Föten ist kritisch zu überdenken.

Gründe für die unterschiedlichen Reaktionsweisen nach der Abschiednahme von neugeborenen Babys, im Vergleich zu anderen Todesumständen, können in einer Reihe von Faktoren liegen. Zum einen befinden sich die Mütter, die gerade kurz vorher entbunden haben, in einem körperlich erschöpften Zustand und der Tod des Kindes wird als Schock erlebt. Angehörige anderer Todesumstände haben in der Regel länger Zeit sich zu überlegen und abzuwägen, ob sie die verstorbene Person noch einmal sehen möchten. Mütter, die relativ kurze Zeit nach der Entbindung oder direkt nach der Geburt das Kind in den Arm gelegt bekommen, haben oft keine Möglichkeit sich auf die Situation vorzubereiten oder vorsichtig abzuwägen, welche Situation sie eventuell erwartet. Die wenigsten Frauen werden vorher über den körperlichen Zustand des tot geborenen Kindes informiert. Insbesondere, wenn Kinder noch relativ früh während der Schwangerschaft tot geboren wurden, kann das Aussehen und die Farbe des Kindes für die Mütter schockierend sein. Hier ist es wichtig, dass die Eltern vom Klinikpersonal gut darauf vorbereitet werden, welcher Anblick sie erwartet und man ihnen Zeit lässt, sich die Entscheidung zu überlegen. Ein weiterer Aspekt für eine problematische Verarbeitung ist, dass der Kontakt mit dem toten Kind der einzige reale Kontakt zu dem Kind ist und entsprechend in Erinnerung bleibt. Beim Verlust eines älteren Kindes oder eines Erwachsenen können sich im Laufe der Zeit die traumatischen Bilder vom Leichnam mit den positiveren Bildern vom verstorbenen Menschen als lebende Person mischen und abwechseln. Eltern, die ihr Kind prä- oder perinatal verlieren, haben diese Möglichkeit nicht. Das einzige Bild, welches sie von ihrem Kind haben, ist das eines verstorbenen Kindes.

3.3.7 Soziale Unterstützung

Die Elternschaft beginnt schon mit der Schwangerschaft und die Bindung zwischen der Mutter und ihrem Kind ist schon während der Schwangerschaft voll ausgeprägt. Allerdings ist das Zusammensein einer Mutter mit ihrem tot geborenen Kind, zeitlich begrenzt und die gemeinsame Erlebniswelt ist eingeschränkt auf die Geburt und die Schwan-

gerschaft. Niemand in der familiären Umgebung kannte das Kind oder konnte eine Beziehung zu dem Baby aufbauen. Aus diesem Grund erhalten Eltern, die ihr ungeborenes Kind verloren haben, häufig wenig soziale Unterstützung und Anerkennung ihres Verlustes. Daraus ergibt sich oft die Einsamkeit der Mutter oder des Vaters. Während sich die Eltern intensiv auf das Kind vorbereiten konnten, war der Beziehungsaufbau der sozialen Umwelt meistens nicht möglich. Insbesondere, wenn der Tod des ungeborenen Kindes auch die Gesundheit der Mutter gefährdet hat, steht für das soziale Umfeld die medizinische Versorgung der Mutter im Vordergrund. Die eigentliche Trauer steht für die Angehörigen zunächst hinten an.

Fallbeispiel

Eine 32-jährige Frau verlor ihr ungeborenes Kind in der 29. SSW. Sie lebte nicht in einer Beziehung und hatte sich bewusst entschieden das Kind alleine aufzuziehen. Sie hatte sich sehr auf das Kind gefreut und die Schwangerschaft verlief bis dahin komplikationslos. Eines Morgens wachte sie mit hohem Fieber auf und eine Freundin fuhr sie sofort ins Krankenhaus. Nach den Untersuchungen im Krankenhaus wurde eine Sepsis bei ihr festgestellt, und mithilfe eines Kaiserschnitts wurde das Kind tot geboren. Während der Geburt und in den folgenden zwei Tagen schwebte sie selbst in Lebensgefahr und hatte den Tod ihres Babys in diesen Tagen, als sie selbst mit ihrem Leben kämpfte, nicht mitbekommen. Als sie wieder bei Bewusstsein war, teilte ihr der behandelnder Arzt mit, dass ihr Baby tot zur Welt gekommen sei und man zeigte ihr das tote Baby in einem Weidekörbchen. Sie war völlig geschockt, das Baby so zu sehen. Sie lag noch drei Wochen im Krankenhaus und erholte sich körperlich nur sehr langsam. Gerade in dieser Anfangszeit waren alle sehr besorgt um sie und alle Sorge und Unterstützung galten ihr. Die Tatsache, dass sie ihr vielleicht einziges Kind, das sie jemals haben würde, verloren hatte, spielte für Familie und Freunde nur eine geringe Rolle.

Soziale Unterstützung gilt generell als protektiver Faktor in der persönlichen Anpassungsleistung, nachdem ein nahe stehender Mensch gestorben ist. Basierend auf der Stresstheorie, hat soziale

Unterstützung eine abpuffernde Wirkung. Wenn Eltern nach ihrem pränatalen Verlust ein hohes Niveau an sozialer Unterstützung erfahren, dann geht dies einher mit geringeren Trauerreaktionen (Toedter 2001). Wenn soziale Unterstützung hingegen fehlt, folgt daraus häufig eine komplizierte Trauer (Janssen et al. 1997, Kersting u. Wagner 2012). Dies gilt insbesondere dann, wenn die soziale Unterstützung vonseiten des Partners fehlt. Wenig soziale Unterstützung oder problematische Beziehungen stehen in engem Zusammenhang mit intensiveren Trauerreaktionen (Lasker u. Toedter 1991). Insbesondere dann, wenn Enttäuschungen über die gemeinsame Zukunftsplanung als Familie oder Schuldzuweisungen eine tragende Rolle in der Beziehung spielen. Ein weiterer Risikofaktor stellt das Fehlen weiterer lebender Kinder dar. Kinderlose Frauen, die den pränatalen Verlust eines Kindes erlebt haben, zeigen signifikant höhere Werte bezüglich der komplizierten Trauer auf, als Eltern, die noch lebende Kinder in ihrer Familie haben (Neugebauer et al. 1997). Des Weiteren zeigten Frauen, deutlich weniger intensive Trauerreaktionen, wenn sie im Anschluss schwanger wurden (Lin u. Lasker 1996). Dennoch konnten Lin et al. (1996) in ihrer Langzeitstudie zeigen, dass auch diejenigen Frauen noch nach zwei Jahren zeitweise unter Trauerreaktionen litten, wenn sie weitere lebende Kinder oder inzwischen eine weitere erfolgreiche Schwangerschaft hatten.

3.3.8 Vorbereitung auf das Kind während der Schwangerschaft

Die Vorbereitung auf das erwartete Kind kann eine wichtige Rolle darin spielen, wie spätere Trauerreaktionen verlaufen. Eine Studie untersuchte die Art und Weise, wie sich schwangere Frauen auf die Geburt ihres Kindes vorbereiteten in Zusammenhang mit späteren Trauerreaktionen (Ritsher u. Neugebauer 2001). So zeigten diejenigen Frauen höhere Werte der komplizierten Trauer, welche bereits einen Namen für das ungeborene Kind gewählt oder Babysachen besorgt hatten. Je mehr die schwangeren Frauen ihr ungeborenes Kind als real erlebt hatten, desto schwieriger verliefen die Trauerprozesse. Dennoch wurde kein Zusammenhang

zwischen der Schwangerschaftsdauer und dem erlebten psychischen Stress bei einem Verlust gefunden (Klier et al. 2002). Das heißt, Frauen, die ihr ungeborenes Kind relativ früh in der Schwangerschaft verloren hatten, zeigten in dieser Studie ähnlich intensive Trauersymptome, wie Frauen, die sich zum Zeitpunkt des Verlustes in einer späteren Schwangerschaftsphase befanden.

3.3.9 Schwangerschaftsabbruch aufgrund von medizinischer Indikation

Mit einer verbesserten Pränataldiagnostik können kindliche Fehlbildungen und genetische Erkrankungen immer häufiger erkannt werden. Das höhere Alter der schwangeren Frauen heutzutage ist ein weiterer Grund für die erhöhte Inanspruchnahme von Pränataldiagnostik. Eine europäische Untersuchung fand eine Terminationsrate von 88 % für ungeborene Kinder mit Down Syndrom oder neuronalen Gefäßschädigungen (Boyd et al. 2008). Im Gegensatz zu anderen pränatalen Verlusten ist der Schwangerschaftsabbruch aufgrund von medizinischer Indikation kein unerwartetes Ereignis. Die Entscheidung wurde in der Regel über einen gewissen Zeitraum von mehreren Tagen bis Wochen von den betroffenen Eltern überlegt und abgewägt. Gründe für einen Schwangerschaftsabbruch sind die stark beeinträchtige Gesundheit und die niedrigen Überlebenschancen des Kindes. Aber auch die Bedeutung für die Familie und Ehe mit einem schwerstbehinderten Kind zu leben, sind Teil des Entscheidungsprozesses (August et al. 2011).

> **Gründe für Schwangerschaftsabbruch aufgrund von medizinischer Indikation**
> — Sehr beeinträchtige Gesundheit des Kindes
> — Niedrige Überlebenschancen des Kindes
> — Bedeutung eines behinderten Kindes für die Familie und Ehe

Nach der Entscheidung der Eltern für einen Schwangerschaftsabbruch muss insbesondere bei späten Schwangerschaftswochen künstlich die Geburt eingeleitet werden. Ähnlich wie bei einer Totgeburt entscheiden die Eltern, ob sie den toten Fötus sehen möchten. Das Sehen des Fötus kann für die Eltern eine tief gehende Erfahrung sein, da Anomalitäten sichtbar werden. So schmerzlich diese Erfahrung für die Eltern sein mag, es kann sie jedoch in ihrer Entscheidung bestätigen, das Richtige getan zu haben. Für viele Frauen kann der Umstand, dass ein vielleicht lebensfähiges Kind geboren wurde, eine traumatische Erfahrung sein, die zu langfristigen psychischen Störungen führt (Kersting et al. 2004). Kersting et al. (2007) fanden, dass 14 Monate nach dem Verlust 14 % der Frauen eine Diagnose der komplizierten Trauer erfüllten und 17 % erhielten die Diagnose einer weiteren psychiatrischen Störung. Korenromp et al. (2009) fanden ähnliche Ergebnisse in ihrem 1-Jahres-Followup. 20 % der Frauen erhielten die Diagnose einer komplizierten Trauer. Prädiktoren für eine langfristige psychische Belastung waren das Ausmaß der Beeinträchtigung direkt nach dem Abbruch, mangelnde Unterstützung durch den Partner, starke Zweifel, ob sie die richtige Entscheidung getroffen haben. Viele Eltern entscheiden sich nach dem Schwangerschaftsabbruch, die Art und Weise der Todesumstände ihres ungeborenen Kindes ihrem sozialen Netzwerk zu verheimlichen und geben an, dass die schwangere Frau eine Fehlgeburt erlitten hätte (August et al. 2011).

> ❯ Obwohl die psychische Belastung nach einem Schwangerschaftsabbruch nach medizinischer Indikation sehr gravierend ist, gaben nur 2.7 % der Frauen an, ihre Entscheidung bereut zu haben (Kersting et al. 2007).

3.3.10 Geschlechtsunterschiede nach einem pränatalem Verlust

Der prä- oder perinatale Verlust des Kindes kann die Beziehung belasten, auch der Vater leidet unter Trauersymptomen, wenngleich diese sich von denen der Frau unterscheiden. Eine Reihe von Studien fanden eine niedrigere Trauersymptomatik bei Männern, die ihr Kind pränatal verloren hatten, als bei Frauen (Lok u. Neugebauer 2007; Stinson et al. 1992; Wing et al. 2001). Beutel et al. (1996) fanden ebenfalls in ihrer Studie heraus, dass Männer weniger intensive Trauerreaktionen zeigen und auch nur für einen kürzeren Zeitraum diese Reaktionen vorweisen. Hingegen zeigten die Mütter nach zwei Jahren immer noch signifikant höhere Werte als die Väter (Stinson et al. 1992). Mit der weiten Verbreitung von Ultraschall- und 3-D-Untersuchungen ist es auch für Männer möglich, durch die Bilder, eine frühe Beziehung zum ungeborenen Kind aufzubauen. Die Befunde in Bezug auf komplizierte Trauerreaktionen sind unterschiedlich. Eine Reihe von Studien haben höhere Werte der Trauerreaktion vor allem bei Männern gefunden (Johnson u. Puddifoot 1997), andere Studien fanden keinen Zusammenhang (Ritsher u. Neugebauer 2001).

> ❯ Väter empfinden nach dem pränatalen Verlust eines Kindes ebenso wie die Mütter Trauersymptome. Diese sind allerdings im Vergleich zu den Müttern weniger intensiv und weniger langandauernd.

Die Trauersymptome an sich unterscheiden sich allerdings kaum von denen der Frauen, mit der Ausnahme, dass Männer seltener über den Verlust weinen und weniger das Bedürfnis haben, über den Verlust zu sprechen. Männer tendieren eher dazu, den Verlust zu verleugnen und sich abzulenken. Die unterschiedlichen Verarbeitungsmechanismen können mitunter zu Beziehungskonflikten und Missverständnissen innerhalb der Partnerschaft führen. Die trauernden Mütter erleben sich häufig in ihrer Trauer nicht wahrgenommen und nicht unterstützt, wenn der Partner nicht ähnliche Trauerverläufe durchlebt (s. ▶ Abschn. 3.2.8)

> ❯ Inkongruente und ungleich verlaufende Trauerverläufe zwischen Männern und Frauen nach einem pränatalem Verlust stellt für eine Beziehung ein großes Risiko für partnerschaftliche Konflikte und Trennungen dar.

3.3.11 Interventionen nach pränatalem Verlust

Obwohl die Prävalenz von prä- und perinatalem Verlust relativ hoch ist und die psychischen Belastungen eines solchen Verlustes in zahlreichen Studien nachgewiesen werden konnten, erhalten nur sehr wenige Mütter und Väter eine psychologische Unterstützung nach dem Verlust. Der Fokus der Versorgung liegt in der Regel in der medizinischen Behandlung und auf der körperlichen Gesundheit der Mutter. Die meisten Interventionsstudien, die diese Patientengruppe bisher untersuchten, waren auf die Prävention von Depression ausgerichtet. Wenige Studien richteten sich an die komplizierten Trauerreaktionen der Betroffenen. Die meisten Interventionen beginnen sehr früh nach dem Verlust, wenn die Trauernden sich noch in medizinischer Behandlung in der Klinik befinden. Lake et al. (1987) entwickelten ein psychologisches Unterstützungsprogramm für Frauen, die eine Totgeburt erlebt hatten. Das Programm begann noch vor der Krankenhausentlassung und dauerten 4–6 Monate. Die Ergebnisse der Studie zeigten allerdings keinen signifikanten Unterschied zwischen der Behandlungsgruppe und der Kontrollgruppe. Eine weitere Studie untersuchte im Rahmen eines Beratungsprogrammes nach pränatalem Verlust ebenfalls die Wirksamkeit anhand der Veränderung der Trauerreaktionen (Lilford et al. 1994). Auch in dieser Studie wurden keine signifikanten Unterschiede in der Trauer- und Depressionssymptomatik zwischen der Behandlungsgruppe und denjenigen gefunden, die *treatment as usual* (TAU) erhielten. Swanson und Kollegen fanden einen positiven Behandlungseffekt bei komplizierter Trauer in einer Paartherapie (Swanson et al. 2009). Sowohl Frauen als auch Männer profitierten von der Behandlung in gleichen Maßen.

In zwei randomisierten Kontrollgruppenstudien wurden ein internetbasiertes kognitiv-verhaltenstherapeutisches Behandlungsprogramm für komplizierte Trauer mit Eltern nach pränatalem Verlust evaluiert (Kersting et al. 2011b; Kersting et al. 2013). Internetbasierte Therapien bieten insbesondere für Menschen eine Behandlungsalternative, die aufgrund von Stigmatisierung, geographischer Unterversorgung oder aus familiären Gründen keine Spezialeinrichtung oder Klinik in Anspruch nehmen können. Mütter, die den Verlust eines Kindes in der Schwangerschaft zu bewältigen haben, sind in der Regel jüngere Menschen, die über einen Internetzugang verfügen und in ihrem Alltag dieses Medium nutzen. Aus diesem Grund liegt es nahe, das Internet auch für die therapeutische Kommunikation zu nutzen. Die Grundlage für dieses Präventionsprogrammes war das Behandlungsmanual für komplizierte Trauer (Wagner et al. 2006) und PTBS (Lange et al. 2001). Die Behandlungseffekte zeigen eine signifikante Reduzierung der Trauersymptomatik im Vergleich zu der Kontrollgruppe (s. ▶ Kap. 4).

> **Wirksamkeit von Trauerinterventionen nach pränatalem Verlust.**
> Die bisher durchgeführten Studien für Trauernde nach pränatalem Verlust zeigen unterschiedliche Ergebnisse. Während sehr frühe eingesetzte Interventionen und Beratungsprogramme keine Behandlungseffekte erzielen konnten, zeigen kognitiv-verhaltenstherapeutische Interventionen Trauerinterventionen und Paartherapien eine signifikante Reduzierung der Trauersymptomatik.

3.4   Plötzlicher Säuglingstod

Obwohl die Prävalenz des plötzlichen Säuglingstodes (SID, engl. *sudden infant death*) durch die Identifizierung von Risikofaktoren seit 1991 um etwa 80 % abgenommen hat, stellt der plötzliche Säuglingstod in den westlichen Industrieländern die häufigste Todesursache für die Postneonatalperiode dar. Derzeit liegt die Prävalenz bei 0.3 auf 1,000 Lebendgeburten (Poets 2012). SIDS hat einen Mortalitätsgipfel zwischen 2 und 4 Monaten und männliche Säuglinge sind häufiger betroffen (Bajanowski u. Poets 2004). Als Präventionsmaßnahmen gegen den plötzlichen Säuglingstod wurden die folgenden Faktoren identifiziert.

Präventionsmaßnahmen
- Schlafen des Kindes in der Bauchlage
- Rauchfreie Umgebung für das Kind
- Raumtemperatur von 18 °C optimal
- Schlafsack anstelle von Bettdecken
- Kind sollte nicht gemeinsam mit den Eltern im Bett schlafen
- Schnullergebrauch beim Schlafen
- Stillen des Kindes im 1. Lebensjahr

Der plötzliche Tod eines Kleinkindes oder Säuglings stellt in vielfacher Hinsicht eine besondere Belastung für die Eltern und das soziale Umfeld dar. In den meisten Fällen haben die Eltern ihr gesundes Kind zu Bett gebracht und stellen manchmal nur wenige Stunden später fest, dass ihr Baby leblos in seinem Kinderbett liegt. Vielleicht hat das Baby eine Erkältung gehabt oder leichte Krankheitssymptome. In der Regel verständigen die Eltern den Notfalleinsatz und der Notarzt versucht Vorort das Kind zu reanimieren. Bei erfolglosen Reanimationsversuchen wird die Todesfeststellung beim Kind durchgeführt (Helmerichs u. Saternus 2004). Parallel findet die Betreuung der Eltern statt, die sich in der Regel in einem Schockzustand befinden. Ein wichtiger Bestandteil der ärztlichen Leichenschau ist der Ausschluss von nicht-natürlichen Todesumständen. Die Bescheinigung eines »ungeklärten Todesfalles« des Kindes bedeutet jedoch, dass die Polizei hinzugezogen werden muss (Bajanowski u. Poets 2004). Dies bedeutet für die Eltern in den meisten Fällen eine extreme Belastung. Auf der einen Seite haben sie völlig unvorbereitet ihr Kind verloren, auf der anderen Seite können sie den Eindruck gewinnen, dass sie als »Tatverdächtige« behandelt werden. Ein sorgsamer Umgang des Notfallteams und der Polizei mit der Situation kann für die Eltern langfristig wichtig für ihre Trauerverarbeitung sein. Hingegen können negative Erfahrungen unter Umständen lebenslang belastende Erinnerungen darstellen.

Definition

Beteiligung der Eltern am Reanimationsprozess (Helmerichs et al. 2004).

Während es früher üblich war die Eltern vom Reanimationsprozess auszuschließen, fragen heute Notfallteams idealerweise, inwieweit sie involviert werden möchten (z. B. Herbeiholen von Tüchern).

Der Abbruch einer erfolglosen Reanimation sollte den Eltern mitgeteilt werden. Auch eventuelle Todeszeichen (z. B. Totenflecken) sollten den Eltern mitgeteilt werden. Eine eindeutige Todesfeststellung ist wichtig (z. B. »Ihr Kind ist tot«), damit die Eltern den Tod realisieren können und mit der Verarbeitung ab diesem Zeitpunkt beginnen können.

Die hinzugerufene Polizei untersucht den Sterbeort und die Eltern können über ihre familiäre Situation detailliert befragt werden. So ist es beispielsweise empfehlenswert, dass der behandelnde Notarzt Vorort den Sinn und Zweck der polizeilichen Untersuchung und einer Obduktion erläutert. Eine verdeckte Erkrankung (z. B. Meningitis) kann so beispielsweise erkannt werden und gibt den Eltern einen Erklärungsansatz für den frühzeitigen Tod des Kindes. Das Fehlen einer Ursache kann für die Eltern eine belastende Situation darstellen. Sie haben mitunter das Gefühl, sie hätten ihr Kind vernachlässigt.

In den meisten Fällen eines plötzlichen Säuglingstodes wird eine Obduktion des Kindes durchgeführt, um die tatsächliche Todesursache zu identifizieren. Den Eltern soll noch in ihrer Wohnung die Möglichkeit gegeben werden sich von ihrem Kind zu verabschieden.

Definition

gemäß Leitlinie »Plötzlicher Säuglingstod« (Poets 2012):

Der plötzliche Säuglingstod ist definiert als rasch eintretender Tod eines Säuglings, der nach der Anamnese unerwartet ist, bei dem die Auffindesituation und die äußere Besichtigung des Körpers keine Anhaltspunkte für einen nicht-natürlichen Tod ergeben und bei dem eine nach einem definierten wissenschaftlichen Protokoll durchgeführte postmortale Untersuchung (Autopsie) keine Befunde ergeben, die aus klinischer und histologisch-pathologischer Sicht als todesursächlich gelten können.

Nur wenige Studien untersuchten bisher die Folgen des plötzlichen Säuglingstodes auf die darauffolgende Trauerverarbeitung. Die meisten Studien zu verwaisten Eltern oder prä- oder perinatalen Verlusten schließen zwar Eltern nach einem plötzlichen Säuglingstod als Untersuchungsgruppe mit ein, aber diese Elterngruppe wird selten in ihren Trauerreaktionen alleine analysiert. Ein norwegische Langzeitstudie untersuchte eine kleine Stichprobe von 26 Eltern im Langzeitverlauf von 12–15 Jahren (Dyregrov u. Dyregrov 1999). Die Ergebnisse zeigten, dass 12–15 Jahre nach dem Verlust ihres Kleinkindes die psychischen Belastungen für Mütter und Väter gleich hoch waren. Das ist interessant, da die Mütter in den ersten Jahren nach dem Verlust höhere Belastungswerte in ihrer Trauer und Depression aufzeigten als die Väter. Eine Erklärung der Autoren ist, dass die Frauen durch den größeren wahrgenommenen Stress eher dazu tendieren ihre Trauer und Emotionen zu verarbeiten. Männer hingehen haben besonders in der ersten Trauerphase das Gefühl, dass sie »stark sein« müssen, um ihren Partner zu unterstützen. Das kann dazu führen, dass sie letztendlich ihre Trauer nicht verarbeiten.

3.5   Trauernde Kinder und Jugendliche

Der Verlust eines Elternteils oder eines Geschwisters in der Kindheit oder im Jugendalter kann langfristige psychische Beeinträchtigungen für die Kinder oder Jugendlichen bedeuten. Der Verlust beinhaltet eine Reihe von belastenden Einzelfaktoren, die sich wesentlich von der Erwachsenentrauer unterscheiden. So verliert das Kind nicht nur eine der wichtigsten Bezugspersonen, sondern es muss sich als Folge des Verlustes an ein verändertes Familiensystem anpassen. Hinzu kommt häufig die Trauer des überlebenden Elternteils um den verstorbenen Partner oder der Eltern um das verstorbene Kind. Dem trauernden Kind wird weniger Aufmerksamkeit zu Teil oder es übernimmt eine Beschützerolle im Familiensystem, insbesondere, wenn das Kind bereits älter ist. Dies kann zu einer geschwächten Familienkohäsion führen und dysfunktionale interfamiliäre Verhaltensmuster können entstehen. Durch eine spätere Wiederheirat des überlebenden Elternteils treten neue Betreuungs- und Bezugspersonen in das Leben des Kindes ein. Häufig ging dem Tod des Eltern- oder Geschwisterteils eine langjährige Krankheitsphase voraus oder die Familie war psychischen Belastungen vor dem Tod ausgesetzt (z. B. bei Suizid und gewaltsamen Tötungsdelikten innerhalb der Familie). Aber auch negative finanzielle Veränderungen nach dem Tod eines Elternteils können das Familienleben maßgeblich für die hinterbliebenen Kinder beeinträchtigen. Umzüge, Schulwechsel oder andere Betreuungspersonen als Folge des Verlustes können das bisherige Leben der Kinder weitestgehend verändern und eine hohe Anpassungsleistung erfordern.

> **Belastungsfaktoren von Kindern und Jugendlichen nach dem Tod eines Elternteils**
> - Anpassung an neues Familiensystem (z. B. neue Bezugspersonen, Wiederheirat)
> - Hinterbliebener Elternteil ebenfalls in Trauer
> - Verwaiste Kinder erhalten durch trauernden Elternteil weniger Aufmerksamkeit
> - Kinder übernehmen Eltern- oder Beschützerrolle
> - Finanzielle Veränderungen
> - Umzüge, Ortswechsel, Schulwechsel

Kinder und Jugendliche, die ein Elternteil oder ein Geschwisterkind verloren haben, trauern anders als Erwachsene und die Trauer unterscheidet sich maßgeblich durch das Alter des Kindes. Erwachsene fühlen sich unter Umständen überfordert dem Kind altersadäquat den Tod des Familienmitgliedes zu vermitteln. Es herrscht oft Unklarheit in den betroffenen Familien, wie gegenüber dem Kind mit dem Tod umgegangen werden kann. Der überlebende Elternteil fühlt sich mitunter nicht in der Lage dem Kind die wahren Todesumstände zu vermitteln und versucht vielleicht die Kinder durch das Zurückhalten von Informationen zu schützen. Dies ist insbesondere häufig bei stigmatisierten Todesfällen, wie beispielsweise Suizid oder Tötungsdelikte der Fall. Inzwischen haben eine Reihe von Studien belegt, dass Kinder frühestens ab

◘ Tab. 3.6 Kognitive Konzepte von Kindern und Jugendlichen zum Tod nach Altersgruppen

Altersgruppe	Kognitives Verständnis und Verhaltensweisen
1–3 Jahre	– Kein entwickeltes Konzept von Tod und Sterben – Kinder reagieren sensibel auf Trauerreaktionen innerhalb des Familiensystems – Kein Verständnis von zeitlich begrenzter und permanenter Trennung – Trauerreaktion in Form von somatischen Veränderungen (z. B. Bettnässen, Schreianfälle)
4–7 Jahre	– Kinder können ab dem Alter von 4 Jahren mithilfe der Eltern ein Verständnis vom Tod entwickeln – Ab 5 Jahren können die Kinder einen Unterschied zwischen temporären und permanenten Trennung verstehen – Kinder ab 7 Jahren haben ein volles Verständnis vom Tod
8–12 Jahre	– Bewusstsein, dass der Tod universell ist und jeden Menschen betrifft – Außerfamiliäre soziale Netzwerke (z. B. Schulverbände, Peergroups) sind wichtige Ressourcen – Abschiednehmen vom verstorbenen Elternteil wird empfohlen – Beteiligung an der Organisation des Begräbnisses, etc. – Kind mit den realen Todesumständen kindgerecht konfrontieren
13–18 Jahre	– Intensives Erleben von Trennungsschmerz und Sehnsucht nach der verstorbenen Person – Streben nach Unabhängigkeit von der Familie und Trauer stehen in Konflikt zueinander – Angst vor dem »anders sein« in der Peergruppe durch den Verlust des Elternteils – Freizeitaktivitäten stehen oft im Vordergrund – Häufiger (kurzfristiger) Rückzug von der Familie – Peergroup wichtige Ressource und soziale Unterstützung – Ab 16–18 Jahren nimmt Trauer immer mehr Form der Erwachsenentrauer an – Jugendliche übernehmen Vater- oder Mutterrolle innerhalb der Familie

dem Alter von ca. 4 Jahren dazu fähig sein können, mithilfe der Erwachsenen den Tod als etwas irreversibles und für immer trennendes zu verstehen (Black 1996). Hierbei spielt es eine wichtige Rolle, in welcher Art und Weise der Tod den Kindern vermittelt wird.

Dennoch hängt das Verständnis vom Tod für Kinder oder Jugendliche im Wesentlichen von der kognitiven Entwicklung und allgemeinen Reife ab. Im Folgenden werden die kognitiven Konzepte von Tod und Sterben bei Kindern vorgestellt (s. ◘ Tab. 3.6) (Poltorak u. Glazer 2006).

3.5.1 Kinder zwischen 1–3 Jahren

Kinder in dieser Altersgruppe haben noch kein entwickeltes Konzept von Tod oder Sterben. Das Kind in diesem Alter nimmt vor allem das Fehlen des Elternteils oder anderer Bezugspersonen war und reagieren sensibel auf die allgemeine Stimmung der Bezugspersonen. Es reagiert auf die Anspannung und Trauer des überlebenden Elternteils, kann aber nur begrenzt kognitiv das Ausmaß oder die Gründe der emotionalen Stimmung in der sozialen Umwelt deuten. Eine Unterscheidung zwischen einer zeitlich begrenzten und einer permanenten Trennung ist ihnen in diesem Alter nur schwer möglich. Die Reaktion auf die Trennung von der verstorbenen Bezugsperson äußerst sich vorwiegend durch ein verändertes somatisches Funktionieren, wie beispielsweise Schwierigkeiten zu essen, Bettnässen oder Schlafstörungen, aber auch in regressivem Verhalten oder Wut- und Schreianfällen (Miller 2009). Für diese Kinder ist es wichtig, dass die Bezugspersonen ein ruhiges familiäres Gleichgewicht für die Kinder bewahren. Dies beinhaltet regelmäßige Tagesabläufe und ein stabiles soziales Umfeld. Dies kann insbesondere dann eine besondere Herausforderung für den überlebenden Elternteil sein, wenn er selbst durch die Trauer emotional sehr belastet ist oder wenn sich durch sozioökonomische Schwierigkeiten die Betreuungssituation verändert hat.

3.5.2 Kinder im Alter von 4–7 Jahren

Untersuchungen zeigten, dass Kinder erst ab dem Alter von sieben Jahren ein volles Verständnis vom Tod haben können. Allerdings können auch jüngere Kinder (ab ca. 4 Jahren) mit Unterstützung der Bezugspersonen in der Lage sein das Konzept des Todes einer nahe stehenden Person zu verstehen. Dennoch verstehen Kinder in dieser Altersgruppe noch nicht, dass der Tod ein universelles Geschehen ist und jeder Mensch eines Tages sterben wird. Sie sehen den Tod des Eltern- oder Geschwisterteils als individuelle eigene Erfahrung, die nur ihnen widerfahren ist (Miller 2009). Ihr Konzept vom Tod findet Ausdruck in temporär begrenzter Abwesenheit, wie zum Beispiel: »der Papa ist weggegangen«, oder »die Mama schläft«. Das heißt, die Kinder schließen die Möglichkeit mit ein, dass die verstorbene Person noch einmal zurückkommen könnte. Aus diesem Grund kann das Kind so wirken, als würde es der Tod des Vaters oder der Mutter nicht belasten. Für die hinterbliebenen Bezugspersonen ist es deshalb wichtig die Realität des unumkehrbaren Todes des Elternteils, soweit wie möglich dem Kind nahezubringen. Häufig verwendete Konzepte, wie beispielsweise »der Papa ist nun im Himmel« können den Kindern die unwiederbringliche Realität des Verlustes geeigneter näherbringen, als beispielsweise »der Papa schläft«. Ab dem Alter von fünf Jahren können die meisten Kinder den Unterschied zwischen einer temporären und einer permanenten Trennung verstehen und können ein Bewusstsein dahin gehend entwickelt haben, dass jeder Mensch sterben muss (Black 1998). Auch der Unterschied zwischen einer lebenden und einer toten Person (z. B. die verstorbene Person bewegt sich nicht mehr und kann nicht mehr hören oder sehen) ist für sie ab diesem Lebensalter nachzuvollziehen. Bei gewaltsamen Todesfällen (z. B. Suizid oder Mord) erlebt das Kind häufig, dass die Bezugsperson selbst in großen Ängsten ist oder der Suizid für die überlebende Familie ein großer Schock ist. In diesen Fällen ist es wichtig dem Kind ein Gefühl von Sicherheit zu vermitteln, dass dieses Ereignis nicht jederzeit wieder eintreten kann und dass es sich in einem sicheren sozialen Umfeld befindet.

Umgang mit dem trauernden Kind und Jugendlichen

Die Trauer um den verstorbenen Vater oder die verstorbene Mutter ist sowohl für den verwitweten Partner als auch für die verwaisten Kinder eine belastende Zeit, in welcher sich die Familienkohäsion verschlechtern kann und den Kindern weniger Aufmerksamkeit zuteilwird als vor dem Tod.

Folgende Faktoren können langfristig einen Trauerprozess fördern:

- Stabiles soziales Umfeld
- Kein ständiger Wechsel der Betreuungspersonen
- Regelmäßige Tagesabläufe
- Förderung des Kontaktes zur Peergruppe
- Klare Familienstrukturen mit regelmäßigen Mahlzeiten, Hausaufgabenbetreuung
- Keine Rollenverschiebungen
- Gemeinsam verbrachte Freizeit

3.5.3 Kinder im Alter von 8–12 Jahren

In dieser Altersgruppe haben Kinder bereits ein realistisches Verständnis vom Tod entwickelt und sind sich des permanenten Verlustes bewusst. Allerdings kann dieses Bewusstsein für die Endlichkeit des Lebens auch Ängste beim Kind hervorrufen. Sie sind sich darüber im Klaren, wenn dieses Unglück der eigenen Mutter oder der Schwester zu Teil war, dann kann es ihnen ebenso passieren. Stirbt das Elternteil beispielsweise an einer Krebserkrankung, kann das Kind verstärkte Ängste und Sorgen entwickelt, dass es selbst oder seine Geschwister ebenso an dieser Krankheit versterben könnten. Aus diesem Grund ist es wichtig, Kinder in dieser Altersgruppe regelmäßig zu ihren Gedanken und Sorgen über den Tod zu befragen. In diesem Alter wird auch generell vorgeschlagen, dass Kinder vom Leichnam des Elternteils oder des Geschwisterkindes Abschiednehmen sollten. Ausnahmen sind, wenn sich das Kind weigert oder der Leichnam sich nicht mehr in einem vorzeigbaren Zustand befindet. Das Kind sollte auf die Situation gut vorbereitet werden, indem ihm vorab erklärt wird, was es genau erwarten wird. Die Integration eines Kindes dieser Altersgruppe in die Organisation der Beerdigung und eine kindgerechte Aufklärung über die Todesumstände kann dem Kind den Trauerprozess vereinfachen. Verheimlichungen bezüglich der Todesumstände, insbesondere bei Suiziden, können in dem Kind schlimme Phantasien des tatsächlichen Geschehnisses hervorrufen, die sich über Jahre hinweg manifestieren können. Nicht selten fühlt sich das Kind auf eine unrealistische Art und Weise verantwortlich am Tode.

Fallbeispiel
Beispiele von Schuldgefühlen eines 8-jährigen Jungen nach dem Unfall.

»Ich wollte nicht, dass sie mit meinen Spielsachen spielt, da sie immer alles kaputt machte. Ich habe sie dann in das Kinderzimmer eingeschlossen, damit ich meine Ruhe hatte und ich hörte sie weinen. Am nächsten Tag passierte dann der Unfall und nun ist sie tot und ich bin schuld, weil sie so traurig war.«

Im Gegensatz zu kleineren Kindern, sind Kinder in dieser Altersgruppe in der Regel in Schulverbände und Freundeskreise integriert und verbringen einen Großteil ihrer Freizeit mit ihrer Peergruppe. Dies ermöglicht den Kindern sich neben der trauernden Familie in anderen sozialen Netzwerken zu engagieren, die nicht direkt mit dem Tod des Eltern- oder Geschwisterteils in Zusammenhang steht. Diese außerfamiliären Aktivitäten in der Peergruppe können für die Kinder eine wichtige Ressource darstellen. Häufig ist es für die trauernde Familie oder den hinterbliebenen Elternteil schwer zu verstehen, dass ihr Kind »so wenig« trauert oder sich von dem familiären Zuhause zurückzieht (Miller 2009). In dieser Zeit ist es wichtig, dem Kind zu versichern, dass es in Ordnung ist, dass es sein Leben außerhalb der trauernden Familie leben kann. Dennoch ist es für die Familienkohäsion empfehlenswert eine Familienstruktur mit regelmäßigen Mahlzeiten, Hausaufgaben und allgemeiner Disziplin aufrechtzuerhalten. Dies ist sowohl für das Elternteil, als auch für das Kind im Trauerprozess langfristig hilfreich. Gerade wenn es für den verwitweten Partner schwierig ist den Alltag zu bewältigen, kann es eine große Herausforderung

darstellen, regelmäßig aufzustehen und Essen für die Familie zu kochen. Nicht selten misslingt dem trauernden Elternteil diese Aufgabe, aufgrund des eigenen Trauererlebens und der Unfähigkeit noch einen Sinn im Leben nach dem Tod des Partners zu sehen. Eine klare Familienstruktur dient demzufolge sowohl dem Elternteil als auch dem Kind bei der Verarbeitung der Trauer und der Prävention von depressiven Episoden.

3.5.4 Jugendliche (13–18 Jahre)

Für Jugendliche stellt der Tod eines Elternteils eine besondere Herausforderung dar. Während der Pubertät sind Teenager häufig mit ihren Emotionen und Gedanken überfordert. Hinzukommt ein natürlicher Abnabelungsprozess von den Eltern, der eine wesentliche Rolle in der Individualisierung des heranwachsenden Menschen spielt. Interfamiliäre Konflikte in dieser Lebensphase sind meistens unvermeidbar und sind an sich schon eine Herausforderung an das Familiensystem. Aus diesem Grund stellt das Unabhängigkeitsbestreben auf der einen Seite und das Trauern um ein Familienmitglied auf der anderen Seite, einen großen inneren Konflikt für die Jugendlichen dar. Der Jugendliche fürchtet durch den Tod des Elternteils, »anders« als die anderen Jugendlichen zu sein. Wenn das verstorbene Elternteil bereits an einer längeren Erkrankung litt, können insbesondere in der terminalen Phase der Erkrankung die Bestrebungen nach Unabhängigkeit, mit den Bedürfnissen des kranken Elternteils nach Nähe und Zuwendung kollidieren. Den Freizeitaktivitäten mit Freunden und der Peergruppe wird mitunter Vorrang gegeben, welches häufig zu Unverständnis bei den Eltern führt und als egoistisches Verhalten bewertet wird. Manche Jugendliche vermeiden es auch den sterbenden Vater oder die sterbende Mutter im Krankenhaus ein letztes mal zu besuchen, da sie die Situation als emotional zu belastend erleben. Dies kann spätere Schuldgefühle verursachen, weil sie die letzte Zeit vor dem Tod nicht mit dem verstorbenen Elternteil verbracht hatten.

Jugendliche können Gefühle von Trauer und Trennungsschmerz sehr intensiv erleben und durchlaufen häufig nach dem Tod eines Elternteiles schulische Schwierigkeiten. Im Gegensatz zu den anderen Altersgruppen ziehen sich Jugendliche teilweise völlig zurück und vermeiden das Gespräch mit anderen Familienmitgliedern über das verstorbene Elternteil. Dies ist häufig Grund zur Sorge für den Rest der Familie. Dennoch gilt die soziale Unterstützung von Freunden aus der Peergruppe als wichtiger protektiver Faktor. Die Möglichkeit sich mit einer nahe stehenden Person außerhalb der Familie auszutauschen, wird als erleichternd in ihrer Trauer erlebt (Christ et al. 2002). Die Trauer des älteren Jugendlichen (16–18 Jahre) nimmt immer mehr die Form der Trauer des Erwachsenen an, mit zeitweise überwältigendem Trennungsschmerz und Sehnsucht nach dem verstorbenen Elternteil. Der Jugendliche beschäftigt sich vermehrt in inneren Dialogen mit dem verstorbenen Elternteil und versucht den Wünschen des Elternteils ihn oder sie betreffend zu erfüllen (Christ et al. 2002).

Ein wichtiges Thema spielt in Familien, nach dem Verlust eines Familienangehörigen die umgekehrte **Rollenverteilung**. Wenn der hinterbliebene Elternteil aufgrund von eigenen psychischen Problemen nicht mehr in der Lage ist die Familienstruktur aufrechtzuerhalten, übernimmt häufig der Jugendliche die väterliche oder mütterliche Rolle. Wenn es noch weitere Geschwister gibt, versorgt er oder sie diese zeitweise, indem er für sie kocht und sie bei den Schulaufgaben betreut. In seiner Trauer ist dieser Jugendliche in der Regel auf sich alleine gestellt.

Empfehlungen für Jugendliche kurz vor und nach dem Tod eines Elternteils (Christ et al. 2002)
- Informieren über den unmittelbar bevorstehenden Tod des Elternteils und Ermutigung zu einem letzten Abschiednehmen
- Baldige Rückkehr zur Schule, sofern der Jugendliche es wünscht
- Aufbewahren von Erinnerungsstücken des Elternteils für den Jugendlichen (z. B. Kleidungsstücke, Uhr)
- Ermutigung des Jugendlichen an Ritualen, Grabbesuchen, etc. teilzunehmen
- Informieren des Jugendlichen über den Trauerprozess
- Ermöglichen von angenehmen und positiven Aktivitäten innerhalb der Familie

---

3.5.5 Psychische Gesundheit nach dem Tod eines Elternteils

Eine Reihe von Studien haben die negativen Auswirkungen von früher Trauer in der Kindheit dokumentiert. Eines der am häufigsten auftretenden Störungsbilder bei verwaisten Kindern und Jugendlichen ist die Depression (Harrison u. Harrington 2001; Mack 2001). McCarthy (2006) geht davon aus, dass 50–66 % aller Jugendlichen, die ein Elternteil verloren haben depressive Symptome entwickeln. Davon konnten 20–30 % als Risikogruppen identifiziert werden, die eine psychologische Intervention benötigten. Die Folgen des elterlichen Verlustes wurde in einer Reihe von Langzeitstudien erfasst. Mack et al. (2001) fanden in einer großen US-Haushaltsstudie signifikant erhöhte Depressionswerte bei Studienteilnehmern, die ein Elternteil als Jugendliche verloren hatten, im Vergleich zu denen, welche in intakten Familien aufwuchsen oder deren Eltern sich scheiden ließen. Eine große Bevölkerungsstudie in Dänemark konnte zeigen, dass Menschen, die früh mindestens ein Elternteil verloren hatten, eine signifikant höhere Wahrscheinlichkeit aufzeigten, im späteren Leben aufgrund einer affektiven Störung in ein Krankenhaus eingewiesen zu werden, als eine nicht-verwaiste Kontrollgruppe (Appel et al. 2013). Dies galt insbesondere dann, wenn ein Elternteil durch Suizid ums Leben kam.

Bisher gibt es nur wenige Studien, die den Trauerverlauf von Kindern und Jugendlichen untersuchten. Melhem et al. (2011) untersuchten den Trauerverlauf von Jugendlichen über einen Zeitraum von drei Jahren nach dem unerwarteten Tod eines Elternteils. Bei mehr als der Hälfte der Jugendlichen nahmen die Trauerreaktionen innerhalb des ersten Jahres relativ schnell ab. 31 % der Jugendlichen zeigten hingegen eine eher langsame Abnahme der Trauersymptomatik über diesen Zeitraum und 10 % der befragten Jugendliche zeigten noch drei Jahre nach dem Verlust eine hohe und andauernde Trauersymptomatik. Einflussfaktoren für die langandauernden komplizierten Trauerreaktionen waren eine frühere Diagnose einer Depression vor dem Tod des Elternteils und eine höhere Prävalenz der Depression sowohl von den Jugendlichen als auch vom überlebenden Elternteil

9 Monate nach dem Verlust. Das heißt, die psychische Gesundheit des überlebenden Elternteils spielt eine wesentliche Rolle bei der Entwicklung einer komplizierten Trauer. Melhem et al. (2008) untersuchten des Weiteren den Zusammenhang zwischen einer psychiatrischen Erkrankung des verstorbenen Elternteils und der späteren psychischen Gesundheit der verwaisten Kinder. Die Autoren fanden ein erhöhtes Risiko der verwaisten Jugendlichen an einer bipolaren Störung und einer Depression zu leiden, wenn der verstorbene Elternteil vor dem Tod an einer psychiatrischen Störung litt. Jugendliche, bei denen ein Elternteil durch Suizid verstarb, zeigten eine erhöhte Vulnerabilität zwei Jahre nach dem Verlust, eine Depression oder eine Alkohol- oder Drogenabhängigkeit zu entwickeln (Brent et al. 2009).

In einer Reihe von Studien wurde bei verwaisten Jugendlichen ein erhöhtes Risiko gefunden einen **Suizidversuch** zu unternehmen oder durch Suizid zu sterben (Jakobsen u. Christiansen 2011; Niederkrotenthaler et al. 2012). Bylund Grenklo et al. (2013) verglichen in einer schwedischen Bevölkerungsstichprobe Jugendliche, die ein Elternteil durch eine Krebserkrankung verloren hatten, mit Jugendlichen, die noch lebende Eltern hatten, in Bezug auf **selbstverletzendes Verhalten**. Die Ergebnisse zeigten, dass Jugendliche, die ein Elternteil durch Krebs verloren hatten, ein zweifach höheres Risiko hatten sich selbst zu verletzten, im Vergleich zur Kontrollgruppe. Als Gründe für das selbstverletzende Verhalten der Jugendlichen wurde die Depression und emotionale Taubheit als moderierender Faktor genannt. Selbstverletzendes Verhalten hilft den Betroffenen ihren Affekt (z. B. von Trauergefühlen übermannt zu werden) zu regulieren. Neben einem erhöhten Risiko von selbstverletzendem und suizidalem Verhalten, konnte auch gezeigt werden, dass Jugendliche, die ein Elternteil durch einen unerwarteten Tod verloren hatten, ein **erhöhtes Gesundheitsrisikoverhalten** im Vergleich zu einer nicht verwaisten Kontrollgruppe aufwiesen (Hamdan et al. 2012). Gesundheitsrisikoverhalten kann folgende Verhaltensweisen beinhalten: sexuelles Risikoverhalten, Tragen von Waffen, andere und sich selbst in Gefahr bringen, keinen Sicherheitsgurt im Auto tragen und an Schlägereien teilnehmen. Gründe dafür sind, dass

die Familienkohäsion nach dem Tod des Elternteils maßgeblich geschwächt wurde und demzufolge die Bezugsperson zunehmend weniger Einfluss auf den Jugendlichen hat. Häufig leiden die verwitweten Bezugspersonen selbst an einer psychologischen Störung und füllen sich dadurch nicht mehr in der Lage, den Jugendlichen entsprechend zu betreuen.

> **Selbstverletzendes Verhalten und Suizid:** Verwaiste Jugendliche zeigen eine signifikant höhere Wahrscheinlichkeit sich selbst zu verletzen, einen Suizidversuch zu unternehmen oder Suizid zu begehen. Des Weiteren zeigen sie ein erhöhtes Risiko für gesundheitsschädliches Verhalten. Als Gründe werden neben einer depressiven Symptomatik die Affekt- und Emotionsregulation genannt, um die inneren Spannungen, welche durch den Tod verursacht wurden, zu regulieren.

3.5.6 Schulische Leistungen

Die Auswirkung des Verlustes eines Elternteils auf Jugendliche zeigte in einer Reihe von Studien widersprüchliche Aussagen. Sweeting et al. (1998) fanden in ihrer schottischen Erhebung heraus, dass junge Männer, bei denen ein Elternteil als Jugendlicher verstorben war, eher die Schule beendeten als die Kontrollgruppe. Außerdem strebten sie danach seltener eine höhere akademische Weiterbildung an (z. B. Studium). Worden (1996) berichtete, dass 20 % der verwaisten Jugendlichen schulische Probleme angaben und Konzentrationsschwierigkeiten aufwiesen. Hingegen zeigten Maclean und Kuh (1991), dass Jugendliche, deren Eltern sich scheiden ließen, schlechtere schulische Leistungen hervorbrachten, als verwaiste Jugendliche. Die bisherige wissenschaftliche Datenlage gibt keinen klaren Hinweis dahin gehend, dass die Mehrzahl der verwaisten Jugendlichen an schulischen Schwierigkeiten leiden. Dennoch gibt es ähnlich wie bei den psychischen Risikofaktoren eine kleine Gruppe von Jugendlichen, für die es schwierig sein kann, in den Schulalltag wieder einzusteigen. Die Schulleistungen können von Faktoren beeinflusst werden, die allerdings in den meisten Studien methodisch nicht berücksichtigt wurden. So kann beispielsweise eine psychische Störung des Jugendlichen oder des überlebenden Elternteils nach dem Verlust ein wichtiger moderierender Faktor sein. Ferner können lange Krankheitsphasen vor dem Tod des Elternteils die schulische Leistung bereits beeinflusst haben.

> **Die Beziehung des Jugendlichen zur verstorbenen Person, vor dessen oder deren Tod, beeinflussen die spätere Trauerverarbeitung und Entwicklung des Jugendlichen. Douglas et al. (1968) bestätigten als wesentlichen Faktor, der eine gute oder schlechte Trauerverarbeitung vorhersagte, ob das verstorbene Elternteil vor dem Tod an einer langen Erkrankung litt oder nicht.**

3.5.7 Familiensystem nach dem Verlust

Wissenschaftliche Ergebnisse aus der Forschung mit Scheidungskindern zeigten, dass Jugendliche, die in einem Ein-Eltern-Haushalt aufwachsen, eher unter beeinträchtigtem Wohlbefinden leiden, als Kinder, die in einem Zwei-Eltern-Haushalt aufwachsen. Die alleinerziehende Mutter oder der alleinerziehende Vater kann weniger zeitliche und persönliche Ressourcen für die zu versorgenden Kinder zur Verfügen haben. Sweeting et al. (1998) fanden einen starken Zusammenhang zwischen der investierten Zeit in Familienaktivitäten und besserer psychischer Gesundheit und besserer schulischen Leistungen bei verwaisten Jugendlichen. Ähnlich wie bei den Scheidungskindern verbrachten Familien nach dem Verlust eines Elternteils weniger Zeit miteinander als Zwei-Eltern-Haushalte. Ein weiterer wichtiger Aspekt betrifft die Beziehungsqualität des Jugendlichen mit dem hinterbliebenen Elternteil. Ebenso vergleichbar mit Befunden aus der Forschung mit geschiedenen Kindern, wird die psychische Gesundheit und das Wohlergehen des Jugendlichen im Wesentlichen durch die Erziehungsqualitäten, die Empathie und Wärme des hinterbliebenen Elternteils bestimmt (Saler u. Skolnick 1992). Ein positiver und unterstützender Erziehungsstil wirkt protektiv auf die Trauerverarbeitung der Jugendlichen. Hingegen können Eltern, die selbst depressiv sind oder einen passiven Bewältigungsstil zeigen, einen Risikofaktor für die psychische Gesundheit der Jugendlichen darstellen. Familien, welche eine emotionale Nähe und regelmäßige persönliche Gespräche in ihrem Alltag führen, können im Laufe der Zeit zu einer deutlichen Reduzierung der Angst- und Trauergefühle des Jugendlichen führen.

3.5.8 Positive Entwicklungen

Das Konzept der persönlichen oder traumatischen Reifung nach einem traumatischen Ereignis oder Verlust ist ein etabliertes Konzept in der Resilienzforschung. Die posttraumatische Reifung beschreibt einen wahrgenommenen Reifungsprozess und positive Veränderungen nach dem Verlust. Der Resilienzforschung bei verwaisten Jugendlichen wurde bisher wenig Beachtung geschenkt. Bedingt durch den Trauerfall, können Jugendliche auch Stärken entwickeln und allgemein eine positive Entwicklung zeigen.

Eine Reihe von positiven Entwicklungsfaktoren wurden bei trauernden Jugendlichen gefunden (McCarthy 2006):

- Realistischere Sichtweise auf das Leben
- Gefühl von Stärke
- Zunahme der persönlichen Reifung
- Erhöhte Spiritualität
- Wertschätzung ihrer persönlichen Beziehungen
- Erhöhtes Selbstwertgefühl

Insbesondere ein verbessertes Selbstwertgefühl und persönliche Reifung im Vergleich zu nicht-trauernden Kontrollgruppen wurden in einer Reihe von Studien gefunden (Fleming u. Balmer 1996). Auch wenn die Studien im Allgemeinen eine hohe Varianz aufzeigten, ist es dennoch wichtig den Aspekt der persönlichen Reifung nach einem Verlust, insbesondere bei Jugendlichen zu berücksichtigen und zu fördern. Die meisten Jugendlichen werden durch den Tod eines Elternteils früher erwachsen. Sie müssen sich mitunter um das hinterbliebene Elternteil oder weitere Geschwister kümmern. Diese Aufgaben bewältigt zu haben, kann bei den späteren Erwachsenen ein Gefühl von Zuversicht hinterlassen, dass sie in der Lage sind, auch schwierige Lebenssituationen zu bewältigen. Die frühe Erkenntnis, dass das Leben endlich ist, kann zu einer Wertschätzung des eigenen Lebens und der Beziehung zu anderen führen. Jedoch gibt es nur wenige Studien, welche den Aspekt der persönlichen Reifung bei verwaisten Jugendlichen systematisch evaluierten. Zukünftige Forschung sollte deren Einfluss auf die psychische Gesundheit und der allgemeinen Resilienzentwicklung untersuchen.

3.5.9 Trauernde Geschwister

Geschwister verbindet miteinander den längsten Familienzusammenhalt, der mit der Geburt des jüngeren Bruders oder Schwester beginnt und mit dem Tod eines Geschwisterteils endet. Geschwister teilen die sozialen und genetischen Voraussetzungen der Familie und beeinflussen einander in der Entwicklung.

Geschwister, die einen Bruder oder eine Schwester verlieren sind in vielerlei Hinsicht die »vergessenen Trauernden« (Rothman 2002). Das verwaiste Geschwisterkind muss nicht nur die eigene Trauer um das Geschwisterkind verarbeiten, sondern ist weitestgehend davon beeinflusst, in welcher Form die Eltern um ihr verstorbenes Kind trauern. Verwaiste Eltern haben ein hohes Risiko nach dem Tod ihres Kindes an einer psychischen und/oder physischen Erkrankung oder einer erhöhten Mortalität zu leiden (s. ▶ Abschn. 3.2.2).

> **Geschwister – »die vergessenen Trauernden«:** Jugendliche, die einen Bruder oder eine Schwester verloren haben finden in vielerlei Hinsicht weniger Beachtung als andere Trauergruppen. Obwohl die Anzahl der trauernden Geschwister relativ groß ist, fand diese Trauergruppe nur wenig wissenschaftliche Beachtung. Innerhalb des Familiensystems findet die Trauer der Geschwister häufig nur unzureichende Aufmerksamkeit, da die Eltern emotional nicht in der Lage sind sich um das trauernde Kind zu kümmern. Vielmehr übernehmen diese Kinder häufig Elternrollen und

getrauen sich mitunter nicht der Mutter oder dem Vater von ihren eigenen Trauergefühlen zu berichten, da dies die Eltern wiederum noch mehr belasten würde.

Diese Faktoren beeinflussen das Wohlergehen der noch lebenden Kinder. In der akuten Trauerphase sind die Eltern häufig emotional nicht in der Lage auf ihre noch lebenden Kinder in der angemessenen Form einzugehen. Der eigene Schmerz und die Trauer ein Kind verloren zu haben, ist für die meisten Menschen insbesondere in dieser Phase der Trauer gefühlsmäßig überwältigend. Es ist eine der schwierigsten Aufgaben für die Eltern in dieser Situation ihre Elternrolle auszufüllen und der Familie Struktur und Halt zu geben. Die Eltern sind damit konfrontiert, nicht nur selbst den größtmöglichen Schmerz zu ertragen und auszuhalten. Sie sollten auch noch einem weiteren jungen Menschen in der Familie Unterstützung geben, mit der Trauer um den Bruder oder Schwester umzugehen. Dies beinhaltet für das Kind da zu sein, Trost zu geben, aber auch die Leere, die durch das tote Kind entstanden ist, zusammen auszuhalten. Die meisten Eltern erleben dies als eine paradoxe Situation: In der Situation, in der ihre Kinder sie am meisten brauchen, sind sie emotional am wenigsten in der Lage die Hilfe zugeben, welche die Kinder oder das Kind benötigen. Diese Unfähigkeit die noch lebenden Kinder in der Familie emotional zu unterstützen, kann langfristige Folgen für die Geschwister bedeuten. Viele Kinder berichten noch Jahre später davon, dass sie sich in den ersten Jahren nach dem Tod des Geschwisterkindes ungeliebt und verlassen gefühlt haben. Die verwaisten Eltern wirkten oft unerreichbar und emotional weit entfernt von den noch lebenden Kindern. Häufig übernehmen die überlebenden Kinder, je nach Alter, die Rolle der Versorger und Tröster der Eltern. Diese Rolle ist für die Geschwister häufig die einzige Möglichkeit den Eltern emotional nahezukommen. Auch Wut und Zornesausbrüchen wurden bei trauernden Geschwistern vermehrt festgestellt, insbesondere dann, wenn sie sich vernachlässigt fühlen (McCown u. Davies 1995). Aber auch über andere psychische Folgestörungen nach dem Tod eines Geschwisterkindes wurden in einer Reihe von Studien berichtet. Balk (1983) fand in seiner Studie heraus, dass 33 % bis 50 % der Kinder, die ein Geschwisterteil verloren haben, an psychischen Belastungen litten, wie beispielsweise Depression, Wut oder Schuldgefühle. In einer weiteren Studie wurden die Prävalenz von Depression und komplizierter Trauer 3 Jahre nach dem Verlust eines Geschwisterteils oder eines Freundes/Freundin untersucht (Herberman Mash et al. 2013). 57 % der Jugendlichen, die ein Geschwisterteil verloren hatten, litten an einer komplizierten Trauer, im Vergleich zu 15 % derjenigen, die eine nahe stehende Freundin/ Freund verloren haben. In der Gesamtstichprobe zeigten 31 % eine leichte bis schwere Depression. Diejenigen der Jugendlichen, die ihre Beziehung als tief gehend beschrieben, zeigten signifikant höhere komplizierte Trauerwerte. Hingegen konnte bei denjenigen, die zwar keine enge Beziehung aber dafür eine konfliktreiche Beziehung zur verstorbenen Person hatte, höhere somatische Beeinträchtigungen gefunden werden. Jedoch standen weder Intensität noch Konflikte in Relation zu einer Depression. Worden et al. (1999) untersuchten, inwieweit der Tod eines Elternteils sich von dem Tod eines Geschwister unterscheidet. In der Gesamtstichprobe wurden zunächst keine Unterschiede in Bezug auf psychische Probleme gefunden. Allerdings konnten signifikante Unterschiede bei geschlechterspezifischen Faktoren gezeigt werden. Jungen waren vom Tod eines Elternteils signifikant mehr beeinträchtigt als vom Tod eines Geschwisters. Hingegen zeigten die Mädchen insgesamt höhere Depressions- und Angstwerte als Jungen, wenn ein Bruder oder eine Schwester verstorben war. Während Mädchen in der Vorpubertät eher eine Depressions- oder Angstsymptomatik zeigten, reagierten ältere Mädchen eher mit Konzentrationsproblemen und Wutverhalten. Der Tod eines Geschwisterkinds kann das Kind langfristig psychisch und physisch vulnerabel machen und eine erhöhte Mortalität zur Folge haben. In einer großen schwedischen Bevölkerungsstudie wurde das Mortalitätsrisiko von überlebenden Geschwisterkindern (N=160,588) im Alter von 18–69 Jahren untersucht. In allen Altersgruppen wurde eine erhöhte Mortalitätsrate im Vergleich zu nicht-trauernden Kontrollgruppen gefunden. Insbesondere die jüngere Altersgruppe (18–39 Jahre) wies eine besonders hohe Mortalität auf. Gründe für diesen Befund können sein, dass der Tod plötzlich und unerwartet stattfand und dadurch ein erhöhtes

Stressrisiko bei dem hinterbliebenen Geschwisterkind hervorrief, welches wiederum zu gesundheitlichen Beeinträchtigungen führte. Die Analyse des schwedischen Datensatzes über Suizid als Folge des Todes eines Geschwisters, konnte einen ähnlichen Befund nachweisen (Rostila et al. 2013). Frauen, die den Tod eines Bruders oder einer Schwester erlebt hatten, zeigten ein 1.5-faches höheres Risiko sich das Leben zu nehmen, als eine nicht-trauernde Kontrollgruppe. Männer wiesen ein etwas niedrigeres, 1.2-fach höheres Risiko auf. Starb das Geschwisterteil hingegen durch ein Suizid, hatten Frauen ein 3.1-fach höheres Risiko ebenso an einem Suizid zu sterben, bei Männern lag das erhöhte Risiko bei 2.4. Die beiden Studien, welche die Mortalitätsrate von Geschwistern aufzeigen, deren Bruder oder Schwester zuvor verstorben war, geben in vielerlei Hinsicht wichtige Hinweise auf die Vulnerabilität dieser Trauergruppe. Zum einen konnte gezeigt werden, dass der frühzeitige Tod eines Geschwisterteils langfristige Folgen für die Betroffenen haben kann und zum anderen, dass diese Folgen bis hin zum eigenen frühzeitigen Tod führen können. Der bereits mehrfach in der Literatur belegte Befund, dass suizidales Verhalten innerhalb der Familie intergenerational übertragen werden kann, konnte mit dieser Studie noch einmal bestätigt werden.

> **Mortalitätsrate nach dem Tod eines Geschwisters: Erwachsene, die ein Geschwisterteil verloren haben, zeigen eine signifikant höhere Mortalitätsrate als eine nicht-trauernde Kontrollgruppe. Dieser Effekt war für Frauen besonders ausgeprägt. Hinzukommt, dass die Suizidrate für Geschwister nach dem Tod eines Bruders oder einer Schwester signifikant erhöht war, wenn das Geschwisterteil durch Suizid verstarb.**

3.5.10 Trauernde Geschwister im Familienkontext

In vielen Familien, in denen ein Kind verstorben ist, stellt der Umgang mit dem Gedenken an das verstorbene Kind ein Problem dar. Häufig wird in diesen Familien entweder zu viel oder zu wenig des verstorbenen Kindes gedacht. Ein Zuviel kann sich beispielsweise durch unzählige Fotos und Erinnerungsstücke in der Wohnung der Familie ausdrücken. Immer wieder berichten verwaiste Eltern, dass sie das Zimmer des verstorbenen Kindes über Jahre hinweg unberührt lassen und niemand eine Veränderung vornehmen darf. In diesen Fällen ist es wichtig die Kinder der Familie in die Entscheidungen mit einzubeziehen, wie und in welcher Form des verstorbenen Geschwisterkindes gedacht werden sollte.

Aber auch andere Trauerrituale, wie beispielsweise die Urne des Kindes zu Hause zu bewahren, kann für die noch lebenden Kinder langfristig belastend sein und sie in ihrem Trauerprozess behindern. Die Erinnerung an das verstorbene Kind lässt den lebenden Kindern kaum Platz, selbst noch Kind in der Familie zu sein. Das schmerzhafte Ausmaß des Verlustes, kann von den lebenden Kindern als Ausdruck gesehen werden, dass sie selbst weniger geliebt werden: »Keiner merkt, dass ich auch noch da bin, immer geht es nur um meinen verstorbenen Bruder« oder »wieso trauert meine Mama so sehr, ich bin doch auch noch da«. Gefühle von Neid auf das verstorbene Kind können mitunter auftreten.

Fallbeispiel

Beispiel einer Mutter nach dem Tod ihres Sohnes (Rothman 2002, S. 56).

»Ich weiß, dass ich in den ersten Monaten mehr Zeit mit Trauern verbrachte als mit meinen beiden anderen Kindern. Es dauerte einige Zeit, bis ich mir sagen konnte, dass mein totes Kind etwa ein Drittel meiner Zeit beanspruchte, als es noch lebte. Jetzt, wo es tot war, sollte ich ihm auch nur ein Drittel meiner Zeit und Zuwendung geben. Ich durfte meine anderen Kinder nicht ausschließen.«

Aber auch die Todesumstände nehmen maßgeblich Einfluss darauf, ob die Trauerverarbeitung für die Geschwister negativ verläuft. So stellen insbesondere traumatische und unerwartete Todesumstände (z. B. Suizid, Unfälle, Tötungen) Risikofaktoren dar (Fletcher et al. 2012). Innerhalb der familiären Beziehungsmuster müssen die Geschwister ihren neuen Platz ohne das verstorbene Kind finden. Die **hierarchischen Geschwisterstrukturen** haben sich aufgelöst und das Gleichgewicht zwischen den Ge-

schwistern innerhalb der Familie hat sich verändert. Das mittlere Kind wird vielleicht nun zum jüngsten Kind oder das jüngste Kind wird zum Einzelkind. Das überlebende Kind in der Familie, welches dem totem Kind altersmäßig am nächsten stand, zeigt häufig die größten Anpassungsschwierigkeiten. Häufig findet eine starke Identifizierung mit dem verstorbenen Kind statt und insbesondere das jüngere Kind wünscht sich Kleidungsstücke und Spielsachen des verstorbenen Kindes zu nutzen.

Eine der typischen Reaktionen von Geschwistern auf den Verlust eines Geschwisterkindes sind Schuldgefühle. Schuldgefühle der Geschwisterkinder haben verschiedene Aspekte:

- Schuld überlebt zu haben
- Schuld am Leben zu sein
- Schuld, weil sie nicht so leiden mussten
- Schuld, weil sie die Eltern nicht aufmuntern können
- Schuld aus geheimen Wünschen heraus, dass die Schwester oder der Bruder weggehen solle, bzw. bei langen Krankheitsverläufen sterben möge, damit die Eltern wieder mehr Zeit für das Kind haben.

Aber auch Gefühle von Zorn sind natürliche Emotionen von Geschwisterkindern. Aufgrund der Tatsache, dass sich nach dem Tod des Geschwisterkindes so vieles für sie verändert hat und sie parallel häufig nicht die Aufmerksamkeit erhalten, die sie benötigen, entsteht ein Gefühl von Inkongruenz. Die Wut kann sich sowohl gegen die Eltern richten, die das Kind vernachlässigen, als auch gegen das tote Kind, welches nun einen so wichtigen Platz im Leben der Eltern einnimmt. Aber auch gegen mögliche Verursacher oder gegen die Situation im Allgemeinen können sich der Zorn und die Ohnmachtsgefühle wenden.

Literatur

Amick-McMullan, A., Kilpatrick, D. G. u. Resnick, H. S. (1991). Homicide as a risk factor for PTSD among surviving family members. Behavior Modification, 15(4), 545–559.

Appel, C. W., Johansen, C., Deltour, I., Frederiksen, K., Hjalgrim, H., Dalton, S. O., … Bidstrup, P. E. (2013). Early Parental Death and Risk of Hospitalization for Affective Disorder in Adulthood. Epidemiology (Cambridge, Mass.).

Ärzteblatt (2012). Dignitas will gegen Verbot gewerbsmäßiger Sterbehilfe klagen. Ärzteblatt.

August, E. M., Salihu, H. M., Weldeselasse, H., Biroscak, B. J., Mbah, A. K. u. Alio, A. P. (2011). Infant mortality and subsequent risk of stillbirth: a retrospective cohort study. BJOG: An International Journal of Obstetrics u. Gynaecology, 118(13), 1636–1645.

Bajanowski, T. u. Poets, C. (2004). Der plötzliche Säuglingstod: Epidemiologie, Ätiologie, Pathophysiologie und Differenzialdiagnostik. Dtsch Arztebl, 101(47), 3185–3190.

Balk, D. (1983). Adolescents' grief reactions and self-concept perceptions following sibling death: A study of 33 teenagers. Journal of Youth and Adolescence, 12(2), 137–161.

Beutel, M., Willner, H., Deckardt, R., Von Rad, M. u. Weiner, H. (1996). Similarities and differences in couples' grief reactions following a miscarriage: results from a longitudinal study. Journal of psychosomatic research, 40(3), 245–253.

Black, D. (1996). Childhood bereavement. BMJ: British Medical Journal, 312(7045), 1496.

Black, D. (1998). Coping with loss: Bereavement in childhood. BMJ: British Medical Journal, 316(7135), 931.

Bolton, J. M., Au, W., Leslie, W. D., Martens, P. J., Enns, M. W., Roos, L. L., … Sareen, J. (2013). Parents bereaved by offspring suicide: a population-based longitudinal case-control study. JAMA psychiatry (Chicago, Ill.), 70(2), 158–167.

Boss, P. (2006). Loss, trauma, and resilience. WW Norton u. Company. Retrieved from ▶ http://www.psychotherapy.com.au/shop/book-store/human-and-clinical-issue/trauma-ptsd-debriefing/loss-trauma-and-resilience.html (Stand 1.8.2013)

Boss, P. (2007). Ambiguous loss theory: Challenges for scholars and practitioners. Family Relations, 56(2), 105–111.

Boss, P. G. (2002). Ambiguous loss: Working with families of the missing. Family process, 41(1), 14–17.

Boyd, P. A., DeVigan, C., Khoshnood, B., Loane, M., Garne, E. u. Dolk, H. (2008). Survey of prenatal screening policies in Europe for structural malformations and chromosome anomalies, and their impact on detection and termination rates for neural tube defects and Down's syndrome. BJOG: An International Journal of Obstetrics u. Gynaecology, 115(6), 689–696.

Brent, D., Melhem, N., Donohoe, M. B. u. Walker, M. (2009). The incidence and course of depression in bereaved youth 21 months after the loss of a parent to suicide, accident, or sudden natural death. The American journal of psychiatry, 166(7), 786–794.

Brockmann, E., Hegerl, U. u. Winter, S. (2005). Die Situation Hinterbliebener nach Suizid. Verhaltenstherapie, 15(1), 47–53.

Bylund Grenklo, T., Kreicbergs, U., Hauksdóttir, A., Valdimarsdóttir, U. A., Nyberg, T., Steineck, G. u. Fürst, C. J. (2013). Self-injury in Teenagers Who Lost a Parent to Cancer: A Nationwide, Population-Based, Long-term Follow-up. JAMA pediatrics, 167(2), 133–140.

Calhoun, L. G., Selby, J. W. u. Selby, L. E. (1982). The psychological aftermath of suicide: An analysis of current evidence. Clinical Psychology Review, 2(3), 409–420.

Cerel, J., Fristad, M. A., Weller, E. B. u. Weller, R. A. (2000). Suicide-bereaved children and adolescents: II. Parental and family functioning. Journal of the American Academy of Child u. Adolescent Psychiatry, 39(4), 437–444.

Chapple, A. u. Ziebland, S. (2010). Viewing the body after bereavement due to a traumatic death: qualitative study in the UK. BMJ (Clinical research ed.), 340, c2032.

Christ, G. H., Siegel, K. u. Christ, A. E. (2002). Adolescent grief. JAMA: the journal of the American Medical Association, 288(10), 1269–1278.

Cleiren, M. u. Diekstra, R. F. (1995). After the loss: Bereavement after suicide and other types of death. Retrieved from ▶ http://psycnet.apa.org/psycinfo/1995-98656-001 (Stand 1.8.2013)

Cornwell, J., Nurcombe, B. u. Stevens, L. (1977). Family response to loss of a child by sudden infant death syndrome. The Medical Journal of Australia, 1(18), 656.

Currier, J. M., Neimeyer, R. A. u. Berman, J. S. (2008). The effectiveness of psychotherapeutic interventions for bereaved persons: a comprehensive quantitative review. Psychological Bulletin, 134(5), 648.

Davies, B., Sehring, S. A., Partridge, J. C., Cooper, B. A., Hughes, A., Philp, J. C., … Kramer, R. F. (2008). Barriers to palliative care for children: perceptions of pediatric health care providers. Pediatrics, 121(2), 282–288.

De Groot, M., de Keijser, J., Neeleman, J., Kerkhof, A., Nolen, W. u. Burger, H. (2007). Cognitive behaviour therapy to prevent complicated grief among relatives and spouses bereaved by suicide: cluster randomised controlled trial. BMJ (Clinical research ed.), 334(7601), 994.

Diekstra, R. F. u. Garnefski, N. (1995). On the nature, magnitude, and causality of suicidal behaviors: an international perspective. Suicide and Life-Threatening Behavior, 25(1), 36–57.

Dijkstra, I. C. (2000). Living with loss. Parents grieving for the death of their child. Utrecht, The Netherlands: Febodruk, Enschede.

Douglas, J. W. B., Ross, J. M. u. Simpson, H. R. (1968). All our future: A longitudinal study of secondary education. Peter Davies London. Retrieved from ▶ http://www.getcited.org/pub/101835887 (Stand 1.8.2013)

Drew, D., Goodenough, B., Maurice, L., Foreman, T. u. Willis, L. (2005). Parental grieving after a child dies from cancer: is stress from stem cell transplant a factor? International journal of palliative nursing, 11(6), 266–273.

Dunn, R. G. u. Morrish-Vidners, D. (1987). The psychological and social experience of suicide survivors. OMEGA–Journal of Death and Dying, 18(3), 175–215.

Dyregrov, A. u. Dyregrov, K. (1999). Long-term impact of sudden infant death: a 12- to 15-year follow-up. Death studies, 23(7), 635–661.

Dyregrov, K., Nordanger, D. u. Dyregrov, A. (2003). Predictors of psychosocial distress after suicide, SIDS and accidents. Death studies, 27(2), 143–165.

Eberwein, K. E. (2006). A mental health clinician's guide to death notification. International journal of emergency mental health, 8(2), 117.

Eilegard, A. u. Kreicbergs, U. (2010). Risk of parental dissoluti-
on of partnership following the loss of a child to cancer:
a population-based long-term follow-up. Archives of
pediatrics u. adolescent medicine, 164(1), 100.

Eisenwort, B., Berzlanovich, A., Willinger, U., Eisenwort, G.,
Lindorfer, S., Sonneck, G. (2006). Abschiedsbriefe und
ihre Bedeutung innerhalb der Suizidologie. Der Nervenarzt, 77(11), 1355–1362.

Eisenwort, Brigitte, Berzlanovich, A., Heinrich, M., Schuster,
A., Chocholous, P., Lindorfer, S., Sonneck, G. (2007).
Suizidologie: Abschiedsbriefe und ihre Themen. Der
Nervenarzt, 78(6), 672–678.

Farberow, N. L., Gallagher-Thompson, D., Gilewski, M. u.
Thompson, L. (1992). Changes in grief and mental health
of bereaved spouses of older suicides. Journal of Gerontology, 47(6), P357–P366.

Feigelman, W., Jordan, J. R. u. Gorman, B. S. (2008). How
they died, time since loss, and bereavement outcomes.
OMEGA-Journal of Death and Dying, 58(4), 251–273.

Fish, W. C. (1986). Differences of grief intensity in bereaved
parents. Parental loss of a child, 415–428.

Fleming, S. u. Balmer, L. (1996). Bereavement in adolescence. Handbook of adolescent death and bereavement,
139–154.

Fletcher, J., Mailick, M., Song, J. u. Wolfe, B. (2012). A Sibling
Death in the Family: Common and Consequential.
Demography, 1–24.

Goodenough, B., Drew, D., Higgins, S. u. Trethewie, S. (2004).
Bereavement outcomes for parents who lose a child to
cancer: Are place of death and sex of parent associated
with differences in psychological functioning? Psycho-
Oncology, 13(11), 779–791.

Green, B. L. (2000). Traumatic loss: Conceptual and empirical
links between trauma and bereavement. Journal of
Personal u. Interpersonal Loss, 5(1), 1–17.

Hamdan, S., Mazariegos, D., Melhem, N. M., Porta, G., Payne,
M. W. u. Brent, D. A. (2012). Effect of parental bereavement on health risk behaviors in youth: a 3-year follow-
up. Archives of pediatrics u. adolescent medicine, 166(3),
216–223.

Harris, E. C. u. Barraclough, B. (1997). Suicide as an outcome
for mental disorders. A meta-analysis. The British Journal of Psychiatry, 170(3) 205–228.

Harrison, L. u. Harrington, R. (2001). Adolescents' bereavement experiences. Prevalence, association with
depressive symptoms, and use of services. Journal of
adolescence, 24(2), 159–169.

Helmerichs, J. u. Saternus, K.-S. (2004). Psychologische Betreuung von Eltern und Geschwistern nach Plötzlichem Säuglingstod. In Psychologie in Notfallmedizin und Rettungs-
dienst (pp. 143–150). Springer. Retrieved from ▶ http://
link.springer.com/chapter/10.1007/978-3-642-18824-4_11
(Stand 1.8.2013)

Herberman Mash, H. B., Fullerton, C. S. u. Ursano, R. J. (2013).
Complicated Grief and Bereavement in Young Adults
Following Close Friend and Sibling Loss. Depression
and anxiety.

Hinds, P. S., Birenbaum, L. K., Clarke-Steffen, L., Quargnenti,
A., Kreissman, S., Kazak, A., … Wilimas, J. (1996). Coming
to terms: Parents' response to a first cancer recurrence
in their child. Nursing Research, 45(3), 148–153.

Hodgkinson, P. E., Joseph, S., Yule, W. u. Williams, R. (1993).
Viewing human remains following disaster: helpful or
harmful? Medicine, science, and the law, 33(3) 197.

Hughes, P., Turton, P., Hopper, E. u. Evans, C. D. H. (2002). Assessment of guidelines for good practice in psychosocial care of mothers after stillbirth: a cohort study. The
Lancet, 360(9327), 114–118.

Jakobsen, I. S. u. Christiansen, E. (2011). Young people's risk of
suicide attempts in relation to parental death: a population-based register study. Journal of child psychology
and psychiatry, 52(2), 176–183.

Jalmsell, L., Kreicbergs, U., Onelöv, E., Steineck, G. u. Henter,
J.-I. (2010). Anxiety is contagious-symptoms of anxiety
in the terminally ill child affect long-term psychological well-being in bereaved parents. Pediatric blood u.
cancer, 54(5), 751–757.

Janoff-Bulman, R. (1985). The aftermath of victimization: Re-
building shattered assumptions. In Trauma and its wake
(pp. 15–35). New York: Brunner/Mazel.

Janoff-Bulman, R. (2010). Shattered assumptions. Free Press.

Janssen, H. J., Cuisinier, M. C., de Graauw, K. P. u. Hoogduin,
K. A. (1997). A prospective study of risk factors predic-
ting grief intensity following pregnancy loss. Archives
of General Psychiatry, 54(1), 56.

Johnson, M. P. u. Puddifoot, J. E. (1997). Vivid visual imagery
and men's response to miscarriage. In Proceedings of
the British Psychological Society (Vol. 5, p. 56).

Jordan, J. R. (2001). Is suicide bereavement different? A reas-
sessment of the literature. Suicide and life-threatening
behavior, 31(1), 91–102.

Jordan, J. R. (2008). Bereavement after suicide. Psychiatric
Annals, 38(10), 679–685.

Jordan, J. R. u. McMenamy, J. (2004). Interventions for suicide
survivors: A review of the literature. Suicide and Life-
Threatening Behavior, 34(4), 337–349.

Kaltman, S. u. Bonanno, G. A. (2003). Trauma and bereavement: examining the impact of sudden and violent
deaths. Journal of anxiety disorders, 17(2), 131–147.

Kenney, J. S. (2003). Gender roles and grief cycles: Observa-
tions on models of grief and coping in homicide cases.
International Review of Victimology, 10(1) 19–47.

Kersting, A. u. Wagner, B. (2012). Complicated grief after perinatal loss. Dialogues in clinical neuroscience, 14(2), 187.

Kersting, A, Reutemann, M., Ohrmann, P., Baez, E., Klockenbusch, W., Lanczik, M. u. Arolt, V. (2004). Grief after
termination of pregnancy due to fetal malformation.
Journal of psychosomatic obstetrics and gynaecology,
25(2), 163–169.

Kersting, A, Kroker, K., Steinhard, J., Lüdorff, K., Wesselmann,
U., Ohrmann, P., … Suslow, T. (2007). Complicated grief
after traumatic loss: a 14-month follow up study. European archives of psychiatry and clinical neuroscience,
257(8), 437–443.

Kersting, A, Brähler, E., Glaesmer, H. u. Wagner, B. (2011a). Prevalence of complicated grief in a representative population-based sample. Journal of affective disorders, 131(1–3), 339–343.

Kersting, A, Kroker, K., Schlicht, S., Baust, K. u. Wagner, B. (2011b). Efficacy of cognitive behavioral internet-based therapy in parents after the loss of a child during pregnancy: pilot data from a randomized controlled trial. Archives of women's mental health, 14(6), 465–477.

Kersting, A, Dölemeyer, R., Steinig, J., Walter, F., Kroker, K, K., B. u. Wagner, B. (2013). Brief Internet-Based Intervention Reduces Posttraumatic Stress and Prolonged Grief in Parents After the Loss of a Child During Pregnancy: A Randomized Controlled Trial. Psychotherapy u. Psychosomatics. 82(6), 372–381.

Kersting, A, Dölemeyer, R., Steinig, J., Walter, F., Kroker, K., u. Wagner, B. (2013). Brief Internet-Based Intervention Reduces Posttraumatic Stress and Prolonged Grief in Parents After the Loss of a Child During Pregnancy: A Randomized Controlled Trial. Psychotherapy u. Psychosomatics. 82(6), 372–381.

Klier, C. M., Geller, P. A. u. Ritsher, J. B. (2002). Affective disorders in the aftermath of miscarriage: A comprehensive review. Archives of women's mental health, 5(4), 129–149.

Korenromp, M. J., Page-Christiaens, G. C., van den Bout, J., Mulder, E. J. u. Visser, G. H. (2009). Adjustment to termination of pregnancy for fetal anomaly: a longitudinal study in women at 4, 8, and 16 months. American journal of obstetrics and gynecology 201(2), 160–e1.

Kreicbergs, U., Valdimarsdottir, U., Onelov, E., Henter, J.-I. u. Steineck, G. (2004). Anxiety and depression in parents 4–9 years after the loss of a child owing to a malignancy: a population-based follow-up. Psychological medicine, 34(8), 1431–1441.

Kreicbergs, U., Valdimarsdóttir, U., Onelöv, E., Björk, O., Steineck, G. u. Henter, J.-I. (2005). Care-related distress: a nationwide study of parents who lost their child to cancer. Journal of Clinical Oncology, 23(36), 9162–9171.

Kreicbergs, U. C., Lannen, P., Onelov, E. u. Wolfe, J. (2007). Parental grief after losing a child to cancer: impact of professional and social support on long-term outcomes. Journal of clinical oncology, 25(22), 3307–3312.

Kristensen, P., Weisæth, L. u. Heir, T. (2012a). Bereavement and mental health after sudden and violent losses: a review. Psychiatry, 75(1), 76–97.

Kristensen, P., Weisæth, L. u. Heir, T. (2012b). Bereavement and mental health after sudden and violent losses: a review. Psychiatry, 75(1), 76–97.

Lake, M. F., Johnson, T. M., Murphy, J. u. Knuppel, R. A. (1987). Evaluation of a perinatal grief support team. American journal of obstetrics and gynecology, 157(5), 1203.

Lange, A., van de Ven, J. P., Schrieken, B. u. Emmelkamp, P. M. (2001). Interapy, treatment of posttraumatic stress through the Internet: a controlled trial. Journal of behavior therapy and experimental psychiatry, 32(2), 73–90.

Lannen, P. K., Wolfe, J., Prigerson, H. G., Onelov, E. u. Kreicbergs, U. C. (2008). Unresolved grief in a national sample of bereaved parents: impaired mental and physical health 4 to 9 years later. Journal of clinical oncology: official journal of the American Society of Clinical Oncology, 26(36), 5870–5876.

Lasker, J. N. u. Toedter, L. J. (1991). Acute versus chronic grief. American Journal of Orthopsychiatry, 61(4), 510–522.

Li, J., Laursen, T. M., Precht, D. H., Olsen, J. u. Mortensen, P. B. (2005). Hospitalization for mental illness among parents after the death of a child. New England Journal of Medicine, 352(12), 1190–1196.

Lilford, R. J., Stratton, P., Godsil, S. u. Prasad, A. (1994). A randomised trial of routine versus selective counselling in perinatal bereavement from congenital disease. BJOG: An International Journal of Obstetrics u. Gynaecology, 101(4), 291–296.

Lin, S. X. u. Lasker, J. N. (1996). Patterns of grief reaction after pregnancy loss. American journal of orthopsychiatry, 66(2), 262–271.

Lindy, J. D., Green, B. L., Grace, M. u. Titchener, J. (1983). Psychotherapy with survivors of the Beverly Hills Supper Club fire. American Journal of Psychotherapy, 37(4), 593.

Lok, I. H. u. Neugebauer, R. (2007). Psychological morbidity following miscarriage. Best Practice u. Research Clinical Obstetrics u. Gynaecology, 21(2), 229–247.

Mack, K. Y. (2001). Childhood family disruptions and adult well-being: the differential effects of divorce and parental death. Death Studies, 25(5), 419–443.

Maclean, M. u. Kuh, D. (1991). The Long Term Effects for Girls of Parental Divorce. Routledge.

Maple, M. (2005). Parental bereavement and youth suicide: An assessment of the literature. Australian Social Work, 58(2), 179–187.

Maple, M., Edwards, H., Plummer, D., Minichiello, V. (2010). Silenced voices: hearing the stories of parents bereaved through the suicide death of a young adult child. Health u. Social Care in the Community, 18(3), 241–248.

McCarthy, J. R. (n.d.). Young people's experiences of loss and bereavement. Open University Press.

McCown, D. E. u. Davies, B. (1995). Patterns of grief in young children following the death of a sibling. Death studies 19(1), 41–53.

McDaid, C., Trowman, R., Golder, S., Hawton, K. u. Sowden, A. (2008). Interventions for people bereaved through suicide: systematic review. The British Journal of Psychiatry 193(6), 438–443.

McIntosh, J. u. Kelly, L. D. (1992). Survivors' reactions: suicide vs. other causes. Crisis, 13(2), 82.

McNally, R. J., Bryant, R. A. u. Ehlers, A. (2003). Does early psychological intervention promote recovery from posttraumatic stress? Psychological science in the public interest, 4(2), 45–79.

Meij, L. W., Stroebe, M., Stroebe, W., Schut, H., Bout, J. V. D., Van Der Heijden, P. G. u. Dijkstra, I. (2008). The impact of circumstances surrounding the death of a child on parents' grief. Death studies, 32(3), 237–252.

Melhem, N. M., Walker, M., Moritz, G. u. Brent, D. A. (2008). Antecedents and sequelae of sudden parental death in offspring and surviving caregivers. Archives of pediatrics u. adolescent medicine, 162(5), 403.

Melhem, N. M., Porta, G., Shamseddeen, W., Walker Payne, M. u. Brent, D. A. (2011). Grief in children and adolescents bereaved by sudden parental death. Archives of general psychiatry, 68(9), 911–919.

Maercker, A. u. Mehr, A. (2006). What if victims read a newspaper report about their victimization? A study on the relationship to PTSD symptoms in crime victims. European Psychologist, 11(2), 137.

Miller, L. (2008). Death notification for families of homicide victims: Healing dimensions of a complex process. OMEGA–Journal of Death and Dying, 57(4), 367–380.

Miller, L. (2009). Family survivors of homicide: I. Symptoms, syndromes, and reaction patterns. The American Journal of Family Therapy, 37(1), 67–79.

Mitchell, A. M., Kim, Y., Prigerson, H. G. u. Mortimer-Stephens, M. (2004). Complicated grief in survivors of suicide. Crisis, 25(1), 12–18.

Moore, I. M. u. Martinson, G. L. (n.d.). (1988): Psychosomatic symptoms in parents 2 years after the death of a child with cancer. Nursing Research, 37, 104–107.

Murphy, S. A., Braun, T., Tillery, L., Cain, K. C., Johnson, L. C. u. Beaton, R. D. (1999). PTSD among bereaved parents following the violent deaths of their 12- to 28-year-old children: a longitudinal prospective analysis. Journal of traumatic stress, 12(2), 273–291.

Murphy, S. A., Johnson, L. C., Chung, I.-J. u. Beaton, R. D. (2003a). The prevalence of PTSD following the violent death of a child and predictors of change 5 years later. Journal of traumatic stress, 16(1), 17–25.

Murphy, S. A., Johnson, L. C. u. Lohan, J. (2003b). Challenging the myths about parents' adjustment after the sudden, violent death of a child. Journal of nursing scholarship: an official publication of Sigma Theta Tau International Honor Society of Nursing / Sigma Theta Tau, 35(4), 359–364.

Ness, D. E. u. Pfeffer, C. R. (1990). Sequelae of bereavement resulting from suicide. American Journal of Psychiatry, 147(3), 279–285.

Neugebauer, R., Kline, J., Shrout, P., Skodol, A., O'Connor, P., Geller, P. A., ... Susser, M. (1997). Major depressive disorder in the 6 months after miscarriage. JAMA: the journal of the American Medical Association, 277(5), 383–388.

Niederkrotenthaler, T., Floderus, B., Alexanderson, K., Rasmussen, F. u. Mittendorfer-Rutz, E. (2012). Exposure to parental mortality and markers of morbidity, and the risks of attempted and completed suicide in offspring: an analysis of sensitive life periods. Journal of epidemiology and community health, 66(3), 233–239.

Nolen-Hoeksema, S., Larson, J. u. Larson, J. M. (2013). Coping with loss. Routledge

Norris, F. H., Friedman, M. J., Watson, P. J., Byrne, C. M., Diaz, E. u. Kaniasty, K. (2002). 60,000 disaster victims speak: Part I. An empirical review of the empirical literature 1981–2001. Psychiatry, 65(3) 207–239.

Oliver, L. E. (1999). Effects of a child's death on the marital relationship: A review. Omega, 39(3) 197–227.

Pilling, J., Thege, B. K., Demetrovics, Z. u. Kopp, M. S. (2012). Alcohol use in the first three years of bereavement: a national representative survey. Substance abuse treatment, prevention, and policy, 7, 3.

Poets, C. F. (2012). Leitlinie B20 »Plötzlicher Säuglingstod«. Somnologie-Schlafforschung und Schlafmedizin, 16(3) 202–203.

Poltorak, D. Y. u. Glazer, J. P. (2006). The development of children's understanding of death: cognitive and psychodynamic considerations. Child and adolescent psychiatric clinics of North America, 15(3), 567.

Prigerson, H., Maciejewski, P. K., Reynolds, C. F., 3rd, Bierhals, A. J., Newsom, J. T., Fasiczka, A., ... Miller, M. (1995). Inventory of Complicated Grief: a scale to measure maladaptive symptoms of loss. Psychiatry research, 59(1-2), 65–79.

Prigerson, H. G., Horowitz, M. J., Jacobs, S. C., Parkes, C. M., Aslan, M., Goodkin, K., ... Neimeyer, R. A. (2009). Prolonged grief disorder: Psychometric validation of criteria proposed for DSM-V and ICD-11. PLoS Medicine, 6(8), e1000121.

Range, L. M. u. Calhoun, L. G. (1990). Responses following suicide and other types of death: The perspective of the bereaved. OMEGA–Journal of Death and Dying, 21(4), 311–320.

Ritsher, J. u. Neugebauer, R. (2001). Mourning and miscarriage: The cardinal role of yearning for the lost child in the grief process following reproductive loss. In FirstWorld Congress on Women's Mental Health. Berlin, Germany.

Robinson, G. E. (2011). Dilemmas related to pregnancy loss. The Journal of nervous and mental disease 199(8), 571–574.

Rostila, M., Saarela, J. u. Kawachi, I. (2013). Suicide following the death of a sibling: a nationwide follow-up study from Sweden. BMJ open, 3(4). Retrieved from ▶ http://bmjopen.bmj.com/content/3/4/e002618.short (Stand 1.8.2013)

Rothman, J. C. (2002). Wenn ein Kind gestorben ist: Trauerbegleiter für verwaiste Eltern. Herder Verlag GmbH.

Rubin, S. S. u. Malkinson, R. (2001). Parental response to child loss across the life cycle: Clinical and research perspectives. Retrieved from ▶ http://psycnet.apa.org/index.cfm?fa=main.doiLanding&uid=2001-18149-009 (Stand 1.8.2013)

Runeson, B. u. Asberg, M. (2003). Family history of suicide among suicide victims. American Journal of Psychiatry, 160(8), 1525–1526.

Rynearson, E., Schut, H. u. Stroebe, M. (2013). Complicated grief after violent death. Complicated Grief: Scientific Foundations for Health Care Professionals, 278.

Saarinen, P. I., Hintikka, J., Vnamäki, H., Lehtonen, J. u. Lönnqvist, J. (2000). Is it possible to adapt to the suicide of a close individual? results of a 10-year prospective follow-up study. International journal of social psychiatry, 46(3), 182–190.

Saler, L. u. Skolnick, N. (1992). Childhood parental death and depression in adulthood: Roles of surviving parent and family environment. American Journal of Orthopsychiatry, 62(4), 504–516.

Schut, H., Stroebe, M. S., Van den Bout, J. u. Terheggen, M. (2001). The efficacy of bereavement interventions: Determining who benefits. In Handbook of bereavement research: Consequences, coping, and care (pp. 705–737). Washington, DC, US: American Psychological Association.

Séguin, M., Lesage, A. u. Kiely, M. C. (1995). Parental bereavement after suicide and accident: a comparative study. Suicide and Life-Threatening Behavior, 25(4), 489–498.

Shear, M. K., Simon, N., Wall, M., Zisook, S., Neimeyer, R., Duan, N., … Keshaviah, A. (2011). Complicated grief and related bereavement issues for DSM-5. Depression and anxiety, 28(2), 103–117.

Shneidman, E. (1972). Survivors of suicide. Thomas, Springfield, IL.

Singh, B. u. Raphael, B. (1981). Postdisaster morbidity of the bereaved: A possible role for preventive psychiatry? The Journal of Nervous and Mental Disease, 169(4) 203–212.

Spinetta, J. J., Swarner, J. A. u. Sheposh, J. P. (1981). Effective parental coping following the death of a child from cancer. Journal of Pediatric Psychology, 6(3), 251–263.

Stinson, K. M., Lasker, J. N., Lohmann, J. u. Toedter, L. J. (1992). Parents' grief following pregnancy loss: A comparison of mothers and fathers. Family Relations, 218–223.

Stroebe, M., Schut, H. u. Stroebe, W. (2007). Health outcomes of bereavement. Lancet, 370(9603) 1960–1973.

Stroebe, M., Finkenauer, C., Wijngaards-de Meij, L., Schut, H., van den Bout, J. u. Stroebe, W. (2013). Partner-oriented self-regulation among bereaved parents: the costs of holding in grief for the partner's sake. Psychological science, 24(4), 395–402.

Sveen, C.-A. u. Walby, F. A. (2008). Suicide survivors' mental health and grief reactions: A systematic review of controlled studies. Suicide and life-threatening behavior, 38(1), 13–29.

Swanson, K. M., Chen, H.-T., Graham, J. C., Wojnar, D. M. u. Petras, A. (2009). Resolution of depression and grief during the first year after miscarriage: a randomized controlled clinical trial of couples-focused interventions. Journal of Women's Health, 18(8), 1245–1257.

Sweeting, H., West, P. u. Richards, M. (1998). Teenage family life, lifestyles and life chances: associations with family structure, conflict with parents and joint family activity. International Journal of Law, Policy and the Family, 12(1), 15–46.

Thompson, K. E. u. Range, L. M. (1992). Bereavement following suicide and other deaths: Why support attempts fail. OMEGA-Journal of Death and Dying, 26(1), 61–70.

Toedter, J., Lasker, J. N. (2001). International comparison of studies using the perinatal grief scale: a decade of research on pregnancy loss. Death studies, 25(3) 205–228.

Turton, P., Badenhorst, W., Pawlby, S., White, S. u. Hughes, P. (2009). Psychological vulnerability in children next-born after stillbirth: a case–control follow-up study. Journal of Child Psychology and Psychiatry, 50(12), 1451–1458.

Valdimarsdottir, U., Helgason, Á. R., Fürst, C. J., Adolfsson, J. u. Steineck, G. (2002). The unrecognised cost of cancer patients' unrelieved symptoms: a nationwide follow-up of their surviving partners. British journal of cancer, 86(10), 1540–1545.

Vance, J. C., Boyle, F. M., Najman, J. M. u. Thearle, M. J. (1995). Gender differences in parental psychological distress following perinatal death or sudden infant death syndrome. The British Journal of Psychiatry, 167(6), 806–811.

Vandenberg, S. K. (2001). Grief communication, grief reactions and marital satisfaction in bereaved parents. Death Studies, 25(7), 569–582.

Wagner, B., Knaevelsrud, C. u. Maercker, A. (2006). Internet-based cognitive-behavioral therapy for complicated grief: a randomized controlled trial. Death Studies, 30(5), 429–453.

Wagner, B., Boucsein, V. u. Maercker, A. (2011). The impact of forensic investigations following assisted suicide on post-traumatic stress disorder. Swiss medical weekly, 141, w13284.

Wagner, B., Keller, V., Knaevelsrud, C. u. Maercker, A. (2012a). Social acknowledgement as a predictor of post-traumatic stress and complicated grief after witnessing assisted suicide. The International journal of social psychiatry, 58(4), 381–385.

Wagner, B., Müller, J. u. Maercker, A. (2012b). Death by request in Switzerland: posttraumatic stress disorder and complicated grief after witnessing assisted suicide. European psychiatry: the journal of the Association of European Psychiatrists, 27(7), 542–546.

Wijngaards-de Meij, L., Stroebe, M. S., Schut, H. A. W., Stroebe, W., van den Bout, J., van Der Heijden, P. G. M., Dijkstra, I. C. (2005). Couples at risk following the death of their child: Predictors of grief versus depression. Journal of consulting and clinical psychology, 73, 617–623.

Wijngaards-de Meij, L., Stroebe, M., Schut, H., Stroebe, W., van den Bout, J., van der Heijden, P. G. M., Dijkstra, I. (2008). Parents grieving the loss of their child: interdependence in coping. The British journal of clinical psychology / the British Psychological Society, 47(Pt 1), 31–42.

Wing, D. G., Clance, P. R., Burge-Callaway, K. u. Armistead, L. (2001). Understanding gender differences in bereavement following the death of an infant: Implications for treatment. PSYCHOTHERAPY-RIVER EDGE-, 38(1), 60–73.

Wittouck, C., Van Autreve, S., De Jaegere, E., Portzky, G. u. van Heeringen, K. (2011). The prevention and treatment of complicated grief: a meta-analysis. Clinical psychology review, 31(1), 69–78.

Wolfe, J., Grier, H. E., Klar, N., Levin, S. B., Ellenbogen, J. M., Salem-Schatz, S., Weeks, J. C. (2000). Symptoms and suffering at the end of life in children with cancer. New England Journal of Medicine, 342(5), 326–333.

Worden, J. W. (1996). Children and grief: When a parent dies. The Guilford Press.

Worden, J. W. (1999). Comparing parent loss with sibling loss. Death studies, 23(1), 1–15.

Wirksamkeit von Trauerinterventionen

Zahlreiche Studien zu Trauertherapien und Trauerberatungen für Erwachsene wurden in den letzten Jahrzehnten durchgeführt. Die Ergebnisse der Studien zeigten ein unterschiedliches Bild im Hinblick auf die Wirksamkeit der jeweiligen Interventionen und lassen schlussfolgern, dass nicht alle Trauerinterventionen für alle Trauernden im gleichen Maße wirksam sind. Aus diesem Grund ist das Wissen, für welche Trauergruppen eine Intervention hilfreich ist, wichtig in der erfolgreichen Behandlung der komplizierten Trauersymptomatik. Für eine Übersicht über den aktuellen Forschungsstand von Trauerinterventionen werden im Folgenden zunächst die Ergebnisse der wichtigsten Meta-Analysen und Überblicksartikel vorgestellt. Des Weiteren werden Wirksamkeitsstudien der kognitiven Verhaltenstherapie für Trauernde beschrieben. Abschließend werden Studienergebnisse und Behandlungsverläufe von internetbasierten Trauertherapien vorgestellt.

4.1   Meta-Analysen und Wirksamkeitsstudien

Mit der Zunahme von Therapiestudien zur Wirksamkeit von Trauerinterventionen wurden seit 1999 insgesamt 5 Meta-Analysen und Überblicksartikel veröffentlicht, welche die Wirksamkeit von Trauerinterventionen untersuchten. Die eingeschlossenen Studien umfassten Präventionsprogramme, Trauerprogramme für Hochrisikogruppen (z. B. verwaiste Eltern), Einzel- und Gruppentherapien, kognitive Verhaltenstherapien, internetbasierte Therapien und Familienprogramme. Es wurde sowohl die Therapiewirksamkeit untersucht, als auch der Frage nachgegangen für welche Trauergruppe ist welche Form der Intervention wirksam.

> **Trauerinterventionen**
> - Präventionsprogramme
> - Einzeltherapien,
> - Gruppentherapien
> - Psychodynamische Therapien
> - kognitive Verhaltenstherapie
> - internetbasierte Therapien
> - Systemische Familienprogramme
> - Selbsthilfegruppen
> - Selbsthilfe im Internet

Im Folgenden werden die Ergebnisse der Meta-Analysen und Überblicksartikel vorgestellt (s. ◘ Tab. 4.1). Die erste Meta-Analyse zu Trauerinterventionen wurde von Allumbaugh und Kollegen publiziert (Allumbaugh u. Hoyt 1999). Die Meta-Analyse schloss insgesamt 35 kontrollierte und unkontrollierte Studien ein und erzielten eine Gesamteffektstärke von $d = .43$. Dieser Gesamteffekt konnte als mittlerer Therapieeffekt gewertet werden. Generell gilt, dass ein d-Wert von. 20 als kleiner Behandlungseffekt,. 50 als ein mittlerer Behandlungseffekt und.80 als ein hoher Effekt gewertet wird (Cohen 1992). Die Autoren konnten zwei Moderatorvariablen identifizieren, welche einen direkten Einfluss auf die Therapiewirksamkeit hatten. Es wurde sowohl die Zeit seit dem Verlust, als auch die Beziehung zur verstorbenen Person als Einflussfaktor gefunden. Diese Meta-Analyse war eine der ersten wissenschaftlichen Analysen dieser Art in Bezug auf Trauerinterventionen. Dennoch ist kritisch anzumerken, dass durch den Einschluss von unkontrollierten Studien, das Ergebnis nicht repräsentativ ist und deshalb nur bedingt aussagekräftig ist. Die Trauersymptomatik zeichnet sich durch eine kontinuierliche Abnahme der Symptome über den Lauf der Zeit aus. Aus diesem Grund ist eine Kontrollgruppe ein wichtiges Aussagekriterium für die tatsächliche empirische Evidenz.

> **Behandlungseffekte (Cohen's d)**
> Die Wirksamkeit einer Intervention wird standardmäßig mithilfe einer Effektstärke gemessen. In der Psychotherapieforschung hat sich vor allem die Effektgröße *Cohen's d* (Cohen 1992) etabliert.
> $d = .20$ als schwacher Effekt
> $d = .50$ mittlerer Effekt
> $d = .80$ hoher Effekt

Im gleichen Jahr wurde eine weitere Meta-Analyse veröffentlicht, welche strengere Einschlusskriterien voraussetzte. In dieser Meta-Analyse wurden nur kontrollierte Studien ($k=13$) in die Datenanalyse eingeschlossen (Kato u. Mann 1999). Die gefundene Effektstärke, welche insgesamt über alle Studien gemittelt wurde, konnte mit $d = .11$ als relativ

◻ Tab. 4.1 Meta-Analysen zur Wirksamkeit von Trauerstudien

	Anzahl der Studien *k*	Effektstärke Cohen's *d*	Design	Wirksamkeit
Allumbaugh u. Hoyt (1999)	35	.43	Meta-Analyse Kontrollierte und unkontrollierte Studien	Mittlere Effektstärke Moderatorvariablen: – Zeit seit dem Verlust – Beziehung zur verstorbenen Person
Currier, Neimeyer u. Berman (2008)	61	.16	Meta-Analyse Kontrollierte Studien	Schwache Behandlungseffekte – Primäre Interventionen: keine Effekte – Sekundär Interventionen: höhere Wirksamkeit
Kato u. Mann (1999)	13	.11	Meta-Analyse Kontrollierte Studien	– Weder Gruppen noch Einzeltherapien zeigten Therapieeffekte – Keine signifikanten Moderatorenvariablen
Schut, Stroebe, van den Bout u. Terheggen (2001)	30	–	Review Kontrollierte Studien	– Primäre Interventionen: keine Behandlungseffekte; zum Teil auch negative Effekte – Sekundäre Interventionen: schwache Effekte, nur zeitweise Verbesserung – Tertiäre Interventionen: positive und langandauernde Effekte
Wittouck et al. (2011)	14	.03 (Prävention) .53 (Therapie)	Meta-Analyse Kontrollierte Studien	– Therapieinterventionen signifikant der Prävention überlegen – Prävention: keine Effekte gefunden – Therapie: mittlere Effekte nach Therapieende und im Follow-up

schwach bezeichnet werden. Hingegen zeigten einzelne Symptome bessere Effektstärken: $d = .27$ für Trauer und Depression und $d = .11$ für somatische Beschwerden.

Allerdings konnte weder für die Einzel- noch für die Gruppentherapie wirksame Behandlungseffekte nachgewiesen werden. Dennoch wurden in dieser Meta-Analyse einzelne Unterschiede in den Behandlungseffekten für wenige Therapieinterventionen gefunden. Beispielsweise zeigten die Selbsthilfegruppen einen Behandlungseffekt von $d = .30$, der als schwacher bis mittlerer Effekt bezeichnet werden kann. Dahingegen zeigte eine Studie, welche gemeinsame soziale Aktivitäten als Intervention anbot, einen negativen Effekt von $d = -.35$. In dieser Meta-Analyse konnten keine Moderatorvariablen identifiziert werden. Mehrere Jahre später wurde die bisher umfangreichste Meta-Analyse für Trauerinterventionen von Currier et al. (2008) veröffentlicht. In dieser Meta-Analyse wurden insgesamt 61 Studien eingeschlossen. Leider wurde auch in dieser Meta-Analyse nur eine gemittelte Effekt-

stärke von $d = .16$ für die randomisierten Studien gefunden (Currier et al. 2008). Dieser Wert weist den Trauerinterventionen nur eine sehr geringe Wirksamkeit nach und bestätigt die vorangegangenen Befunde. In dieser umfangreichen Meta-Analyse konnten allerdings Unterschiede für die Wirksamkeit der primären Interventionen (eine Intervention, die sich an alle Trauernde richtet) und den Interventionen für Hochrisikogruppen gefunden werden. Bei Trauerstudien, welche sich an Hochrisikogruppen richteten, konnten bessere Therapieeffekte gefunden werden. Hingegen konnten den primären Interventionen keine Behandlungseffekte nachgewiesen werden. Ähnliche Ergebnisse fanden Schut et al. (2001) in ihrem systematischen Überblicksartikel mit insgesamt 30 eingeschlossenen kontrollierten Studien. Die Studien wurden in die folgenden drei Kategorien aufgeteilt und untersucht: 1.) primäre Intervention: Trauerinterventionen, die alle Trauernde einschlossen; 2.) sekundäre Intervention: Programme, die nur für Hochrisikogruppen zur Verfügung standen (z. B. Verlust

◘ Tab. 4.2   Kategorisierung der Trauerinterventionen (Schut et al. 2001)

	Ausrichtung	Effekte
Primäre Trauerintervention	alle Trauernden	keine Behandlungseffekte
Sekundäre Trauerinter-vention	Hochrisikogruppen (z. B. Suizidangehöri-ge, Eltern nach dem Verlust ihres Kindes)	schwache Behandlungseffekte; nur zeitweise Verbesserung
Tertiäre Trauerintervention	Trauernde mit komplizierter Trauersym-ptomatik	gute und langandauernde Therapieeffekte

eines Kindes, traumatischer Verlust); 3.) tertiäre Intervention: Diese Interventionen richteten sich an Trauernde, die bereits an einer komplizierten Trauerreaktion oder an einer psychischen Störung (z. B. Depression) leiden (Schut et al. 2001). Die gefundenen Behandlungseffekte zeigten das gleiche Muster auf, welches bereits in der Meta-Analyse von Currier et al. (2008) gefunden wurde. Der primären Intervention konnte keine Wirksamkeit nachgewiesen werden. Besonders besorgniserregend war das Ergebnis, dass einzelne Studien sogar einen negativen Effekt aufzeigten. Für die sekundäre Intervention wurden schwache Effekte, aber nur eine zeitweise Verbesserung gefunden. Die besten Behandlungseffekte wurden für die tertiäre Intervention erlangt. Hier wurden positive und langandauernde Therapieeffekte erzielt (s. ◘ Tab. 4.2).

Die neueste Meta-Analyse zu Trauerinterventionen untersuchte ausschließlich die komplizierte Trauer als primäre Therapievariable (Wittouck et al. 2011). In dieser Meta-Analyse wurden insgesamt 14 kontrollierte Studien eingeschlossen und es wurde in der Auswertung zwischen Präventionsprogrammen ($k=9$) und Therapieprogrammen ($k=5$) unterschieden. Die Präventionsprogramme wiesen hier vergleichbar mit den vorangegangenen Meta-Analysen einen sehr schwachen Effekt bis gar keinen Therapieeffekt auf ($d= .03$). Hingegen konnte den Therapieprogrammen ein mittler Behandlungseffekt von $d=0.53$ nachgewiesen werden. Von den 5 Therapiestudien, die in die Analyse eingeschlossen wurden, zeigten 4 Studien signifikante Symptomverbesserungen der komplizierten Trauer nach Therapieende. Diese vier Studien basierten auf kognitiven verhaltenstherapeutischen Verfahren.

Die Ergebnisse der bisher publizierten Meta-Analysen und systematischen Überblicksartikeln zeigen ein konsistentes Bild bezüglich der Wirksamkeit für einzelne Trauergruppen. Insgesamt belegen die vorliegenden Ergebnisse, dass unspezifische Trauerinterventionen, einen schwachen bis überhaupt keinen Behandlungseffekt erzielen können. Das heißt, aus wissenschaftlicher Sicht konnte keine generelle Wirksamkeit von Trauerinterventionen nachgewiesen werden. Dagegen erzielen Interventionen dann mittelstarke Behandlungseffekte, wenn sie sich spezifisch an Trauernde richten, welche bereits an komplizierter Trauer leiden (Currier et al. 2008; Schut et al. 2001). Präventionsinterventionen und Trauerinterventionen, die sich an alle Trauernde richteten, zeigen hingegen keine Therapiewirksamkeit (Schut et al. 2001; Currier et al. 2008; Wittouck et al. 2011) bis hin zu einem negativen Behandlungseffekt (Neimeyer 2000). Dies ist ein wichtiger Befund dahin gehend, dass Trauerinterventionen nicht automatisch an alle Trauernde gerichtet werden sollten.

> ❯ Die vorgestellten Meta-Analysen konnten keine generelle Wirksamkeit von Trauerinterventionen bestätigen. Interventionen erzielen dann mittelstarke Behandlungseffekte, wenn sie sich an Trauernde richten, die bereits an komplizierter Trauer leiden. Präventionsinterventionen und Trauerinterventionen, die sich an alle Trauernde richten, zeigen hingegen keine Therapiewirksamkeit

4.2   Wirksamkeit der kognitiven Verhaltenstherapie für Trauernde

Die psychoanalytische Trauertheorie von Freud und das Konzept der »Trauerarbeit« war für viele Jahre die Grundlage psychotherapeutischen Arbeitens mit Trauernden. Mittlerweile geht man davon aus, dass die Trauerbewältigung nicht nur in Form von Loslösung von der verstorbenen Person stattfindet, sondern auch durch die Integration der verstorbenen Person in das Leben der Hinterbliebenen nach dem Tod. Stroebe und Schut (1999) gaben mit ihrem *Dualen-Prozess-Modell* (s. ▸ Kap. 1.2.3) die Grundlage für die kognitive Verhaltenstherapie für komplizierte Trauer. Das *Duale-Prozess-Modell* berücksichtigt sowohl den Aspekt der Verarbeitung der Trauer, als auch die Bewältigung der neuen Situation. Sowohl die verlustorientierten Prozesse, als auch die in die Zukunft ausgerichteten bewältigungsorientierten Prozesse, spielen hierbei eine wichtige Rolle und wechseln sich während des Trauerverarbeitungsprozesses kontinuierlich ab.

Neben den integrativen Verarbeitungsprozessen, spielen auch kognitive Prozesse eine bedeutende Rolle. Insistierende negative und dysfunktionale Gedanken und Fehlinterpretationen der Trauerreaktion können die Trauerverarbeitung erschweren. Traumatische Todesumstände oder der Verlust eines Kindes führen häufig zu starken Schuld- und Schamgefühlen. Aber auch das Miterleben eines schwierigen Todes oder ein unerwarteter Tod nach plötzlicher Erkrankung können auf der kognitiven Ebene den Trauerprozess erschweren und zu einer komplizierten Trauer führen. Des Weiteren zeigen Trauernde, die an einer komplizierten Trauer leiden, häufig Vermeidungsverhalten. Basierend auf der kognitiven Theorie der posttraumatischen Belastungsstörung (Ehlers u. Clark 2000) kann erkannt werden, dass bei der komplizierten Trauer Vermeidungsverhalten gepaart mit unvermittelt auftretenden (traumatischen) Erinnerungen an den Verlust, die Trauerverarbeitung behindern.

Mit der generellen Verbreitung der kognitiven Verhaltenstherapie für die meisten Störungsbilder, insbesondere der Depression, der posttraumatischen Belastungsstörung und den Angststörungen (Harvey et al. 2003; Hollon et al. 2006), wurden auch zunehmend kognitiv-verhaltenstherapeutische Techniken in der Therapie für komplizierte Trauer angewendet. Bei der komplizierten Trauer stellen dysfunktionale Gedanken, Vermeidungsverhalten, Intrusionen wichtige Kernsymptome dar und typische Therapiemodule aus der Traumabehandlung, wie beispielsweise die kognitive Umstrukturierung und Konfrontation, lassen sich auch bei der Behandlung der komplizierten Trauer anwenden.

Kernsymptome der komplizierten Trauer

In der kognitiven Verhaltenstherapie für Trauernde stehen die folgenden Kernsymptome im Mittelpunkt der Behandlung:

- Dysfunktionale Gedanken
- Vermeidungsverhalten
- Intrusionen

Bisher wurden nur wenige Wirksamkeitsstudien für Trauernde durchgeführt, die auf kognitiver Verhaltenstherapie basierten. Dennoch konnten der kognitiven Verhaltenstherapie für komplizierte Trauer bisher in Studien eine gute Behandlungswirksamkeit nachgewiesen werden (Boelen et al. 2007; Shear et al. 2005; Wagner et al. 2006). Shear et al. (2005) untersuchten in einer randomisierten Kontrollgruppenstudie eine interpersonale Therapie im Vergleich zu einer komplizierten Trauertherapie, die kognitiv-verhaltenstherapeutische Elemente beinhaltete. Trauma-ähnliche Symptome wurden mit Hilfe von Expositionsübungen bearbeitet. Die Patienten wurden gebeten insbesondere trauerspezifische Stimuli zu konfrontieren, welche die Patienten vermieden hatten. Neben der in sensu Exposition wurden auch in vivo Expositionen mit den Studienteilnehmern durchgeführt. Eine imaginäre Konversation mit der verstorbenen Person diente der Konfrontation mit vermiedenen Stimuli, aber förderte parallel die Bindung zur verstorbenen Person. Die komplizierte Trauertherapie (Shear et al. 2005) zeigte nach Therapieende eine größere Symptomreduzierung der komplizierten Trauersymptomatik als die interpersonelle Therapie. In einer niederländischen, randomisierten Kontrollgruppenstudie wurde die kognitive Verhaltenstherapie für komplizierte Trauer untersucht (Boelen et al. 2007). Diese Studie untersuchte die verschiedenen Kombinationsmöglichkeiten der kognitiven Verhaltenstherapie auf ihre Wirksamkeit hin. Die Ergebnisse zeigten, dass eine Expositionstherapie für sich alleine wirksamer war als eine reine kognitive Umstrukturierung. Die größten Behandlungseffekte erzielte die Kombination Expositionstherapie gefolgt von einer kogniti-

□ Tab. 4.3   Drei-phasiges internetbasiertes Therapieprogramm komplizierter Trauer

Verfahren	Inhalt	Methode
Selbstkonfrontation	Beschreibung des traumatischen Erlebnisses in Zusammenhang mit dem Tod, einschließlich schmerzhafter Erinnerungen, Gedanken, Gefühle Beschreibung detaillierter sensorischer Einzelheiten des Erlebnisses	Gegenwart Ich-Form Ohne Rücksicht auf Chronologie und Rechtschreibung
Kognitive Umstrukturierung	Infragestellung irrationaler und automatisierter Kognitionen Exploration von Schuldgefühlen Trauerrituale	Unterstützender Brief an eine Person, die die gleiche Erfahrung gemacht hat
Social Sharing	Abschied von der traumatischen Erfahrung Reflexion der Therapie Entwicklung von Zukunftsperspektiven Symbolischer/ritueller Charakter	Abschiedsbrief an a.) eine Person, die in der Situation anwesend war; b.) sich selbst, c.) einen Freund/eine Freundin Würdevoller Brief (wertvolles Dokument)

ven Umstrukturierung. Insgesamt war die kognitive Verhaltenstherapie der Trauerberatung überlegen. Eine weitere kognitive Verhaltenstherapie für komplizierte Trauer wurde in einem internetbasierten Verfahren durchgeführt, welches im Folgenden beschrieben werden soll.

Beispiel
Kognitive Verhaltenstherapie für Trauer:
    Boelen et al. (2007) verglichen drei unterschiedliche Therapieformen: 1.) Kognitive Umstrukturierung und Exposition; 2.) Exposition und kognitive Umstrukturierung; 3.) Trauerberatung. Die Expositionstherapie war der reinen kognitiven Umstrukturierung überlegen. Ähnlich wie bei der PTBS-Therapie war die Kombination Expositionstherapie gefolgt von einer kognitiven Umstrukturierung (d=1.12) wirksamer als die Kombination kognitive Umstrukturierung mit anschließender Exposition (d= .59).

4.3   Wirksamkeit von internetbasierten Interventionen für Trauer

Mit der zunehmenden Verbreitung von internetbasierten psychotherapeutischen Anwendungen, wurden in den vergangenen Jahren auch internetbasierte Interventionen für die komplizierte

Trauer entwickelt und evaluiert. Die Entwicklung der internetbasierten Therapie für komplizierte Trauer (Wagner et al. 2005, 2006) basierte auf den niederländischen Studien für die posttraumatische Belastungsstörung (Lange et al. 2001, 2003). Anlehnend an die posttraumatische Belastungsstörung besteht das Therapiemanual für die komplizierte Trauer aus drei kognitiv-verhaltenstherapeutischen Behandlungsphasen (s. □ Tab. 4.3): 1.) Konfrontation mit den Todesumständen, 2.) kognitive Umstrukturierung und 3.) Social Sharing (Wagner et al. 2005). Unterschiede bestanden vor allem in der Phase der kognitiven Restrukturierung. Ein wichtiger Bestandteil dieser Phase war das Entwickeln von Ritualen oder Aktivitäten, um der verstorbenen Person zu gedenken. Es ging hier vor allem darum, der verstorbenen Person einen festen Platz im Alltag zu geben. Neben den dysfunktionalen Gedanken wurden auch Aspekte der posttraumatischen Reifung thematisiert, indem die Patienten auch nach positiven Auswirkungen und Veränderungen durch den Verlust gefragt wurden (Wagner et al. 2007). Die Studie richtete sich an Trauernde, bei denen bereits eine hohe psychische Belastung diagnostiziert wurde. Die Ergebnisse einer randomisierten Kontrollgruppenstudie zeigte eine signifikante Verbesserung der Trauersymptomatik und der allgemeinen Psychopathologie (Wagner et al. 2006). Die Behandlungseffekte für traumabezoge-

☐ **Tab. 4.4** Behandlungseffekte (Effektstärke *d*) auf die Trauma- und Trauersymptomatik in den internetbasierten Therapien

	N	Design	PTSD-Intrusionen	PTSD-Vermeidung	Komplizierte Trauer	Depression
Wagner et al. (2006)	51	RCT	1.52	1.25	–	1.74
Wagner et al. (2008)	35	Pilot	–	–	.41	.44
Kersting et al. (2011)	83	RCT	.86	–	.71	.75
Van der Houwen et al. (2010)	460	RCT	–	–	.58	.48
Kersting et al. (2013)	228	RCT	.83	.61	.56	.63

ne Vermeidung lagen bei $d=1.25$ und für Intrusionen bei $d=1.52$ nach Beendigung der fünfwöchigen Behandlung. Die Depressionssymptomatik konnte ebenfalls signifikant reduziert werden und wies einen Behandlungseffekt von $d=1.74$ auf (s. ☐ Tab. 4.4). In der Langzeituntersuchung konnte gezeigt werden, dass die signifikante Symptomreduzierung nach Beendigung der Therapie auch nach 1.5 Jahren noch aufrechterhalten werden konnte (Wagner u. Maercker 2007).

■ **Internetbasierte Therapie für Eltern nach pränatalem Verlust**

Das fünfwöchige internetbasierte Behandlungsmanual für komplizierte Trauer wurde in zwei weiteren randomisierten Kontrollgruppenstudien für Eltern nach dem Verlust eines Kindes während der Schwangerschaft oder nach der Geburt durchgeführt (Kersting et al. 2011; Kersting et al. 2013). Eltern, die einen Verlust ihres Kindes in der Schwangerschaft oder während der Geburt erlitten haben, stellen eine besonders vulnerable Patientengruppe dar (s. ▶ Kap. 3.3.1), die sowohl einer hohen psychischen Belastungen ausgesetzt sind (Kersting et al. 2004; Kersting et al. 2007), als auch sehr unzureichende therapeutische Unterstützung erhält (Kersting u. Wagner 2012). Nur wenige Studien untersuchten bisher Behandlungsprogramme für diese Patientengruppe (s. ▶ Kap. 3.3.11). Internetbasierte Kurzinterventionen stellen aus diesem Grund eine Behandlungsalternative für Eltern nach pränatalem oder perinatalem Verlust dar. Die Ergebnisse der beiden Studien zeigten signifikante Reduzierung der komplizierten Trauersymptomatik und Depression (Kersting et al. 2011).

■ **Internetbasiertes Präventionsprogramm**

In einer weiteren internetbasierten Interventionsstudie wurden im Rahmen einer dreiwöchigen Schreibtherapie Trauernde eingeschlossen, die in den vorangegangenen 14 Monaten eine nahestehende Person verloren hatten. Einen mittleren Behandlungseffekt mit $d=.41-.44$ konnte für die dreiwöchige Präventionstherapie (Wagner u. Maercker 2008) gefunden werden. Die Behandlungseffekte der Präventionsstudie sind niedriger als die der anderen internetbasierten Studien für komplizierte Trauer. Dies kann zum einen mit dem kürzeren Behandlungsprogramm in Zusammenhang stehen. Ein weiterer Grund für die geringere Effektstärke kann auch durch die geringere Wirksamkeit von Trauerinterventionen, die zu früh nach dem Verlust des Angehörigen angeboten werden, erklärt werden (Schut et al. 2001; Wittouck et al. 2011). Die oben beschriebenen Meta-Analysen bestätigen diesen Befund. Ähnliche Behandlungseffekte eines internetbasierten Selbsthilfeprogramms ohne therapeutischen Kontakt wurde in einer Studie von Van der Houwen et al. (2010) gefunden. Das Therapieangebot richtete sich an alle Trauernde und beinhaltete insgesamt fünf Schreibaufgaben. Die Ergebnisse der Studie zeigten, dass die Einsamkeitsgefühle der Patienten sich signifikant verbesserten, aber keine Verbesserung der komplizierten Trauersymptomatik oder Depression nach Beendigung der Intervention gefunden werden konnte. Als Gründe für die fehlende Wirksamkeit des Selbsthilfeprogramms können zwei Faktoren vermutet werden. Zum einen der fehlende therapeutische Kontakt, zum anderen der Einschluss aller Trauernden – also nicht nur Risikogruppen – oder Trauernde, die bereits an komplizierter Trauer leiden.

Die Ergebnisse der internetbasierten Interventionen für Trauernde lassen vermuten, dass die Behandlungseffekte vergleichbar sind mit *face-to-face* Interventionen (s. ◘ Tab. 4.4). Zusammenfassend kann gesagt werden, dass internetbasierte Interventionen keine Konkurrenz zu bisherigen ambulanten Psychotherapien darstellen, sondern dass diese Interventionsform neue Ergänzungsmöglichkeiten für spezifische Trauergruppen bietet, die sonst keine Hilfe erhalten würden. Insbesondere profitieren Patienten, die aufgrund der geografischen Unterversorgung keine Therapie erhalten oder spezifische Therapieangebote benötigen (z. B. Psychotherapie nach pränatalem Verlust).

4.4   Zusammenfassung der Wirksamkeitsstudien

Die Ergebnisse der Studien, Meta-Analysen und Überblicksarbeiten der letzten Jahrzehnte verdeutlichen, dass eine Trauerintervention, die sich an alle Trauernden richtet keine Behandlungswirksamkeit hat oder sogar negative Auswirkungen haben kann. Da die meisten Menschen nach dem Verlust einer nahestehenden Person einen normalen Trauerprozess durchlaufen ist eine Routineintervention für alle Trauernden deshalb nicht indiziert.

> ❯ Trauer ist ein natürlicher Prozess des menschlichen Daseins und eine therapeutische Intervention kann unter Umständen den normalen Trauerverarbeitungsprozess stören.

Dagegen zeigen Trauerinterventionen bessere Behandlungseffekte, wenn sie sich an Trauernde richtet, die hochbelastet sind oder bereits eine komplizierte Trauerreaktion zeigen. Im Widerspruch zu diesen wissenschaftlichen Ergebnissen werden dennoch Trauernde, die nicht an einer komplizierten Trauer leiden nach wie vor häufig in Trauerinterventionen eingeschlossen oder therapiert. Ein Grund dafür liegt in dem Unwissen bezüglich der Diagnosekriterien für komplizierte Trauer. Trauerinterventionen werden häufig auch aus therapeutischer Hilflosigkeit angeboten. Die normale Negativsymptomatik in ihrer schmerzhaften Aus-

prägung erscheint sowohl den Betroffenen als auch den Therapeuten als therapiewürdig.

> **»primum non nocere«**
> Obwohl allgemeine Trauerinterventionen keinen nachgewiesenen Behandlungseffekt aufweisen, werden Trauernde therapiert, ohne dass eine komplizierte Trauer vorliegt. Dennoch gilt auch bei Trauernden: »primum non nocere« (dt. »als Erstes niemanden schaden«). Neimeyer (2000) konnte in seiner Überblicksarbeit aufzeigen, dass es 38 % der Trauernden, die eine Trauerintervention erhielten, psychisch besser ergangen wäre, wenn sie keine Behandlung bekommen hätten (Neimeyer 2000). Das heißt, Trauerintervention können nicht nur keinen Behandlungseffekt aufzeigen, sondern können auch den Patienten schaden.

Studien der letzten Jahre zeigten, dass die kognitive Verhaltenstherapie insgesamt mittlere Behandlungseffekte erzielen konnte, dennoch gibt es bisher nur wenige randomisierte Kontrollstudien, welche die genaue Wirksamkeit der einzelnen Therapiemethoden untersuchten.

4.5   Mangelnde methodische Qualität

Die meisten der zitierten Meta-Analysen thematisieren die mangelnde methodische Qualität von wissenschaftlichen Trauerstudien. Nur die wenigsten Trauerstudien entsprechen den allgemeinen wissenschaftlichen Gütekriterien und erfüllen die Kriterien einer randomisierten Kontrollstudie. Das häufigste genannte methodische Problem ist das Fehlen einer Kontrollgruppe. Dies ist dahingehend problematisch, da die Intensität des Trauerprozesses im Laufe der Zeit, besonders in den ersten beiden Jahren, kontinuierlich abnimmt. Veränderungen können ohne eine Kontrollgruppe deshalb nicht automatisch dem Behandlungserfolg attribuiert werden. Generell leidet die Wirksamkeitsforschung der Trauerinterventionen an den nicht einheitlich festgelegten Diagnosekriterien der komplizierten Trauer (Rosner u. Wagner 2009). Eine Differenzierung von einer normalen und einer komplizierten Trauerreaktion ist diagnostisch sowohl für die Rekrutierung als auch für die Bewertung des Therapieerfolges notwendig. Zukünftige Wirksamkeitsforschung sollte die gleichen wissenschaftlichen Standards für die Behandlung der komplizierten Trauer berücksichtigen, wie man es für andere Störungsbilder kennt.

Literatur

Allumbaugh, D. L. u. Hoyt, W. T. (1999). Effectiveness of grief therapy: A meta-analysis. Journal of Counseling Psychology, 46(3), 370.

Boelen, P. A. (2006). Cognitive-behavioral therapy for complicated grief: Theoretical underpinnings and case descriptions. Journal of Loss and Trauma, 11(1), 1–30.

Boelen, P. A., de Keijser, J., van den Hout, M. A., van den Bout, J. (2007). Treatment of complicated grief: a comparison between cognitive-behavioral therapy and supportive counseling. Journal of consulting and clinical psychology, 75(2), 277–284.

Cohen, J. (1992). Statistical power analysis. Current directions in psychological science, 1(3), 98–101.

Currier, J. M., Neimeyer, R. A. u. Berman, J. S. (2008). The effectiveness of psychotherapeutic interventions for bereaved persons: a comprehensive quantitative review. Psychological Bulletin, 134(5), 648.

Ehlers, A. u. Clark, D. M. (2000). A cognitive model of posttraumatic stress disorder. Behaviour research and therapy, 38(4), 319–345.

Harvey, A. G., Bryant, R. A. u. Tarrier, N. (2003). Cognitive behaviour therapy for posttraumatic stress disorder. Clinical Psychology Review, 23(3), 501–522.

Hollon, S. D., Stewart, M. O. u. Strunk, D. (2006). Enduring effects for cognitive behavior therapy in the treatment of depression and anxiety. Annu. Rev. Psychol., 57, 285–315.

Kato, P. M. u. Mann, T. (1999). A synthesis of psychological interventions for the bereaved. Clinical psychology review, 19(3), 275–296.

Kersting, A. u. Wagner, B. (2012). Complicated grief after perinatal loss. Dialogues in clinical neuroscience, 14(2), 187–194.

Kersting, A., Reutemann, M., Ohrmann, P., Baez, E., Klockenbusch, W., Lanczik, M. u. Arolt, V. (2004). Grief after termination of pregnancy due to fetal malformation. Journal of psychosomatic obstetrics and gynaecology, 25(2), 163–169.

Kersting, A., Kroker, K., Schlicht, S., Baust, K. u. Wagner, B. (2011). Efficacy of cognitive behavioral internet-based therapy in parents after the loss of a child during pregnancy: pilot data from a randomized controlled trial. Archives of women's mental health, 14(6), 465–477.

Kersting, A, Dölemeyer, R., Steinig, J., Walter, F., Kroker, K., u. Wagner, B. (2013). Brief Internet-Based Intervention Reduces Posttraumatic Stress and Prolonged Grief in Parents After the Loss of a Child During Pregnancy: A Randomized Controlled Trial. Psychotherapy u. Psychosomatics. 82(6), 372–381.

Klass, D. (1999). The spiritual lives of bereaved parents. Philadelphia, PA: Routledge.

Lange, A., van de Ven, J. P., Schrieken, B. u. Emmelkamp, P. M. (2001). Interapy, treatment of posttraumatic stress through the Internet: a controlled trial. Journal of behavior therapy and experimental psychiatry, 32(2), 73–90.

Lange, A., Rietdijk, D., Hudcovicova, M., van de Ven, J.-P., Schrieken, B. u. Emmelkamp, P. M. G. (2003). Interapy: a controlled randomized trial of the standardized treatment of posttraumatic stress through the internet. Journal of consulting and clinical psychology, 71(5), 901–909.

Mikulincer, M., Hirschberger, G., Nachmias, O. u. Gillath, O. (2001). The affective component of the secure base schema: Affective priming with representations of attachment security. Journal of Personality and Social Psychology, 81(2), 305–321.

Neimeyer, R. A. (2000). Searching for the meaning of meaning: Grief therapy and the process of reconstruction. Death studies, 24(6), 541–558.

Rosner, R. u. Wagner, B. (2009). Komplizierte Trauer. Posttraumatische Belastungsstörungen, 441–456.

Schut, H., Stroebe, M. S., Van den Bout, J. u. Terheggen, M. (2001). The efficacy of bereavement interventions: Determining who benefits. In Handbook of bereavement research: Consequences, coping, and care (pp. 705–737). Washington, DC, US: American Psychological Association.

Shear, K., Frank, E., Houck, P. R. u. Reynolds, C. F., 3rd. (2005). Treatment of complicated grief: a randomized controlled trial. JAMA: the journal of the American Medical Association, 293(21), 2601–2608.

Stroebe, M. S. (2008). Handbook of bereavement research and practice: Advances in theory and intervention. Amer Psychological Assn.

Stroebe, M. u. Schut, H. (1999). The dual process model of coping with bereavement: rationale and description. Death studies, 23(3), 197–224.

Van der Houwen, K., Schut, H., van den Bout, J., Stroebe, M. u. Stroebe, W. (2010). The efficacy of a brief internet-based self-help intervention for the bereaved. Behaviour research and therapy, 48(5), 359–367.

Wagner, B. u. Maercker, A. (2007). A 1.5-year follow-up of an Internet-based intervention for complicated grief. Journal of traumatic stress, 20(4), 625–629.

Wagner, B. u. Maercker, A. (2008). An Internet-based cognitive-behavioral preventive intervention for complicated grief: a pilot study. Giornale italiano di medicina del lavoro ed ergonomia, 30(3 Suppl B), B47–53.

Wagner, B., Knaevelsrud, C. u. Maercker, A. (2005). Internet-based treatment for complicated grief: Concepts and case study. Journal of Loss and Trauma, 10(5), 409–432.

Wagner, B., Knaevelsrud, C. u. Maercker, A. (2006). Internet-based cognitive-behavioral therapy for complicated grief: a randomized controlled trial. Death Studies, 30(5), 429–453.

Wagner, B., Knaevelsrud, C. u. Maercker, A. (2007). Post-Traumatic Growth and Optimism as Outcomes of an Internet-Based Intervention for Complicated Grief. Cognitive Behaviour Therapy, 36(3), 156–161.

Wampold, B. E. (2001). The great psychotherapy debate: Models, methods, and findings. Taylor u. Francis.

Wittouck, C., Van Autreve, S., De Jaegere, E., Portzky, G. u. van Heeringen, K. (2011). The prevention and treatment of complicated grief: a meta-analysis. Clinical psychology review, 31(1), 69–78.

4

Therapiemodule

Das folgende Kapitel stellt eine Sammlung von therapeutischen Strategien und Therapiematerialien vor, welche eine Veränderung der verschiedenen Problembereiche bei komplizierter Trauer ermöglichen. Die bisherigen wissenschaftlichen Studienerkenntnisse zu Trauerinterventionen können gute Empfehlungen geben, für welche Trauergruppen eine psychotherapeutische Intervention indiziert ist und welche Therapieangebote wirksam sind. Es ist inzwischen Konsens, dass eine Trauerintervention, die sich an alle Trauernde richtet (Primärintervention), kaum eine Verbesserung der Trauersymptomatik zur Folge hat oder mitunter sogar schaden kann. Die beste Wirksamkeit konnte den Interventionen nachgewiesen werden, welche sich an Betroffene richten, die bereits an einer komplizierten Trauersymptomatik leiden. Des Weiteren konnten für die kognitive Verhaltenstherapie gute Behandlungseffekte gefunden werden. Aufgrund der unterschiedlichen Ausprägungen von Trauer und der individuellen Situation der Patienten ist eine ausführliche Diagnostik essenziell für die Therapieplanung. Im folgenden Kapitel wird eine Beschreibung und Anleitung für die Planung und Durchführung der einzelnen Schritte gegeben. Ein Teil der Therapiematerialien basiert auf der Grundlage der kognitiven Verhaltenstherapie (z. B. Expositionsverfahren, kognitive Umstrukturierung). Andere Therapiebausteine wurden aus der Gestalttherapie (z. B. Leere-Stuhl-Technik) heraus entwickelt oder dienen der Reorganisation der Beziehung zur verstorbenen Person (z. B. Spurensuche). Bei der Planung der Therapie geben die folgenden Beschreibungen Hilfestellung, für welche Patienten die einzelnen Module (s. auch ► Kap. 6) geeignet sind und in welcher Form sie eingesetzt werden sollten. Diese Basiselemente geben die Grundlage für das therapeutische Vorgehen mit Trauerpatienten und sollten individuell an den Patienten angepasst werden.

5.1   Therapiebeginn

Aufgrund der Einschränkung, dass eine Trauerintervention an sich nur für wenige Trauernde psychotherapeutisch empfohlen werden kann, ist eine Diagnostik sowohl für die Trauersymptomatik als auch für häufig komorbid auftretenden Störungsbilder, insbesondere der Depression und posttraumatische Belastungsstörung, wesentlich (s. ► Kap. 2), um diejenigen Trauernden zu identifizieren, welche tatsächlich hoch belastet sind. Neben der Erfassung der Sozialanamnese, den derzeitigen Beschwerden und der Therapiemotivation, können eine Problem- und Verhaltensanalyse dem Therapeuten Informationen über die verschiedenen Problembereiche des Patienten geben.

Die folgenden Symptomcluster sollten bei dem Verdacht einer komplizierten Trauer erfasst und erfragt werden (s. Arbeitsblatt 1, ► Abb. 6.1):

- Intrusionen (z. B. Todesumstände)
- Vermeidungsverhalten in Bezug auf Trauerschmerz (ängstlich oder depressiv)
- Vermeidungsverhalten (trauma-ähnlich)
- Dysfunktionale Gedanken (z. B. Schuldgefühle, katastrophisieren)
- Trennungsschmerz und Sehnsucht nach der verstorbenen Person
- Mangelnde Integration des Verstorbenen in das heutige Leben: Fehlende Akzeptanz des Todes
- Depressive Symptomatik
- Sozialer Rückzug (z. B. durch Stigmatisierung)
- Hauptsächliche Orientierung in der Vergangenheit

Die Erfassung dieser Kernsymptome der komplizierten Trauer und der komorbiden Störungen können die Therapieplanung wesentlich vereinfachen und dem Therapeuten eine nützliche Hilfe für die Wahl des Therapieschwerpunktes sein. Das Nichterfassen oder Vernachlässigen einzelner Problembereiche können sowohl Patient als auch Therapeuten frustrieren und Therapiefortschritte behindern. Beispielsweise kann eine ausschließliche Behandlung der depressiven Symptomatik unter Auslassung des ängstlichen Vermeidungsverhaltens nur eine begrenzte Gesamtverbesserung der Trauersymptomatik zur Folge haben. Ähnlich kann die Vernachlässigung von Bindungsthemen in Bezug auf die verstorbene Person, eine Zukunftsorientierung ohne den Verstorbenen blockieren.

5.1.1 Therapieziele

Neben der Diagnostik stellt die Vorgabe des Patienten von eigenen **Therapiezielen** zur Bearbeitung seiner Trauer einen wichtigen Therapiebaustein dar. Idealerweise sollten bereits zum Ende der ersten Therapiesitzung die Therapieziele vom Patienten formuliert werden. Die Behandlungsziele des Patienten sollten sich in dem Therapieplan wiederfinden. Behandlungsziele des Therapeuten, welche der Patient nicht von sich aus bearbeiten möchte oder Widerstände dagegen aufweist, können den Therapieprozess maßgeblich verlangsamen, wenn nicht sogar verhindern. Wenn der Patient von sich aus nicht in der Lage ist Eigenverantwortung für seinen Therapieerfolg zu übernehmen, ist es sinnvoll an den jeweiligen Widerständen zu arbeiten (z. B. der Veränderungsprozess erscheint bedrohlich, Symptomgewinn soll nicht aufgegeben werden) (Stavemann 2008). Beispiel Arbeitsblatt 1 beschreibt die Therapieplanung und Symptomerfassung eines Trauerpatienten (s. ◘ Abb. 5.1).

Definition

Therapieziele in der Trauerbehandlung

Therapieziele bei Trauerpatienten sollten realistisch formuliert und verhaltensnah durchführbar sein. Therapieziele dienen sowohl der Zieldefinition als auch der Reflexion während des Therapieverlaufes. Ein realistisches Therapieziel wäre beispielsweise: »Ich möchte mich wieder meinen Freunden öffnen können«; im Gegensatz zu einem unrealistischen Therapieziel, wie beispielsweise: »Ich will wieder glücklich sein.« Inkongruenzen in der Definition von Therapiezielen des Patienten und des Therapeuten können wichtige Hinweise für den weiteren Therapieprozess sein.

5.1.2 Trauertagebuch

Trauernde erleben ihre Trauersymptome abhängig von der Tagesform unterschiedlich intensiv und die Trauer kann sich sowohl über den Tag hinweg als auch über den Verlauf der Woche in ihrer Ausprägung verändern. Das Kommen und Gehen von intensiven Trauersymptomen ist Teil eines normalen Trauerprozesses. Dennoch ist den meisten Trauernden diese Varianz innerhalb ihres Trauerprozesses nur wenig bewusst. Trauerspezifische Stimuli können sehr leicht durch Trigger hervorgerufen werden, da die verstorbene Person vielfältige Spuren im Alltag der Trauernden hinterlassen hat, die jederzeit abrufbar sind. Boelen (2006) geht davon aus, dass diese leicht verfügbaren Trigger im Leben der Hinterbliebenen Grund dafür sind, dass die Verarbeitung der Trauer mitunter nur sehr langsam gelingt.

Bei Patienten, die an komplizierter Trauer leiden, können die immer wiederkehrenden Gefühle von Traurigkeit, Sehnsucht und Schuld, ein qualvoller Prozess sein, der auch über die Jahre hinweg nur minimal an Intensität abnimmt. Das **Trauertagebuch** (Turret u. Shear 2012) ist ein hilfreiches Erfassungsinstrument für das Trauererleben während der Therapie (s. Beispiel Arbeitsblatt 2, ◘ Abb. 5.2). Die Patienten werden gebeten ihre Trauergefühle tagsüber zu beobachten und regelmäßig am Abend auf einer Skala von 0–10 die Intensität einzuschätzen. Hierbei steht die »0« für keine Trauer und die 10 für die am stärksten bisher erlebte Trauerreaktion. In dem Trauertagebuch werden die Patienten gebeten sowohl die Situation zu beschrieben, in der sie am Tag den niedrigsten Trauerwert erlebten, als auch Situationen, die sie am intensivsten wahrnahmen. Das Trauertagebuch kann eine wichtige Grundlage für den gesamten Therapieverlauf sein. Mithilfe des Trauertagebuches lernen die Patienten sich selbst zu beobachten, in welchen Situationen es ihnen besser ergeht und welche Situationen starke negative Emotionen wegen der verlorenen Person auslösen. Aber auch die Erkenntnis, dass die Trauersymptomatik innerhalb eines Tages stark variieren kann, ist eine wichtige Erfahrung für die Patienten. Das tägliche Beobachten von Trauergefühlen kann die komplizierte Trauersymptomatik signifikant reduzieren (Turret u. Shear 2012). Darüber hinaus stellt das Trauertagebuch eine wichtige Grundlage für den gesamten Therapieprozess dar. In den therapeutischen Sitzungen können die verschiedenen Situationen besprochen und bearbeitet werden. Rückmeldungen des Therapeuten können Veränderungsprozesses so leichter in Gang setzen.

Arbeitsblätter zu den Therapiemodulen

Beispiel Arbeitsblatt 1	Therapieplanung: Symptomerfassung und geplante Therapiemodule		Seite 1

Therapieplanung: Symptomerfassung und geplante Therapiemodule einer Patientin nach dem Suizid ihres Mannes drei Jahre vor der Therapie.

Symptome	Verhalten/ Kognitionen	Ausprägung (0–10)	Therapieintervention
Intrusionen (z. B. Todesumstände, Sterbeort, Erinnerungen an Lebzeiten)	Vorstellung der letzten Minuten im Leben ihres Mannes; Bilder vom Leichnam	8	Expositionsverfahren
Vermeidungsverhalten (ängstlich und depressiv)	Rückzugsverhalten im Bezug auf neue Erlebnisse; Nicht-wahrhaben-wollen; Angst, wenn Tod konfrontiert wird, dass sie es nicht ertragen könnte	9	Konfrontation mit Trennungsschmerz Aktivitätsaufbau
Vermeidungsverhalten (trauma-ähnlich)	Vermeidet Ort des Suizids	9	Expositionsverfahren
Dysfunktionale Gedanken (z. B. Schuldgefühle)	Schuldgefühle/Verantwortlichkeit am Tod; Tod wäre vermeidbar gewesen	10	Kognitive Umstrukturierung
Trennungsschmerz und fehlende Akzeptanz des Todes	Alles ist in der Wohnung so, wie am Todestag; z. B. Wegräumen seiner Kleidung nicht möglich	9	Leere-Stuhl-Übung Brief an die verstorbene Person
Depressive Symptomatik	Antriebslosigkeit und Traurigkeit; Gefühle von Hoffnungslosigkeit	6	Tagesstruktur Aktivitätenaufbau Soziale Ressourcen Aktivierung
Sozialer Rückzug (z. B. Stigmatisierung)	Das Gefühl von anderen gemieden zu werden; Zieht sich zurück aus Angst vor Stigmatisierung	9	Verhaltensexperiment Rollenspiele
Orientierung in die Vergangenheit	Ständige Beschäftigung und Rumination über vergangene Zeit als der Ehemann noch lebte	8	Entwicklung von Zukunftsperspektiven; Rolle als alleinstehende Frau

© 2014, Springer-Verlag Berlin, Heidelberg. Aus: Wagner, B.: Komplizierte Trauer

Abb. 5.1 Beispiel Arbeitsblatt 1: Therapieplanung: Symptomerfassung und geplante Therapiemodule

Arbeitsblätter zu den Therapiemodulen					
Beispiel Arbeitsblatt 2	**Trauertagebuch**				**Seite 1**

Beispiel eines Trauertagebuchs einer 60-jährigen Frau, nach dem plötzlichen Herztod ihres Mannes M.

Datum	Niedrigstes Trauererleben (0-10)	Situation	Stärkstes Trauererleben (0-10)	Situation	Durchschnittliche Trauer
15.6.	1	Beim Einkaufen in der Stadt	7	Beim Aufstehen am morgen	4
16.6.	3	Bei der Arbeit im Büro	7	Im Radio kam das Lieblingslied von M.	5
17.6.	1	Durchstöbern von Kochbüchern	5	Abends alleine vor dem Fernseher	3

0 = keine Trauer; 10 = stärkste Trauer, die jemals erlebt wurde

Abb. 5.2 Beispiel Arbeitsblatt 2: Trauertagebuch

5.1.3 Selbstbeobachtung Tagesstruktur

Nach dem Tod einer nahe stehenden Person kann es besonders schwierig sein, wieder zu einer regelmäßigen Tagesstruktur zurückzufinden. Häufig fällt es Menschen, die an einer komplizierten Trauer leiden, schwer zu regelmäßigen Zeiten zu essen, morgens aufzustehen oder wieder eine Alltagsroutine herzustellen, was vor allem dann von besonders großer Bedeutung ist, wenn noch Kinder mit im Haushalt leben. Tage, die vorübergehen, ohne dass sie wissen, wie sie sie verbracht haben, sind gerade bei trauernden Menschen nicht selten. Dennoch ist es wichtig sich mit der aktuellen Alltagswelt auseinanderzusetzen und Struktur in den Alltag zu bringen. Ein erster Schritt zur Erhöhung des Aktivitätsniveaus ist die Selbstbeobachtung der eignen Alltagsaktivitäten und der Tagesstruktur mithilfe eines Wochenplanes (s. Beispiel Arbeitsblatt 3, ◘ Abb. 5.3). Diese Form von Selbstbeobachtung ist insbesondere in den ersten Wochen der Therapie sowohl für die Patienten als auch für die Therapeuten wertvoll. Die Therapeuten erhalten mithilfe des Wochenplaners detaillierten Einblick in den Tagesablauf der Patienten. Der Zusammenhang von Aktivitäten und Stimmung kann so den Patienten verdeutlicht werden und sie erhalten ein besseres Verständnis für ihr eigenes Alltagsverhalten.

5.1.4 Tagesplaner

Wenn Patienten in der ersten Phase der Selbstbeobachtung Schwierigkeiten in ihrer Tagesstruktur und den Alltagsaktivitäten aufzeigen, kann der **Tagesplaner** (s. Arbeitsblatt 4, ► Abb. 6.4) als eine erweiterte Form des Wochenplaners eingesetzt werden. Dieses Behandlungsmodul ist besonders für Patienten geeignet, die eine depressive Symptomatik oder depressives Vermeidungsverhalten seit dem Verlust entwickelt haben. Ein positiver Aktivitätenaufbau kann die depressive Antriebslosigkeit lindern und die sozialen Aktivitäten fördern. Mithilfe eines Tagesplaners können auch noch so kleine Aktivitäten eingeplant werden und es fällt den Patienten am nächsten Morgen leichter »den Tag zu beginnen«, wenn sie den Tag bereits vorab geplant haben und der Tag vorstrukturiert wurde. Die Patienten werden gebeten in der folgenden Woche bis zur nächsten Therapiestunde täglich einen Kalender mit geplanten Tätigkeiten, Verabredungen, Aktivitäten zu führen und in die nächste Therapiestunde mitzubringen. Der Effekt durch die Strukturierung wird noch verstärkt (s. Arbeitsblatt 5, ► Abb. 6.5), indem der Patient angeregt wird, folgende drei Punkte beim Planen mit zu berücksichtigen:

1. Gespräche und Unternehmungen mit Familie oder Freunden Gerade das so wichtige eigene soziale Netz wird von Trauernden häufig vernachlässigt und die trauernde Person zieht sich zurück. Aus diesem Grund kann beispielsweise ein Essen mit Kollegen oder Freunden, ein Telefonat mit einer Freundin/Freund, ein Gespräch mit den Nachbarn ein wichtiger Weg sein, das soziale Beziehungssystem wieder mehr zu nutzen und dadurch verstärkt soziale Unterstützung zu erhalten.

2. Momente oder Aktivitäten, die bewusst genossen werden können Es ist wichtig wieder einen Sinn für einfache Freuden zu finden, da das den Trauerprozess stark beschleunigen kann. Das können frühere Freizeitaktivitäten, ein schönes Essen oder ein Wellness-Tag sein. Aber auch mehr Bewegung, wie zum Beispiel wandern oder spazieren gehen, kann als hilfreich erlebt werden.

3. Verbesserte Schlafgewohnheiten In der ersten Phase nach dem Verlust leiden Trauernde häufig unter Schlafproblemen. Sie werden zum Beispiel zu früh am Morgen wach und haben Schwierigkeiten wieder einzuschlafen. Anderen fällt es schwer überhaupt erst einzuschlafen. Auch hier ist Struktur und Psychoedukation der Patienten wichtig. Nützliche Tipps für ein besseres Durchschlafen für die Patienten sind:

- So wenig wie möglich koffeinhaltige Getränke oder schwarzen Tee trinken. Vor allem ab dem Spätnachmittag sollten eher grüner Tee, eine heiße Schokolade oder andere entspannende warme Getränke getrunken werden.
- Entspannung vor dem Schlafengehen durch Musik hören oder Atemübungen.

Arbeitsblätter zu den Therapiemodulen								
Beispiel Arbeitsblatt 3	Tägliche Aktivitäten und Tagesstruktur							Seite 1

Beispiel für die Erfassung der täglichen Aktivitäten und der Tagesstruktur (zwei Tage ausgefüllt).

	Montag	Dienstag	Mittwoch	Donnerstag	Freitag	Samstag	Sonntag
8-10 Uhr	Lag im Bett, konnte nicht aufstehen - -	Aufgestanden und gefrühstückt - -					
10-12 Uhr	Versucht zu frühstücken; keinen Hunger -	Arzttermin und einkaufen +					
12-14 Uhr	Nachbarin kam mit Essen vorbei +	In der Stadt in einem Café ein Sandwich gegessen +					
14-16 Uhr	Spazieren gegangen im Park +	Zuhause mich hingelegt -					
16-18 Uhr	Hingelegt und geschlafen =	TV geschaut - -					
18-20 Uhr	TV geschaut - -	Abendgegessen TV geschaut - -					
20-22 Uhr	TV geschaut -	TV geschaut - -					
22-24 Uhr	Versucht zu schlafen, im Bett gegrübelt - -	TV geschaut - -					
0-2 Uhr	Eingeschlafen	Eingeschlafen					
2-4 Uhr							

++ sehr gute Stimmung, + gute Stimmung, = neutral, - negative Stimmung, - - sehr negative Stimmung

© 2014, Springer-Verlag Berlin, Heidelberg. Aus: Wagner, B.: Komplizierte Trauer

Abb. 5.3   Beispiel Arbeitsblatt 3: Tägliche Aktivitäten und Tagesstruktur

- Wenn Sie nachts aufwachen, trinken Sie z. B. ein Glas Wasser oder lesen Sie etwas, aber versuchen Sie nicht krampfhaft wieder einzuschlafen.
- Nur müde ins Bett gehen!
- Im Bett nicht fernsehen!

Instruktion des Therapeuten für den Tagesplaner

»Versuchen Sie angenehme Dinge schon auf den Morgen zu legen und unangenehme Termine so zu legen, dass Sie danach wieder durch etwas Angenehmes belohnt werden. Reservieren Sie sich jeden Abend eine halbe Stunde dafür und planen den nächsten Tag vor.

Beziehen Sie die folgenden drei Punkte, zumindest einmal pro Tag, bewusst in die Planung mit ein: 1.) **Gespräche und Unternehmungen mit Familie und Freunden**, 2.) **Aktivitäten, die Sie bewusst genießen** und 3.) **Ihren Schlaf-/Wachrhythmus strukturieren**.

Auch kleine Dinge sind wichtig mit in den Kalender einzutragen, wie z. B. ihre Lieblingszeitung kaufen, wann Sie aufstehen, zu Bett gehen, einkaufen gehen, essen. Ab dem zweiten Tag beginnen Sie das Planen immer zuerst mit einem Rückblick auf die Eintragungen des Vortages: Waren Sie zu optimistisch oder zu vorsichtig bezüglich der Planung? Weshalb konnten Sie Ihren Plan nicht ausführen? Tragen Sie diese Beobachtungen bitte in das dafür vorgesehene Feld ein.«

Beispiel

Therapeutenrückmeldung auf den Wochenplan.

Sowohl der Wochenplan als auch der Tagesplaner gestatten dem Therapeuten Einblick in das Alltagsverhalten des Patienten zu nehmen. Der Therapeut kann dazu folgende Rückmeldung geben: »Es ist mir aufgefallen, dass Sie Ihre Abende häufig alleine zu Hause verbringen und Sie meistens fernsehen, bevor Sie ins Bett gehen. Danach fällt es Ihnen fast immer schwer einzuschlafen und Sie grübeln über den Tod ihres Mannes und wie einsam Sie sich seitdem fühlen. Wie haben Sie denn

früher Ihre Abende verbracht? Was hatten Sie denn früher an Abenden unternommen, wenn Ihr Mann auf Geschäftsreise war?«

5.1.5 Besonderheiten in der therapeutischen Beziehung mit Trauerpatienten

- **Überforderung der Therapeuten**

Obwohl Tod und Sterben universelle Ereignisse sind, die jeden Menschen eines Tages betreffen, wird der Tod in westlichen Gesellschaften weitest gehend verdrängt. Die wenigsten Menschen kennen noch frühere Rituale, mit denen von den verstorbenen Menschen Abschied genommen wurde. Die Berührung mit dem Tod wird häufig als angstauslösend erlebt. Nur wenige Menschen sind auf den eigenen Tod oder auf den Tod einer nahe stehenden Person vorbereitet. Der Tod, insbesondere der traumatische, plötzliche Tod oder ein Sterben, das an die eigene Verwundbarkeit erinnert, kann auch für Psychotherapeuten eine Belastung sein. Leider wird das Thema Tod und Sterben nur sehr selten in Form von Selbsterfahrung in der psychotherapeutischen Weiterbildung erarbeitet. Aus diesem Grund ist es besonders wichtig für Psychotherapeuten die eigenen Einstellungen zum Thema Tod zu kennen und sich deren bewusst zu sein. So kann beispielsweise der Krebstod des Mannes einer Trauerpatientin für den Therapeuten selbst emotional belastend sein, wenn er den eigenen Vater kurz zuvor an Krebs verloren hatte. Der Trauerprozess um ein verstorbenes Kind kann für den Therapeuten besonders schwierig sein, wenn er selbst Kinder im gleichen Alter hat. Generell ist zu empfehlen die eigenen »hot spots« spezifischer Trauergruppen zu kennen und mit dem Wissen angemessen umzugehen. Immer wieder berichten Trauerpatienten davon, dass sie nach langen Überlegungen eine Psychotherapie aufsuchten, und dann durch die extremen Reaktionen des Therapeuten die Therapie abgebrochen haben.

Fallbeispiel

Beispiel einer Mutter, die ihr 7-jähriges Kind durch einen Hausbrand verlor.

»Ich hatte lange gebraucht, bis ich mich endlich zu einer Psychotherapie aufraffen konnte. Es ging mir immer schlechter und ich musste mit jemandem Professionellen sprechen. Ich hatte seit dem Unglück immer das Gefühl, ich kann mit niemandem darüber sprechen, dass mein Kind verbrannt ist, und dass ich es nicht mehr retten konnte. Es ist zu schlimm, unzumutbar für die anderen. Deswegen also die Therapie. Als ich anfing über den Brand zu sprechen, sah ich schon ihren entsetzten Gesichtsausdruck. Dann fing sie an zu weinen. Ihr Verhalten war ihr zwar unangenehm, aber ich hatte das Gefühl, dass ich mich entschuldigen musste, dass ich sie zum Weinen brachte. Danach suchte ich sie nie wieder auf.«

Das Beispiel veranschaulicht sehr gut, dass die Abwägung, ob man einen spezifischen Trauerpatienten übernehmen kann, idealerweise schon bei der ersten Kontaktaufnahme per Telefon geschehen sollte. Eine kurze Darstellung der Todesumstände und der verstorbenen Person kann sowohl dem Patienten als auch dem Therapeuten schwierige Therapiesituationen ersparen. Es ist relativ einfach in dem telefonischen Erstgespräch dem Betroffenen trotz einer Ablehnung eine Unterstützung zu sein. Ein gelungenes Ablehnungsgespräch kann beispielsweise so aussehen:

— »Herzlichen Dank, Frau M., dass Sie mir ihren schmerzhaften Verlust geschildert haben. Ich habe eine Tochter im selben Alter und ich merke gerade, dass es mir sehr schwer fallen würde, eine gute Therapeutin für Sie zu sein. Ich würde Sie aber gerne an meinen Kollegen, Herr XY weiterverweisen. Er hat sehr viel Erfahrung mit Trauerpatienten und ich denke, dass Sie dort gut aufgehoben sind.«

Eine andere Variante wäre diese:
— »Herzlichen Dank, Herr S., dass Sie mit mir so offen über den Tod ihrer Frau gesprochen haben. Leider habe ich meinen Vater letztes Jahr auch durch Krebs verloren und ich merke gerade, wie nahe mir Ihr Verlust noch geht. Es würde mir sehr schwer fallen, ein guter Therapeut für Sie zu sein, wenn ich selbst so betroffen bin. Ich würde Sie aber gerne an meine Kollegin, Frau XY weiterverweisen. Sie hat sehr viel Erfahrung mit Trauerpatienten und ich denke, dass Sie dort gut aufgehoben sind.«

Eine empathische Absage mit einer gut nachvollziehbaren Begründung wird nicht als Ablehnung und weitere Enttäuschung erlebt, sondern als professionelles Verhalten. Therapeuten, die nicht diese Form von Achtsamkeit gegenüber sich selbst und den Patienten haben, sind für die Trauernden meistens nicht sehr hilfreich. Extreme Reaktionsstile von Therapeuten gegenüber Traumapatienten wurden in der Literatur entweder als vermeidend oder überidentifizierend beschrieben (Maercker 2009; Wilson u. Lindy 1994). Vermeidender Reaktionsstil beinhaltet einen abweisenden Gesichtsausdruck, übermäßige Distanzierung und wenig Nachfragen. Ein überidentifizierender Reaktionsstil drückt sich durch kontrollierten Affekt (z. B. weinen), Grenzverlust und Hochspannung im therapeutischen Setting aus (Wilson u. Lindy 1994).

Dennoch kann der Therapeut sich oftmals die Patientensituation nicht aussuchen oder konnte im Vorfeld das tatsächliche Geschehen um die Todesumstände nicht einschätzen. Die Schilderungen der Todesumstände können beim Zuhören mitunter Entsetzen und Horror auslösen und eine sekundäre Traumatisierung auslösen (Maercker 2009). Eine regelmäßige Supervision ist für Therapeuten dringend angeraten, die regelmäßig mit hochbelasteten Trauer- oder Traumapatienten arbeiten. Ferner ist es zu empfehlen, dass Psychotherapeuten, die mit Trauerpatienten arbeiten, sich durch Selbsterfahrung eine eigene Haltung zum Tod und Sterben aneignen.

■ **Zu frühe Hilfesuche der Trauernden**
Die heutige Gesellschaft hat häufig den Anspruch, dass Trauernde schon relativ kurze Zeit nach dem Verlust wieder sozial funktionieren und leistungsfähig sind. Aber auch Trauernde haben oft diesen Anspruch an sich selbst und suchen eine Psychotherapie oder einen Arzt auf, um die schmerzhaften Trauersymptome »wegtherapieren« zu lassen. Auch wenn der Wunsch dieser Menschen sehr gut nachvollziehbar ist, ist eine zu früh begonnene Psychotherapie für Trauernde kontraindiziert. Zahlreiche Studien konnten inzwischen belegen, dass Trauerinterventionen, die zu früh in Anspruch ge-

nommen werden, nicht wirksam sind oder sogar schaden können (s. ▶ Kap. 4). Patienten, die aufgrund eines Trauerfalles bereits früh eine therapeutische Hilfe aufsuchen, ist am besten geholfen wenn sie mittels Psychoedukation an die normale Trauer herangeführt werden. Das heißt, den Patienten sollte vermittelt werden, dass schmerzhafte Emotionen und Gefühle des Trennungsschmerzes als normal zu bezeichnen sind und sie keine Psychotherapie in der frühen Trauerphase benötigen. Dies wird von Patienten in der Regel als sehr entlastend wahrgenommen. Weiterhin ist es sinnvoll Patienten Psychoedukation in Bezug auf unterschiedliche Paarkommunikation und geschlechtsspezifische Unterschiede in der Trauerverarbeitung zu kommen zu lassen (s. Arbeitsblatt 6, ▶ Abb. 6.6).

Ausnahmen stellen Personen dar, die keine sozial unterstützenden Kontakte vor Ort haben. Aber auch in diesen Fällen ist zu beachten, dass es sich um nicht-psychotherapeutische Interventionen handeln sollte. Die Gespräche sollen der psychischen Entlastung dienen und ein Schwerpunkt sollte darauf gelegt werden, inwieweit sich das außertherapeutische Unterstützernetzwerk ausbauen lässt.

5.2 Förderung der Beziehung zur verstorbenen Person

Die Beziehung zur verstorbenen Person kann neben den Todesumständen einen maßgeblichen Einfluss auf die Verarbeitung von Trauerprozessen haben.

Bowlby (1980) schrieb dem Bindungsverhalten in der Trauerverarbeitung eine maßgebliche Rolle zu (s. ▶ Kap. 1). Später entwickelte sich die Bindungstheorie zum Konzept der »fortgeführten Bindung« (*continuing bonds*) zur verstorbenen Person weiter. Diese Theorie geht davon aus, dass sich bei einem normalen Trauerprozess die Beziehung zur verstorbenen Person durch die Trauerarbeit im Laufe der Zeit graduell verändert und in das Leben integriert wird. Gelingt diese allmähliche Anpassung nicht, verhaften die Trauernden in einer frühen Trauerphase. Die Trauernden erleben die verstorbene Person als sehr nahe und präsent in ihrem Leben und Erinnerungsstücke an die ver-

storbene Person werden genutzt, um die Beziehung zur verstorbenen Person aktiv aufrechtzuerhalten. Dieser Form der Aufrechterhaltung der Beziehung wird eine bedeutsame Rolle in der Entwicklung der komplizierten Trauer zugeschrieben. Field et al. (1999) fanden in ihrer Langzeitstudie einen Zusammenhang von dem Nicht-loslassen-können der verstorbenen Person durch Erinnerungsstücke (z. B. Trost finden in Gegenständen des verstorbenen Menschen) und einem verlängerten und intensiveren Trauerprozess. Boelen et al. (2006) zeigten in ihrer Langzeitstudie, dass Trauernde, welche durch Erinnerungen (z. B. Tagträume) und Gegenstände (z. B. Kleidungsstücke) Trost finden konnten, prädiktiv intensivere Trauersymptome im Langzeitverlauf aufzeigten.

Eine hilfreiche Methode die trauerspezifischen Bindungsthemen zu erfassen bieten die vier Fragen zur Bindung aus dem strukturierten Trauer-Interview von Horowitz et al. (1997). Dieses Interview umfasst insgesamt 30 Fragen, welche die verschiedenen Traueraspekte erfassen. Die vier Fragen zur Bindung betreffen:

1. die wahrgenommene Präsenz der verstorbenen Person
2. Aufbewahren und Benutzen von Gegenständen der verstorbenen Person
3. Trost durch den Kontakt mit Gegenständen der verstorbenen Person
4. Trost durch den Kontakt mit Erinnerungen an die verstorbene Person

Mithilfe des Arbeitsblattes (s. Beispiel Arbeitsblatt 7, ◖ Abb. 5.4) können die verschiedenen Aspekte der Aufrechterhaltung der Beziehung zur verstorbenen Person durch den Therapeuten strukturiert erfasst werden.

> Trauernde, die an ihrer Beziehung zur verstorbenen Person aktiv durch Erinnerungen und Gegenstände festhielten und darin Trost und Beruhigung fanden, zeigten signifikant höhere komplizierte Trauerreaktionen. Die Loslösung von der verstorbenen Person sollte graduell mit der Aufgabe von Erinnerungsstücken einhergehen.

Arbeitsblätter zu den Therapiemodulen		

Beispiel Arbeitsblatt 7	Erfassung der Bindung zur verstorbenen Person (nach Horowitz 1997)	Seite 1

Beispiel der Erfassung der Bindung zur verstorbenen Person (Field et al. 1999, Horowitz et al. 1997).

Bindungsverhalten	Fragestellung	Ausprägung
Wahrgenommene Präsenz der verstorbenen Person	»Haben Sie das Gefühl, dass Ihr Mann anwesend ist und sie unsichtbar begleitet?	»Sehr oft, manchmal habe ich das Gefühl, er steht neben mir.«
Behalten und Nutzung der Gegenstände, die der verstorbenen Person gehörten	»Haben Sie die Gegenstände und Kleiderstücke, die Ihrem Mann gehörten seit seinem Tod genauso belassen, wie er es zurückgelassen hat?«	»Ich bin nicht in der Lage den Kleiderschrank meines Mannes und seine Gegenstände zu entfernen.«
Trost durch den Kontakt mit den Gegenständen der verstorbenen Person	»Benutzen Sie irgendwelche Gegenstände oder Kleidungsstücke Ihres Mannes, um sich zu trösten oder sich weniger einsam zu fühlen?«	»Ich trage das T-Shirt meines Mannes regelmäßig um mich weniger alleine zu fühlen.«
Trost durch Erinnerungen an die verstorbene Person	»Geben Ihnen Erinnerungen an Ihren Mann in Form von Träumen, Bildern oder Gedanken Trost?«	»Manchmal geben sie mir Trost, aber oft sind diese Erinnerungen auch schmerzhaft.«

◘ **Abb. 5.4** Beispiel Arbeitsblatt 7: Erfassung der Bindung zur verstorbenen Person (nach Horowitz 1997)

Fallbeispiel

Beispiel einer 65-jährigen Frau, die nach dem Verlust ihres Mannes an einer komplizierten Trauer litt.

»Obwohl der Tod meines Mannes nun bereits vier Jahre zurückliegt, habe ich alles so gelassen, wie er damals das Haus verlassen hatte, bevor er bei seiner Arbeit an einem plötzlichen Herzstillstand verstarb. Wenn ich von den traurigen Emotionen übermannt werde und wieder anfange zu weinen, setze ich mich an seinen Schreibtisch und berühre seinen Kugelschreiber und seine Bücher, die da noch liegen. Es beruhigt mich, und ich höre auf zu weinen. Manchmal lege ich eine CD ein mit unserer Lieblingsmusik. Auch das macht mich ruhiger, auch wenn es eine bittersüße Ruhe ist. Ich denke mir oft, ich müsste seinen Schrank mit seinen Kleidern ausräumen, aber ich kann es nicht. Die Vorstellung seine Sachen zu verschenken schmerzt mich, als würde er noch ein zweites Mal sterben. Dazu bin ich nicht in der Lage.«

■ **Mentale Repräsentation der verstorbenen Person**

Die mentale Repräsentation zur verstorbenen Person kann bei Trauernden sowohl aktiviert als auch deaktiviert sein (Mikulincer et al. 2001). Eine ständig aktivierte gedankliche Repräsentation der verstorbenen Person kann das Symptom des Trennungsschmerzes noch intensivieren und eine kontinuierliche Integration verhindern. Dies kann zum Teil durch die ständige Konfrontation mit Erinnerungsstücken oder Gegenständen der verstorbenen Person gefördert werden, aber auch beispielsweise durch die ständige Aktivierung durch häufiges Nutzen von Online-Selbsthilfegruppen entstehen. Hingegen hindert eine deaktivierte Bindung die mentale Repräsentation der verstorbenen Person und somit auch die damit verbundenen schmerzhaften Gefühle. Sowohl die aktivierte als auch die deaktivierte mentale Repräsentation der verstorbenen Person kann in ausgeprägter Form zu komplizierter Trauer führen (Mancini u. Bonanno 2012).

■ **Offene Angelegenheiten**

Weitere Gründe dafür, dass ein Teil der Trauernden nicht in der Lage ist, die Bindung zur verstorbenen Person in das neue Leben zu integrieren, liegen häufig in noch »offenen Angelegenheiten« und ungeklärten Konflikten, die zwischen den beiden Beziehungspersonen zu Lebzeiten standen. Aber auch Beziehungsthemen, die erst nach dem Tod bekannt wurden, können die Beziehung noch im Nachhinein maßgeblich beeinträchtigen. Manche Betroffene erfahren erst nach dem Tod beispielsweise von außerehelichen Beziehungen, hinterlassenen Schulden oder Lebenslügen der verstorbenen Person. Des Weiteren können Schuldgefühle oder das Gefühl von Wut verlassen worden zu sein, Ursachen für eine erschwerte Integration des Verlustes sein.

> ❯ In einem normalen Trauerprozess wird die mentale Repräsentation der verstorbenen Person (z. B. Bilder von der verstorbenen Person, Gefühle von Traurigkeit) graduell in das Leben ohne den verstorbenen Menschen integriert. Bei Menschen, die an komplizierter Trauer leiden, ist diese Integration nicht gelungen und demzufolge leiden die Betroffenen auch Jahre nach dem Verlust vergleichbar intensiv an den Trauersymptomen (z. B. Trennungsstress), wie zu Beginn des Trauerprozesses (Boelen 2006). Aufgrund der mangelnden Reintegration des Verlustes erleben Trauernde den Tod der nahe stehenden Person häufig als reversibel und hoffen, dass der Mensch eines Tages zurückkommt.

Beziehungsaspekte, die eine komplizierte Trauer beeinflussen können:

- Nicht-loslassen-können
- Intensive Beschäftigung mit Erinnerungen und Gegenständen, die der verstorbenen Person gehörten
- Trost finden in den Erinnerungen und Gegenständen
- Stark aktivierte mentale Repräsentation der verstorbenen Person
- Deaktivierte mentale Repräsentation der verstorbenen Person
- Ungeklärte »offene Angelegenheiten« und Konflikte mit der verstorbenen Person
- Beziehungsthemen, die erst nach dem Tod bekannt wurden

5.2.1 Leere-Stuhl-Technik

Die Leere-Stuhl-Technik ist eine sehr wirkungsvolle therapeutische Intervention, welche die Trauernden mit der Realität des Verlustes konfrontiert. Die Methode ist insbesondere für Patienten geeignet, die Schwierigkeiten zeigen, den Tod der verstorbenen Person zu akzeptieren und die Beziehung loszulassen. Die Intervention ermöglicht den Trauernden einen Perspektivenwechsel bezüglich der Beziehung zur verstorbenen Person. Der »Leere Stuhl« ist ein Rollenspiel-Monolog, der ursprünglich aus der Gestalttherapie kommt. Der »Leere Stuhl« stellt metaphorisch einen starken Realitätsbezug zu dem Verlust dar. Ähnlich, wie andere imaginäre Dialog- und Stuhlarbeiten mit Trauernden, dient die Technik nicht dem Beenden der Trauer, sondern der Erarbeitung neuer kognitiver Perspektiven und dem Bewusstwerden der Realität des Verlustes. Die vorhandene Beziehung kann neu gestärkt und/oder spezifische Konflikte innerhalb der Beziehung können thematisiert werden (Neimeyer 2012).

■ **Durchführung**
Zur Durchführung der Leeren-Stuhl-Technik werden drei Stühle benötigt. Der Patient sitzt mit seinem Stuhl dem leeren, nicht besetzten Stuhl gegenüber, der metaphorisch die verstorbene Person repräsentiert. Der Therapeutenstuhl ist seitlich zwischen dem Patienten und dem leeren Stuhl angeordnet. Die Patienten werden vor Beginn der Übung darüber informiert, dass das Gespräch mit der verstorbenen Person in die folgenden drei Teile aufgeteilt ist: 1.) kurze Beschreibung der Todesumstände; 2.) Spuren, welche die verstorbene Person hinterlassen hat; 3.) Wünsche und Ziele für die Zukunft. Der Therapeut achtet darauf, dass alle drei Phasen im gleichen Umfang besprochen werden und dass die verstorbene Person direkt angesprochen wird (z. B. »*Du hast mir nie zugehört.*«).

In einem ersten Schritt wird der Patient gebeten die Augen zu schließen und sich für einen kurzen Moment die verstorbene Person auf dem Stuhl vorzustellen.

Fallbeispiel
Beispiel einer Patientin (25 Jahre), die ihre Mutter durch Krebs verlor, als die Patientin 13 Jahre alt war.

1. Beschreibung der Todesumstände:
Therapeutische Anleitung: »Stellen Sie sich vor, Ihre Mutter säße auf dem Stuhl und Sie hätten die Möglichkeit mit ihr noch einmal zu sprechen. Beginnen Sie das Gespräch damit, wie Sie ihren Tod erlebt haben und was seit ihrem Tod besonders schwierig für Sie war.«

Patientin: »Ich kann mich noch gut an die Zeit vor Deinem Tod erinnern, als Du noch zu Hause warst. Du konntest kaum mehr aufstehen. Ich fühlte mich sehr hilflos. Später wurdest Du dann von Papa in die Klinik gebracht. In dieser Zeit war Papa ständig bei Dir und ich hatte das Gefühl, dass ich von niemandem mehr wahrgenommen werde. Ich wurde durch die Oma und unsere Nachbarn versorgt. Wenn Papa nach Hause kam, weinte er viel und zog sich zurück. Ich hatte immer das Gefühl, ich störte und meine Sorgen in der Schule, wie Prüfungen, oder dass ich gemobbt wurde, konnte ich nicht erzählen, da ich ihn nicht noch mehr belasten wollte. In der Nacht, als Du starbst, waren wir alle an Deiner Seite. Papa hatte mich am Nachmittag von der Nachbarsfamilie abgeholt. Er meinte, dass Du wahrscheinlich bald sterben würdest. Ich war geschockt, als ich Dich da liegen sah. Ich war die zwei Wochen vor Deinem Tod nicht mehr im Krankenhaus gewesen. Als Du dann verstarbst, war ich auf der einen Seite traurig und schockiert, aber auch erleichtert. Noch heute quälen mich die Schuldgefühle, dass ich auch froh war, dass Du gestorben warst und vielleicht alles wieder normaler wird in unserem Leben.«

Üblicherweise fällt dieser Einstieg den Patienten leicht um den imaginären Monolog mit der verstorbenen Person zu beginnen. Nachdem die Patientin die wesentlichen Situationen in Zusammenhang mit dem Tod geschildert hat, leitet der Therapeut das Gespräch zu den bindungsrelevanten Themen über.

Fallbeispiel
2. Spuren, welche die verstorbene Person hinterlassen hat:
Therapeutische Anleitung: »Eine Beziehung zu einer nahe stehenden Person hinterlässt immer Spuren beim Anderen. Durch die Persönlichkeit des Anderen nehmen wir im Laufe der Zeit vielleicht

Teile dessen Wesen an oder verhalten uns in manchen Situationen auf ähnliche Art und Weise. Ist der Mensch verstorben, ist er nicht mehr persönlich anwesend, hat aber in uns häufig Spuren hinterlassen. Wenn Sie sich Ihre Beziehung zu Ihrer Mutter noch einmal vorstellen, erzählen Sie ihr, welche Spuren sie in Ihnen hinterlassen hat. Welche Eigenschaften, Werte, schöne Erinnerungen und Gewohnheiten haben Sie von ihr übernommen?«

Patientin: »Obwohl Du schon viele Jahre tot bist, hast Du viele Spuren in mir hinterlassen. Wenn es mir schlecht geht, muss ich oft daran denken, wie tapfer Du damals die Chemotherapien und Deine Schmerzen ertragen hast. Oft sage ich mir dann, wenn Deine Mama das alles ertragen konnte, dann kannst Du die Zahn-Operation auch aushalten. Viele Leute sagen mir, dass wir uns sehr ähnlich sehen und ich sie in der Art und Weise, wie ich lache, an Dich erinnern würde. Das berührt mich jedes Mal. Das Gefühl, noch etwas in mir zu tragen, was anderen dieses Gefühl gibt, ist für mich speziell. Auf der einen Seite ist es sehr schön, auf der anderen Seite macht es mir Angst, dass man Dich sieht und nicht mich und die Menschen durch mich wieder realisieren, dass Du fehlst.«

Während der gesamten Zeit, in der die Patienten das Gespräch an die verstorbene Person richten, ist es wichtig von Therapeutenseite darauf zu achten, dass die Anrede sich direkt an die verstorbene Person richtet. Wenn die Patientin beispielsweise die Gesprächsperspektive wechselt, z. B. »ich weiß nicht, ob ich ihr das sagen soll«, unterbricht sie der Therapeut vorsichtig und formuliert die Aussage wieder in Dialogform um (z. B. »Ich weiß nicht, ob ich das mit Dir besprechen kann«). Der Monolog auf Seite der Patientin endet mit den Wünschen für die Zukunft, ohne die verstorbene Person.

Fallbeispiel
3. Wünsche und Ziele für die Zukunft:
In diesem Teil des Dialoges können wichtige Themen wie beispielsweise Schuldgefühle thematisiert werden. Trauernde erlauben sich häufig nicht mit ihrem Leben weiter voranzugehen, weil sie Angst haben, dass sie die verstorbene Person vergessen oder keine Freude mehr am Leben haben dürfen.

Therapeutische Anleitung: »Abschließend teilen Sie Ihrer Mutter mit, was Sie sich von der Zukunft wünschen, und welche Ziele Sie für sich haben. Inwiefern haben Sie ihren Tod akzeptiert? Bedeutet die Tatsache, dass es mit Ihrem Leben weitergehen muss auch, dass Sie sie vergessen?«

Patientin: »Ich wünsche mir von meiner Zukunft, dass ich endlich als eigenständige Person wahrgenommen und geliebt werde. Ich habe seit Deiner Erkrankung bis hin zu der Zeit nach Deinem Tod immer das Gefühl gehabt, zunächst im Schatten Deiner Erkrankung, später im Schatten Deines Todes zu stehen. Mit Deinem Tod verlor ich nicht nur meine Mutter, sondern auch meinen Vater, da er nicht mehr der Mensch war, der er vor Deinem Tod war. Dieses Gefühl leise auf Zehenspitzen durch die Wohnung und später durch mein Leben zu gehen, sollte sich ändern. Ich wünsche mir, dass man mich als eigenständige Person, als Mensch sieht. Ich wünsche mir aber auch, dass ich ohne die Schuldgefühle leben kann, die ich mir seit Deinem Tod mache. Warum habe ich Dich nicht die Wochen vor Deinem Tod häufiger besucht? Wie konnte ich froh sein, dass Du gestorben warst? Du musst sehr unter meinem Verhalten gelitten haben.

▪ Perspektivenwechsel
Ein wesentlicher Teil der Leeren-Stuhl-Technik stellt der Perspektivenwechsel dar. Das heißt, die Patientin setzt sich auf den leeren Stuhl der verstorbenen Person und antwortet auf das vorangegangene Gespräch. Der Gesprächswechsel kann sowohl am Ende des gesamten Dialoges stattfinden, als auch zwischen den einzelnen Themenblöcken. Der Therapeut kann den Wechsel folgendermaßen überleiten:

»Könnten Sie sich jetzt auf den Stuhl setzen und versuchen, sich in die verstorbene Person hineinzuversetzen? Was würde Ihre Mutter nun antworten?«

Fallbeispiel
Die Patientin nimmt auf dem leeren Stuhl Platz und übernimmt die Perspektive der Verstorbenen.

Patientin: »Ich erinnere mich noch an das letzte Mal, als Du mich im Krankenhaus besucht hattest. Ich war so glücklich Dich zu sehen und war sehr froh, dass Du trotz meiner Krankheit noch Deine

Freunde sahst und Dein Leben lebtest. Du warst ein Teenager und hattest so viel zu entdecken. Ich selbst fühlte mich elend, weil ich Dir diese Krankheit zumutete. Ich hätte mir so sehr gewünscht, dass unsere Familie normal wäre. Der Krebs dominierte alles. Wie bin ich damit umgegangen, dass Du mich so selten besucht hast? Ich glaube, in der letzten Phase war es mir vielleicht sogar recht. Ich wollte Dir meinen Anblick und meine Schmerzen ersparen. Meine Welt existierte damals vor allem aus schmerzhaften Therapien, Ärzten und Krankenschwestern. Ich fühlte mich körperlich so schwach, dass ich oft gar nicht mehr realisierte, wer überhaupt an meinem Bett steht. Mein größter Wunsch damals war, dass ich mich nicht mehr übergeben musste und dass die Schmerzen weniger wurden. Ich war froh, dass Du gut versorgt warst und es Dir trotz allem gut zu gehen schien. Jetzt sehe ich, dass Du wahrscheinlich mehr Zuwendung von uns allen gebraucht hättest. Ich würde mir wünschen, dass Du eine glückliche junge Frau wirst, die das Beste aus ihren Chancen macht. Ich wünsche mir, dass Du Dich nicht mehr quälst und Dein Leben genießen kannst«.

- **Tipps für die praktische Arbeit**

Die Leere-Stuhl-Technik ist eine sehr wirksame und emotionsfokussierte Methode, bei der die Patienten sich auf ein Rollenspiel einlassen, indem sie zwei Stühlen jeweils eine Perspektive zuweisen: die eigene und die des verstorbenen Angehörigen. Die beiden Stühle repräsentieren die Sichtweise des Patienten und die Beziehung zum Verstorbenen. Beide Sichtweisen können so miteinander in den Dialog kommen und Konflikte, Schuldgefühle oder große Abhängigkeiten voneinander können thematisiert werden. Die Rolle des Therapeuten kann die des zuschauenden oder aber auch des eingreifenden Parts sein. Die Übung kann mitunter starke Gefühle und Emotionen hervorrufen und bedarf therapeutischer Erfahrung im Umgang mit Trauernden. Die Unvorhersehbarkeit des Verlaufes und die Intensität des Rollenspiels ist sowohl für den Therapeuten als auch für die Patienten anspruchsvoll. Dennoch erwies sich die Leere-Stuhl-Technik als eine wirksame Intervention in der Therapie der komplizierten Trauer (Shear et al. 2005). Sie ermöglicht den Patienten tief gehende emotionale Konflikte zu bearbeiten, die durch kognitive Verarbeitung alleine oft nicht möglich wären. Somit beinhaltet die Technik sowohl kognitive, konfrontative und emotionale Elemente der Trauerverarbeitung.

- **Patientengruppe**

Die Leere-Stuhl-Technik eignet sich besonders für Patienten, deren Beziehung zur verstorbenen Person konflikthaft erlebt wird oder für Patienten, bei denen ungelöste »offene Angelegenheit« in der Beziehung vorliegen. Die Methode eignet sich durch den Perspektivenwechsel auch sehr gut zur Bearbeitung von trauerspezifischen Schuldgefühlen, wie beispielsweise die Verantwortlichkeit am Tod.

5.2.2 Spurensuche

Jeder Mensch ist durch verschiedene Charaktereigenschaften geprägt und eine Beziehung zu einer nahe stehenden Person hinterlässt Spuren beim Anderen. Im Laufe einer Beziehung werden mitunter die persönlichen Charaktereigenschaften des Anderen angenommen. So werden vielleicht Vorlieben und Verhaltensweisen von der anderen Person übernommen, aber auch weniger positive Eigenschaften, wie beispielsweise Misstrauen oder Ängste können sich im Laufe der Beziehung auf den anderen übertragen. Ist eine nahe stehende Person verstorben, ist sie nicht mehr persönlich anwesend, hat aber bei den Hinterbliebenen häufig Spuren hinterlassen. Neimeyer (2010) hat das Konzept der Spurensuche (»life imprint«) wiederholt in seine Arbeit mit Trauernden aufgenommen und in verschiedene therapeutische Settings integriert. Die Übung »Spurensuche« kann in der Einzeltherapie als Schreibaufgabe in Form einer Hausaufgabe dem Patienten aufgetragen werden (s. Arbeitsblatt 8, ▶ Abb. 6.8), auch als Übung in der Trauergruppe oder als Kleingruppenarbeit.

Die Spurensuche umfasst folgende Aspekte, die evtl. von der verstorbenen Person übernommen wurden:

— Denken und Fühlen (z. B. das Leben eher positiv oder negativ zu sehen)
— Verhaltensweisen (z. B. spät aufstehen)

- Hobbys und Freizeitverhalten (z. B. gemeinsame Sportaktivitäten)
- Charaktereigenschaften (z. B. Ängstlichkeit, Ungeduld)
- Werte (z. B. konservativ oder liberal)
- Gestik

Es ist wichtig vor der Durchführung der Übung die Patienten bzw. Teilnehmer darauf hinzuweisen, dass die Spuren, die vom anderen hinterlassen wurden, auch **ambivalenter** oder **negativer Natur** sein können. Insbesondere bei einer konfliktreichen Beziehung mit der verstorbenen Person, kann durch diese Übung noch einmal herausgearbeitet werden, dass z. B. »negative Spuren« der verstorbenen Person das Leben maßgeblich beeinflusst haben. In diesem Falle haben die Patienten mithilfe der Übung die Möglichkeit diese zunächst wahrzunehmen, aber durch die therapeutische Arbeit kann erreicht werden, dass diese negativen Spuren weniger Einfluss haben. Die Frage, welche dieser Spuren beibehalten werden sollen und welche nicht, wird innerhalb der Therapiesitzung bearbeitet.

- **Einzeltherapie**

Mithilfe der Instruktion wird in der Therapiesitzung die Hausaufgabe besprochen und vorbereitet. Der Patient wird gebeten die Instruktion laut vorzulesen. Um den Effekt der Aufgabe zu intensivieren, werden die Patienten gebeten, zu Hause vor dem Verfassen des Textes sich 2 Minuten lang ganz auf die verstorbene Person zu konzentrieren. Gegenstände oder Musik, die mit der verstorbenen Person in Zusammenhang stehen, können hilfreich sein. Die Patienten sollten sich vor dem Schreiben zu Hause Gedanken machen, wie sie sich nach dem Schreiben entspannen wollen. Ferner sollten die Patienten nicht länger als 45 Minuten schreiben. In der folgenden Therapiesitzung wird die Schreibaufgabe mit dem Therapeuten besprochen.

- **Trauergruppen oder Kleingruppenarbeit**

Es empfiehlt sich, dass die Trauernden einen wichtigen Gegenstand, der sie an die verstorbene Person erinnert mitbringen. Dies kann beispielsweise ein Foto, ein Schmuckgegenstand oder Parfum sein. Die Gruppenmitglieder werden aufgefordert mithilfe der mündlichen oder schriftlichen Instruktion (s. Beispiel Arbeitsblatt 8, ◘ Abb. 5.5) über die verstorbene Person nach zu denken und darüber zu reflektieren, welche Spuren die Person in ihrem Leben hinterlassen hat. Die Teilnehmer werden angeregt ihre Gedanken aufzuschreiben. Die hinterlassenen Spuren können dann entweder mit einem Partner in der Kleingruppe oder später in der Trauergruppe vorgestellt werden.

Die Methode der Spurensuche ermöglicht den Trauernden bewusst wahrzunehmen, dass die verstorbene Person auch nach dem Tod in ihnen weiterexistiert. Das Beschreiben der positiven Spuren kann das Gefühl von Freude verstärken, bei negativen Spuren eröffnen sich therapeutische Möglichkeiten diese zu bearbeiten.

- **Patientengruppe**

Die Übung ist insbesondere bei Patienten indiziert, wenn

1. Patienten die Auseinandersetzung mit dem realen Verlust der Person vermeiden;
2. durch einen langen Krankheitsverlauf des Verstorbenen (z. B. Demenz) der Abruf von positiven Eigenschaften der verstorbenen Person nur schwer möglich ist;
3. ungeklärte Konflikte mit der verstorbenen Person die Trauerverarbeitung erschweren.

Die Aufgabe ist nicht geeignet für Patienten, deren Verhältnis zur verstorbenen Person zu Lebzeiten stark belastet war (z. B. sexueller oder körperlicher Missbrauch). Auch für Trauernde, die große Schwierigkeiten mit dem Los-Lassen der verstorbenen Person haben, indem sie häufige Erinnerungen abrufen und Gegenstände zum Trost nutzen, ist diese Aufgabe nicht förderlich.

5.2.3   Brief an verstorbene Person

Der Brief an die verstorbene Person sollte am Ende einer Therapie stehen (s. Arbeitsblatt 9, ▶ Abb. 6.9). Dieser Brief kann sowohl den Abschied des Therapieprozesses und als auch ein Abschluss einer intensiven Trauerarbeit symbolisch darstellen. Der Brief dient dem narrativen Gespräch und ist nicht als endgültiger Abschied von der verstorbenen Person gedacht, sondern als Integration des Verstor-

Arbeitsblätter zu den Therapiemodulen

Beispiel Arbeitsblatt 8	Spurensuche	Seite 1

Spurensuche: Beispiel einer Anleitung im Gruppensetting

Stellen Sie sich die verstorbene Person innerlich noch einmal kurz vor oder legen Sie einen Gegenstand (z. B. Foto, Uhr) vor sich, den Sie mit der verstorbenen Person besonders verbinden. Ich möchte Sie nun bitten, sich ganz darauf zu konzentrieren, was Sie von .... **(Name)** übernommen haben, welche Spuren .... **er/sie** in Ihnen hinterlassen hat.

Reflektieren Sie Ihr eigenes Verhalten, Ihre Persönlichkeit und Ihr Denken und versuchen Sie auszumachen, was Sie von .... **ihm/ihr** in sich haben. Gibt es Aktivitäten, die Sie sonst nicht so leidenschaftlich verfolgen würden, ohne .... **ihn/sie**? Hatte .... **(Name)** bestimmte Werte, die Ihnen so wichtig wurden, dass Sie sie auch übernommen haben?

Natürlich können diese »Spuren« nicht nur positiver Natur sein. Wenn Sie die Möglichkeit hätten diese positiven oder negativen Werte, Eigenschaften, Aktivitäten auszusortieren, welche würden Sie gerne behalten wollen und welche nicht?

◘ **Abb. 5.5** Beispiel Arbeitsblatt 8: Spurensuche

benen in das Leben der hinterbliebenen Person. In diesem Brief haben die Hinterbliebenen die Möglichkeit noch einmal ihre Perspektive darzustellen, wie sie den Tod erlebt haben und welche Gefühle und Emotionen der Tod in ihnen ausgelöst hat (Wagner u. Maercker 2008). Aber auch zukünftige neue Rollen und Hoffnungen sollten einen Platz in dem Brief haben. Es sollte ein Unterschied zwischen den eigenen Erfahrungen und der Rolle der verstorbenen Person verdeutlicht werden.

Der Brief an die verstorbene Person sollte ein würdiges Dokument werden, welches der Patient aufbewahren und nochmals lesen kann. Der Brief sollte den Gefühlen der trauernden Person gerecht werden und für die trauernde Person ein wertvolles Dokument werden. Der Brief wird in die folgenden drei zeitlichen Aspekte aufgeteilt:

1. Schilderung der Todesumstände und die Zeit nach dem Tod
2. Gegenwart: Wie ergeht es den Betroffenen heute, auch unter Berücksichtigung von therapeutischen Fortschritten
3. Zukunft: Welche Wünsche haben die Hinterbliebenen für sich in der Zukunft

Die Therapeuten achten bei der Erstellung des Briefes, dass alle drei Zeitperspektiven, in der gleichen Länge von den Patienten berücksichtigt werden. Vielen Patienten fällt es sehr leicht darüber zu schreiben, wie sie den Tod erlebt haben und über die Zeit ihrer Trauer. Hingegen ist es für viele Patienten schwierig ihre Zukunft ohne die verstorbene Person zu beschreiben. Patienten brauchen oft therapeutische Unterstützung, indem sie zusammen mit dem Therapeuten eine Zukunftsperspektive formulieren. Das gemeinsame Erarbeiten von Ritualen, wie z. B. der verstorbenen Person gedacht werden kann oder soziale Aktivitäten, sollten berücksichtigt werden. Aber auch schwierige Themen, wie eine neue Partnerschaft bei verwitweten Personen oder ein Kinderwunsch bei Eltern, die ihr Kind verloren haben, sollten in diesem Brief einen würdigen Platz finden (s. Beispiel Arbeitsblatt 9, ◻ Abb. 5.6).

- **Patientengruppe**

Die Korrespondenz mit der verstorbenen Person sollte nur mit Patienten durchgeführt werden, die nicht unter Intrusionen in Zusammenhang mit den Todesumständen leiden oder noch intensive Gefühle von Ärger und Zorn erleben. In diesen Fällen ist zuerst eine Bearbeitung der traumaähnlichen Symptome indiziert. Ansonsten eignet sich der Abschiedsbrief für alle Patientengruppen und ist eine besonders geeignete Therapieaufgabe um eine Trauertherapie abzuschließen.

5.3   Expositionsverfahren

Expositionsverfahren sind ein wesentliches Therapiemodul in der Behandlung von komplizierter Trauer. Basierend auf den wissenschaftlichen Erkenntnissen aus der Behandlung der posttraumatischen Belastungsstörung zeigen Expositionsverfahren bei der komplizierten Trauer positive Behandlungseffekte (Wittouck et al. 2011). Die Exposition als Therapiebaustein wird insbesondere dann empfohlen, wenn die Patienten unter Intrusionen und Vermeidungsverhalten aufgrund der Todesumstände leiden. Foa (1986) geht davon aus, dass durch die Exposition die Furchtstrukturen aktiviert werden und eine Angstreduzierung durch mehrere Expositionssitzungen erzielt werden kann. Im Therapiesetting kann durch die korrigierenden Informationen die Furchtstruktur modifiziert werden und durch eine Habituation nimmt die Angst vor furchtauslösenden Situationen ab. Sowohl bei der Behandlung der posttraumatischen Belastungsstörung als auch bei der komplizierten Trauer wird empfohlen die Expositionsverfahren mit den kognitiven Verfahren zu kombinieren. Generell stellt sich die Frage, welche Symptomcluster als erstes in der Therapie bearbeitet werden sollten. Bei trauerbezogenem Vermeidungsverhalten und Intrusionen wird generell empfohlen mit der Bearbeitung dieser Symptome mit Hilfe von Expositionsverfahren zu beginnen. Boelen et al. (2007) konnten in ihrer Studie zeigen, dass bei komplizierter Trauer die Kombination Expositionsmodul mit anschließender kognitiver Umstrukturierung wirksamer war, als die kognitive Umstrukturierung gefolgt von einer Expositionstherapie.

Arbeitsblätter zu den Therapiemodulen		
Beispiel Arbeitsblatt 9	Schreibanleitung eines Briefes an die verstorbene Person	Seite 1

Beispiel einer Schreibanleitung eines Briefes an die verstorbene Person

Die folgenden Fragen und Anmerkungen können Sie als Hilfestellung beim Schreiben dieses Briefes benutzen:

Beginnen Sie den Brief mit einer kurzen Beschreibung, was geschehen ist als .... **(Name)** gestorben ist. Sie können beschreiben, was Sie bewegt, diesen Brief zu schreiben. Überlegen Sie dabei immer, welche Momente für Sie am wichtigsten waren:

Welche Dinge finden Sie so wichtig, dass Sie .... **ihm/ihr** aus Ihrer Sicht davon erzählen möchten?

Wie dachten Sie früher über die Art und Weise, wie sie gehandelt haben, und wie denken Sie jetzt darüber?

Welche Bedeutung hat der Tod von .... **(Name)** in meinem Leben, jetzt und in der Zukunft?

Inwiefern habe ich .... **seinen/ihren** Tod akzeptiert? Bedeutet die Tatsache, dass es mit meinem Leben weitergehen muss, auch dass ich .... **(Name)** vergesse?

In Ihrem letzten Brief wäre es wichtig noch einmal explizit auf das, was Sie sich von der Zukunft wünschen und was Sie sich vornehmen einzugehen.

Welche Aktivitäten nehmen Sie sich vor? Welche Kontakte sind Ihnen wichtig und könnten Sie in Zukunft mehr stützen und erfreuen?

◻ **Abb. 5.6** Beispiel Arbeitsblatt 9: Schreibanleitung eines Briefes an die verstorbene Person

5.3.1 Exposition in sensu

Die Exposition in sensu (Foa et al. 2007), ist das am häufigsten angewandte Expositionsverfahren. Ziel der Exposition in sensu ist es, dass die Patienten die belastenden Todesumstände wiedererleben und bei den Patienten eine maximale Angst während der Konfrontation ausgelöst wird. Durch die wiederholte Konfrontation kommt es zur Habituation der Angst und Furcht. Die Sicherheit der Therapiesitzung und der geschützten Umgebung ermöglichen es den Patienten die Furchtstrukturen zu aktualisieren. Bei der in sensu Exposition wird das trauerspezifische Ereignis in der Therapiesitzung imaginiert, während bei der vivo Exposition, das trauerspezifische Ereignis am vermiedenen Ort durchgeführt wird. Dies kann beispielsweise der Ort des Suizides oder des Verkehrsunfalls sein. Im Folgenden sollen die verschiedenen Schritte der Vorbereitung und Durchführung einer Exposition in sensu vorgestellt werden.

Psychoedukation als Vorbereitung der Exposition in sensu

Obwohl Expositionsverfahren eine nachgewiesene hohe Wirksamkeit für die Reduzierung der Trauma- und Angstsymptomatik haben, fällt den meisten Trauerpatienten die Konfrontation mit den gemiedenen Situationen und Gefühlen in Bezug auf den Todesfall nicht leicht. Das störungsspezifische Vermeidungsverhalten verstärkt das Vermeiden von Expositionsübungen. Aus diesem Grund wird empfohlen die Patienten mit Hilfe von Psychoedukation über das Expositionsverfahren aufzuklären und transparent darzulegen, wie der Ablauf der Konfrontation aussehen wird. Je besser die Patienten darüber informiert sind und das Rationale hinter dem Vorgehen verstanden haben, desto motivierter sind die Patienten sich dieser schmerzhaften Auseinandersetzung mit dem Tod zu stellen. Hilfreich kann hierbei die »Kleiderschrank«-Metapher sein, die bei der Vorbereitung von Patienten in der PTBS-Behandlung regelmäßig eingesetzt wird.

Fallbeispiel

Psychoedukation: Schrank-Metapher zur Vorbereitung der Exposition in sensu (Ehlers 1999; Zöllner et al. 2005).

»Ich möchte Ihnen mithilfe einer Metapher ein Bild geben, wie wir Menschen furchterregende Situationen verarbeiten, wie beispielsweise der Unfalltod Ihres Sohnes. Sie haben erzählt, wie Ihnen immer wieder Bilder von ihrem Sohn in den Kopf kommen, als er im Auto eingeklemmt liegt. Sie haben das Gefühl, dass die Situation gerade erst geschehen ist und Sie spüren, dass Sie Herzrasen und das Gefühl von Angst wiedererleben. Bei normalen Ereignissen, wie zum Beispiel ihre Führerscheinprüfung, können wir die Erinnerungen in der Regel nach kurzer Zeit nicht mehr so detailliert abrufen, da das Ereignis in ihr Denken und Fühlen eingeordnet wurde und in Zusammenhang mit anderen Lebensereignissen aus der Zeit steht. Traumatische Lebensereignisse, wie der Tod Ihres Sohnes, sind so übermannend, dass sie nicht so einfach verarbeitet werden können. Die Erinnerungen an die Situation können jederzeit einfach durch äußere Reize (z. B. Autogeräusche, Musik) abgerufen werden und Sie erleben dann die gleichen Gefühle, Körperreaktionen und Gedanken, wie an dem Tag des Unfalls selbst. Das können Sie sich sinnbildlich wie einen Kleiderschrank vorstellen, der schnell geöffnet wurde und man schnell viele verschiedene Kleidungsstücke unsortiert rein wirft und die Türe wieder schnell zumacht. Vielleicht schließt der Schrank deswegen nicht mehr richtig, Blusen fallen heraus, Socken werden nicht mehr gefunden. Was würden Sie vorschlagen, was man tun muss, damit die Dinge nicht mehr herausfallen? Man muss die Kleidungsstücke einzeln herausnehmen, ansehen, sortieren und dann neu geordnet in den Schrank legen. So ähnlich funktioniert das Gedächtnis mit sehr belastenden Lebensereignissen. Ähnlich wie beim Schrank, kann man die Türe nicht einfach zu machen, ohne dass man sich alles, was passiert ist noch einmal ansieht und entsprechend der emotionalen Bedeutung, die das Ereignis für einen hat, neu sortiert. Aus diesem Grund schauen wir uns nun zusammen in der Therapie die schwierigen Situationen und Gefühle an, die Sie in Zusammenhang mit dem Unfalltod Ihres Sohnes erlebt haben.«

Identifizierung von »hot spots«

Der Therapeut bittet in einem ersten Schritt den Patienten die gesamte Situation zu schildern, als die nahe stehende Person verstarb. In der noch umfangreichen Erzählung des Patienten, versucht der Therapeut »hot spots« zu identifizieren, die für den Patienten beim Erzählen besonders belastend sind und starke Emotionen auslösen. Es ist zu berücksichtigen, dass Patienten aufgrund ihres Vermeidungsverhaltens gerade über die Bilder und Emotionen der Todesumstände, die für sie besonders belastend sind, oft nicht sprechen können. Häufig sind die Patienten erst durch die wiederholte Exposition mit der Situation in der Lage über die Sequenzen zu berichten, die für sie nur sehr schwer zu ertragen sind. Eine wichtige Hilfe für die Vorbereitung der Exposition in sensu stellt die Erarbeitung der **Liste mit furcht- und angstauslösenden Situationen** (Arbeitsblatt 10, ▶ Abb. 6.10) und die **Vermeidungshierarchie** (Arbeitsblatt 11, ▶ Abb. 6.11) dar. Es können beide Aufgaben, sofern sie vorher mit den Patienten durchgegangen und erklärt worden sind auch von den Patienten zu Hause ausgefüllt werden. Der Vorteil der Übung als Hausaufgabe liegt darin, dass die Patienten eine Woche lang die Möglichkeit haben sich selbst und ihr Vermeidungsverhalten zu beobachten. In der Regel entstehen dadurch differenziertere Ausarbeitungen als in der Therapiesitzung. In der darauffolgenden Therapiestunde sollten dann mit dem Patienten die beiden Listen durchgegangen und besprochen werden. Therapeutisch sinnvoll ist es die Patienten zu fragen, inwieweit ihnen etwas aufgefallen ist oder jetzt in der Stunde beim gemeinsamen Betrachten auffällt. Das Erstellen der Hierarchielisten kann für die Patienten bereits eine Art Selbstkonfrontation darstellen. Aus diesem Grund wird empfohlen in der Therapiestunde zu erfragen, wie sie die Übung erlebt haben.

Liste mit furcht- und angstauslösenden Situationen

Durch die Todesumstände wurden Furchtstrukturen entwickelt (Foa u. Kozak 1986), welche aus drei Arten von Elementen bestehen können: kognitive Elemente, physiologische Reaktionen und emotionale Bedeutungen. Trauernde Menschen mit einer traumaähnlichen Symptomatik zeichnen sich durch eine leicht aktivierbare Furchtstruktur aus, die durch Schlüsselreize (z. B. Bahngleise) schnell aktivierbar ist. Je mehr Schlüsselreize mit furcht- und angstauslösenden Inhalten verbunden

sind, desto ausgeprägter ist die Symptomatik. Für die Modifikation der Furchtstruktur durch Expositionsverfahren, in der alle möglichen furchtauslösenden Situationen therapeutisch aktiviert werden (Maercker 2003) ist die Hierarchieliste eine wichtige Grundlage. Die Identifizierung und Hierarchisierung der furchtauslösenden Situationen ist eine wichtige Voraussetzung für das weitere therapeutische Vorgehen (s. Beispiel Arbeitsblatt 10, ◨ Abb. 5.7).

Vermeidungshierarchie

Der Therapeut bespricht mit dem Patienten zusammen die Hierarchie der vermiedenen Situationen im Zusammenhang mit den Todesumständen. Hierzu gehören alle vermeidenden Verhaltensweisen, die der Patient bisher zur Bewältigung belastender Situationen beim Auftreten von Intrusionen angewandt hat (z. B. Vermeiden von sozialen Kontakten und Orten, die in Zusammenhang mit dem Tod stehen, Kontrollverhalten gegenüber intensiven Trauergefühlen, Alkohol trinken). Der Patient wird gebeten sowohl traumaspezifisches Vermeidungsverhalten anzugeben (z. B. Ort des Suizides) als auch Vermeidungen von trauerspezifischem Verhalten (z. B. als real erleben, dass der Mensch verstorben ist) zubenennen. Der Patient ordnet sein Vermeidungsverhalten entsprechend dem dabei erlebten Unwohlsein (Beispiel Arbeitsblatt 11, ◨ Abb. 5.8).

Durchführung der Exposition in sensu

Nach einer ausführlichen Vorbereitung des Patienten auf die Exposition kann die Exposition in sensu durchgeführt werden. Um die Konzentration des Patienten zu erhöhen, wird er gebeten die Augen zu schließen. Die Erzählung sollte in der Ich-Form und in der Gegenwartsform durchgeführt werden (z. B. »ich sitze gerade am Tisch und es klingelt an der Haustüre«). Das Ereignis sollte so detailliert wie möglich geschildert werden und der Patient wird gebeten die aufkommenden Bilder zu beschreiben. Häufig sind das Bilder, die sich dem Patienten in der Vergangenheit schon in Form von wiederkehrenden Erinnerungen oder Albträumen aufgedrängt haben und intensive Gefühle oder Körperreaktionen verursachten, wie z. B. Schwitzen, kalte Hände oder Schwindel. Der Patient wird aufgefordert

Arbeitsblätter zu den Therapiemodulen

Beispiel Arbeitsblatt 10	Hierarchieliste der furcht- und angstauslösenden Situationen	Seite 1

Beispiel einer Hierarchieliste der furcht- und angstauslösenden Situationen einer 45-jährigen Mutter in Zusammenhang mit dem Zugsuizid des Sohnes.

10	Straßenkreuzung in der Nähe des Bahngleises, an denen sich mein Sohn das Leben genommen hat
9	Bahnhof in unserem Ort
8	Zugfahrten
7	Die Vorstellung seiner letzten Minuten als er auf den Gleisen lag
6	Zuggeräusche
5	Straßenverkehr
4	Klassenkameraden meines Sohnes
3	Gespräche mit Nachbarn
2	Das Zimmer meines Sohnes
1	Grab meines Sohnes

10 = sehr großes Unwohlsein ⟵⟶ **0 = gar kein Unwohlsein**

◻ **Abb. 5.7**   Beispiel Arbeitsblatt 10: Hierarchieliste der furcht- und angstauslösenden Situationen

Arbeitsblätter zu den Therapiemodulen

Beispiel Arbeitsblatt 11	Hierarchieliste Vermeidungsverhalten	Seite 1

Beispiel einer Hierarchieliste von Vermeidungsverhalten einer 45-jährigen Mutter in Zusammenhang mit dem Zugsuizid des Sohnes.

10	Ich fahre weiträumig um den Ort des Suizides herum.
9	Vermeidung von Bahngleisen.
8	Ich fahre nicht mehr Zug.
7	Ich lasse den Schmerz nur selten zu, aus Angst ich würde verrückt werden.
6	Ich gehe normalen Gespräche mit Nachbarn und Arbeitskollegen aus dem Weg.
5	Ich vermeide es ehemalige Klassenkameraden meines Sohnes zu sprechen, die Gefühle könnten mich überfluten.
4	Wenn ich Jugendliche auf der Straße sehe, die im gleichen Alter wie mein Sohn sind, schaue ich weg und wechsele die Straße.
3	Ich gehe nur selten in das Zimmer meines Sohnes, aus Angst ich könnte durchdrehen.
2	Ich vermeide es Fotos auf meinem Smartphone anzusehen, die ich in den Wochen vor seinem Tod gemacht habe.
1	Urlaubsorte an denen wir schöne Zeiten verbracht haben, könnte ich nicht mehr aufsuchen.

10 = sehr großes Unwohlsein ◄────────► **0 = gar kein Unwohlsein**

Abb. 5.8 Beispiel Arbeitsblatt 11: Hierarchieliste von Vermeidungsverhalten

die Emotionen zu beschreiben, über die er bisher nicht sprechen konnte oder an die er nicht denken wollte oder konnte. Starke Emotionen gehen oft mit körperlichen und sensorischen Reaktionen einher, zum Beispiel dem Gefühl keine Luft mehr zu bekommen, am ganzen Körper zu zittern oder mit Herzrasen. Der Patient wird aufgefordert diese körperlichen Reaktionen und alles, was er hört, was er sieht und was er riecht zu beschreiben. Während der Exposition sollte der Therapeut darauf achten, dass die körperlichen Reaktionen, Emotionen und Gedanken beschrieben werden und sollte ansonsten bei Bedarf nachfragen (»Schildern Sie Ihre körperlichen Reaktionen, die Sie gerade erleben« oder »was haben Sie in diesem Moment gedacht?«). Der Therapeut achtet darauf, dass die Schilderung so detailreich ist, als sei es eine Anleitung für ein Filmskript. Zum Beispiel: »Als Sie sich mit ihrem verstorbenen Kind auf das Sofa gesetzt hatten, was haben Sie gefühlt? Was haben Sie in dem Augenblick gesehen?« Es sollten keine Sequenzen übersprungen werden.

Der Fokus während der Exposition liegt besonders auf den Situationen und Momente, welche der Patient als am belastetsten empfindet. Die schmerzhaftesten Erinnerungen werden im alltäglichen Leben verdrängt, was zur Folge hat, dass sie unverarbeitet bleiben. Häufig sind das auch Bilder, die sich dem Patienten in Form von wiederkehrenden Erinnerungen oder Albträumen aufdrängen.

Fallbeispiel
Beispiel einer Exposition in sensu mit einer 29-jährigen Frau, die ihr Kind durch den plötzlichen Säuglingstod verlor.

Therapeutin: »Sie haben in den letzten Sitzungen beschrieben, dass für Sie der Morgen als Ihr Kind verstarb der schmerzhafteste Moment war und diese Bilder immer wieder plötzlich auftauchen und Sie sehr belasten. Ich werde Sie nun bitten, diese Situation an diesem Morgen jetzt noch einmal wiederzuerleben. Um sich in diese Situation noch einmal hineinversetzen zu können, ist es hilfreich, wenn sie Ihre Augen schließen, sodass Sie nicht abgelenkt sind. Wenn Sie Ihre Augen geschlossen haben, versuchen Sie sich so detailliert wie möglich an die schmerzhafte Situation zurückzuerinnern.

Sprechen Sie in der Gegenwart und beschreiben Sie alles so genau wie möglich, als würden Sie die Situation noch einmal gerade erleben. Die wiederkehrenden Erinnerungen können intensive Gefühle oder Körperreaktionen verursachen, wie zum Beispiel schwitzen, kalte Hände oder Schwindel. Beschreiben Sie genau, was Sie erleben in der Situation. Ich werde Sie zwischendurch immer wieder fragen, wie hoch Ihre Angstgefühle sind. 0 ist nicht vorhanden und 10 ist sehr intensiv. Geben Sie kurz eine Antwort und fahren Sie dann weiter mit ihrer Erzählung.«

Patientin: »Die Situation, die immer regelmäßig auftaucht, betrifft einen Zeitraum von 2–3 Stunden. Es ist 7:00 Uhr morgens und ich wache auf. Ich wundere mich, weshalb es so ruhig ist und Johann immer noch schläft. Ich gehe ins Kinderzimmer und mein Kind ist bläulich angelaufen. Ich sehe, dass etwas nicht stimmt, nehme ihn sofort auf meinen Arm, aber es fühlt sich ganz kalt an. Ich habe Panik, rufe ständig, ‚Johann, Johann, was ist denn, wache auf.‘ Ich weiß, dass er tot ist. Ich fange an zu weinen, mit dem toten Kind auf dem Arm laufe ich durch die Wohnung, rede mit ihm, weiß nicht, was tun. Ich setze mich hin und fühle mich wie gelähmt, suche nach dem Telefon und rufe den Notarzt.«

Therapeutin: »Frau B., wo befinden Sie sich jetzt gerade auf der Angstskala von 0–10?«

Patientin: »Bei 9 vielleicht?«

Therapeutin: »Sie machen das sehr gut. Beschreiben Sie weiter, wie Sie sich gerade körperlich fühlen.«

Patientin: »Alles tut mir weh, mein ganzer Körper zittert, ich bin völlig außer mir. Ich habe körperliche Schmerzen, mein Hals ist zugeschnürt. Ich spreche dann endlich mit jemandem am Telefon und ich bin atemlos. Ich schreie: ‚Mein Kind atmete nicht mehr, mein Kind ist tot‘. Ich sitze auf der Couch und wiege mein Kind, hin und her, hin und her. Jetzt klingelt es an der Türe und der Notarzt kommt. Ich mache auf. Immer noch mit Johann auf dem Arm. Der Notarzt nimmt mir mein Kind ab und legt ihn auf eine Decke auf den Boden. Alles ist jetzt ganz weit weg, als sei ich nicht mehr in diesem Raum. Ich höre nichts und verstehe nichts. Ich werde immer ruhiger. Ich verstehe ‚Obduktion‘, ‚gestorben‘, ‚Klärung‘, und ich habe Angst, mir ist eiskalt, ich will nur noch alleine sein. Warum hilft mir niemand. Jetzt ist die Polizei und die Staatsanwaltschaft gekommen. Sie laufen durch meine Wohnung, suchen, und schauen. Ich habe alles verloren.«

Therapeutin: »Was passiert jetzt?«

Patientin: »Der Notarzt legt meinen Sohn in eine Decke und will ihn mitnehmen. Mein Kind verpackt und weg. Ich fühle mich unendlich alleine. Ich bin eine Versagerin. Der Boden ist mir unter den Füßen weggezogen worden. Ich schreie: ,Nein, mein Kind, lassen Sie mein Kind'. Alles, was ich habe war mein Kind. Es ist doch mein Kind. Mein Kind.

Therapeutin: »Wo befinden Sie sich jetzt gerade auf der Angstskala von 0–10?«

Patientin: »Ich bin außer mir, alles ist ganz nah, wie damals, bei 9 vielleicht?«

Therapeutin: »Bleiben Sie in ihrer Erzählung, was fühlen Sie im Moment?«

Patientin: »Alle sind weg. Ich bin alleine in der Wohnung. Ich bin der einsamste Mensch und die größte Versagerin. Zerwühlt, hilflos, ringe nach Luft.«

Generell wird empfohlen für die ersten Expositionssitzungen ca. 60 Minuten einzuplanen (Foa et al. 2007). Spätere Sitzungen können nur 45 Minuten dauern. Bei kürzeren Expositionssitzungen kann die gleiche Sequenz auch mehrfach wiederholt werden. Expositionen sollten so häufig durchgeführt werden, bis eine Habituation der Symptomatik eingetreten ist. Empfohlen wird, dass die Exposition in sensu auf einem MP3-Player oder sonstigen Tonträgern aufgenommen wird. In den therapiefreien Tagen sollte der Patient die Tonwiedergabe einmal täglich zu Hause hören. In den Therapiesitzungen wird dann die Angstausprägung beim Hören der Exposition in sensu besprochen, um Veränderungen durch das regelmäßige Hören mit dem Patienten zu erläutern. In weiteren Expositionssitzungen kann der Therapeut sich immer mehr auf die Momente konzentrieren, die für den Patienten die größte Angst auslösen, so groß, dass er es vielleicht kaum wagte daran zu denken oder darüber zu sprechen. Die Ausschnitte der Sequenzen können sich dann immer mehr auf diese sogenannten »hot spots« konzentrieren, die dann mehrfach wiederholt werden.

■ **Nachbesprechen der Exposition in sensu**

Mit dem Ende der Exposition wird der Patient gebeten die Augen wieder zu öffnen. Die Konfrontation mit schmerzhaften Inhalten bedeuten für den Patienten eine außerordentliche Anstrengung und brauchen Mut. Deswegen sollte der Patient grundsätzlich eine unterstützende und wertschätzende Rückmeldung von Seiten des Therapeuten erhalten. Die Wertschätzung und Anerkennung des Therapeuten, dass nun ein erster wichtiger Schritt getan ist, kann motivierend für weitere Sitzungen sein. Auch das Erleben des Patienten während der Exposition sollte erfragt werden. Insbesondere dahin gehend, ob sich die Befürchtungen vor der Exposition bestätigt haben.

5.3.2 Exposition in vivo

Für eine Reihe von furchterregenden Stimuli kann eine Exposition in vivo aus klinischer Sicht sehr nützlich sein. Expositionen in vivo sind dann indiziert, wenn mit dem angst- oder furchtbesetzten Ort ein spezifisches Vermeidungsverhalten einhergeht, welches den Patienten in seinem Alltag maßgeblich beeinträchtigt oder belastet. Wenn beispielsweise der Unfallort oder der Ort des Suizides vermieden wird und die Trauernden von Intrusionen berichten. Dennoch sind Expositionen in vivo häufig nicht praktikabel in der therapeutischen Durchführung. Der Ort des Geschehens ist entweder nicht leicht aufzusuchen (z. B. für Eltern, die ihren Sohn im Militäreinsatz in Afghanistan verloren haben) oder die Situation an sich lässt sich nicht rekonstruieren. Aus diesem Grund wird die Exposition in vivo für Trauerpatienten in der Regel für Unfallorte oder Orte, an denen ein Suizid stattfand, angewandt. Das Vorgehen entspricht weitest gehend der Exposition in vivo für andere Angststörungen. Ziel ist es, dass die Betroffenen sich so lange in der angstauslösenden Situation in der Begleitung ihres Therapeuten begeben, bis eine deutliche Abnahme der Symptomatik zu verzeichnen ist und ein Habituationseffekt eingetreten ist.

5.3.3 Vermeidung des Trauerschmerzes

Eine Reihe von Studien belegten, dass komplizierte Trauer mit katastrophierenden Kognitionen in Bezug auf ihre Trauerreaktion einhergehen (Boelen et al. 2003a, 2003b). Patienten entwickeln maladaptive Verhaltensweisen und dysfunktionale Kognitionen, um den Schmerz der Trauer zu vermeiden. Dies hat zur Folge, dass die Trauernden den Tod des Angehörigen nur begrenzt als »real« annehmen können und sich nach wie vor im Schockzustand befinden und den Tod nicht akzeptieren können. Dies kann sich sowohl durch ein Suchverhalten nach der verstorbenen Person als auch durch Verhaltensweisen manifestieren, die bei einem normalen Trauerprozess in der Akutphase auftreten. Die Angst, die Trauergefühle im vollen Umfang zuzulassen, kann zu dysfunktionalen Bewältigungsstrategien führen, wie beispielsweise eine starke Fokussierung auf Schuldgefühle oder Verantwortlichkeit am Tod. Boelen (2006) unterscheidet zwischen einem ängstlichen und einem depressiven Vermeidungsverhalten bei Patienten mit komplizierter Trauer:

- **Ängstliches Vermeidungsverhalten**: Trauernde fürchten die Konfrontation und Auseinandersetzung mit der Realität des Verlustes. Die Angst, dass diese Realität nicht zu ertragen ist oder furchtbare Konsequenzen für sie hat, lässt die Betroffenen Situationen oder Menschen vermeiden, die mit dieser Realität in Zusammenhang stehen. Andere Vermeidungsstrategien sind beispielsweise ständiges Ruminieren, weshalb die Person verstorben ist oder das eigene Verhalten in Zusammenhang mit dem Verlust zu reflektieren. Dieses Vermeidungsverhalten verhindert die tatsächliche Konfrontation, dass die Person verstorben ist und blockiert eine Integration des Verlustes in das Leben ohne die verstorbene Person.
- **Depressives Vermeiden**: Trauernde ziehen sich zurück und verharren in Untätigkeit. Aktivitäten, die ihnen dabei behilflich wären ihre Trauer zu verarbeiten, werden vermieden und die Betroffenen bleiben in ihrer Trauerreaktion festgefahren.

Patienten, die depressives oder ängstliches Vermeidungsverhalten zeigen, sollten dabei unterstützt werden ihre Angst vor der Anerkennung der Realität des Todes zu konfrontieren. Auch für diese Form von Vermeidungsverhalten können imaginative Expositionsverfahren, welche den Tod der nahe stehenden Person zum Inhalt haben, helfen den Tod als »real« anzunehmen und später zu akzeptieren. Die Konfrontation sich dem Schmerz des Verlustes zu stellen, kann den Trauernden helfen den Verlust besser in ihr Leben zu integrieren. Hier kann insbesondere die Hinzunahme von Gegenständen hilfreich sein, die einen Bezug zur verstorbenen Person haben:

- Fotos des Verstorbenen
- Erinnerungsgegenstände
- Kleidungsstücke
- Musik

Beim Vermeidungsverhalten gegenüber der Trauer und der Akzeptanz des Todes stellt beispielsweise die Exposition in vivo einen guten Therapiebaustein dar. Das Aufsuchen des Ortes, an dem der Tod stattfand oder Gespräche über den Verstorbenen können die Akzeptanz des Todes fördern.

5.3.4 Schreibaufgabe Exposition

Schreiben als Bewältigung von traumatischen und schwierigen Ereignissen wurde schon sehr früh als hilfreich beschrieben. Schreiben unterstützt die Trauernden dabei Struktur in ihre Gedanken zu bringen und sich auf einzelne Aspekte ihres Verlustes zu konzentrieren. Zahlreiche Studien belegen inzwischen die Wirksamkeit des strukturierten Schreibens für die komplizierte Trauer (Kersting et al. 2011; Kersting et al. 2013; Wagner et al. 2006; Wagner u. Maercker 2007, 2008) und die posttraumatische Belastungsstörung (Knaevelsrud u. Maercker 2007; Lange et al. 2003; Lange et al. 2001). In einer Meta-Analyse, welche Schreibtherapien für die posttraumatische Belastungsstörung evaluierte, konnte gezeigt werden, dass die Schreibintervention für die PTBS eine signifikante Symptomreduzierung nach Behandlungsende erzielte (Van Emmerik et al. 2012). Mit der Zunahme von internetbasierten Interventionen für Traumafolgestörungen finden Schreibinterventionen als Expositionsmethode immer häufiger Anwendung. Die Patienten werden in diesen Schreibaufgaben gebeten in zwei Essays die schmerzhaftesten Momente und Augenblicke zu schildern, die in Zusammenhang mit dem Tod stehen (Wagner et al. 2006). Die Texte sollten im Präsens und in der ersten Person geschrieben werden, ohne Rücksicht auf Grammatik und chronologische Reihenfolge. In einer individuellen Rückmeldung ihrer Therapeuten erhalten die Patienten im Anschluss daran eine weitere Selbstkonfrontationsübung, in der sie gebeten werden aus der geschilderten Situation einen Moment auszuwählen, der für sie am schmerzhaftesten ist. Einen Moment, an den sie fast nicht zu denken wagen. Ähnlich wie bei der Exposition in sensu sollen sie ihre Gedanken, Gefühle und Körperreaktionen schildern, die sie beim Wiedererleben bei sich wahrnehmen. Auch bei dieser zweiten Schreibaufgabe werden die Patienten gebeten zwei Essays zu verfassen und an ihre Therapeuten zuschicken.

Schreibaufgaben als Expositionsintervention können auch in der ambulanten Therapie mit Trauernden genutzt werden. In der Regel wird diese Selbstkonfrontation (s. Arbeitsblatt 12, ▶ Abb. 6.12 oder Fallbeispiel unten) zu Hause als Hausaufgabe ausgearbeitet (Resick u. Schnicke 1992). Die Patienten werden gebeten einen detaillierten Bericht des traumatischen Ereignisses zu verfassen. Diese konfrontative Schreibaufgabe kann in den darauf folgenden Sitzungen als Hausaufgabe wiederholt werden. Die Patienten werden gebeten immer detaillierter das traumatische Ereignis zu beschreiben und sich noch mehr auf die sensorischen Einzelheiten zu konzentrieren.

Fallbeispiel
Schreibaufgabe als Exposition: Konfrontation mit der schwierigsten Situation in Zusammenhang mit dem Tod.
»Ich bitte Sie im Folgenden so genau wie möglich eine Situation im Zusammenhang mit dem Tod von .... (**Name**) aufzuschreiben, die für Sie nach wie vor sehr belastend ist. Hierbei ist es wichtig, dass Sie alles so detailliert wie möglich aufschreiben, das heißt, was haben Sie währenddessen gefühlt, welche Sinneseindrücke (z. B. Gerüche, Geräusche, Bilder) hatten Sie während des Ereignisses. Bitte beschreiben Sie alle Ihre Gedanken und Erinnerungen so genau wie möglich. Schreiben Sie in der Ich-Form und im Präsens (z. B. »ich öffne die Haustüre und zwei Polizisten stehen vor der Tür ... «). Es kann sein, dass Ihnen sehr viele Dinge wieder einfallen, die Sie schon vergessen hatten, und dies zu starken Gefühlen führt. Machen Sie vor diesen Gedanken keinen Halt und versuchen Sie dies alles aufzuschreiben.

Suchen Sie sich vor dem Schreiben einen ungestörten Ort, schalten Sie Ihr Telefon aus, schließen Sie die Türe hinter sich zu und versuchen Sie sich ganz auf das Ereignis zu konzentrieren. Achten Sie schon bevor Sie anfangen zu schreiben darauf, dass Sie nach dem Schreiben etwas Entspannendes tun. Das kann beispielsweise ein Spaziergang sein, aber auch ein Gespräch mit einer Ihnen wichtigen Person.

Lesen Sie sich mindestens noch einmal vor der nächsten Therapiesitzung Ihren Text durch und bringen Sie den Text zur nächsten Therapiesitzung mit.«

5.4 Kognitive Verfahren für Trauernde

Menschen, die an einer komplizierten Trauer leiden, zeigen häufig trauerspezifische negative Kognitionen über sich selbst, das Leben und die Zukunft ohne die verstorbene Person. Dies kann zu einer Aufrechterhaltung der pathologischen Trauersymptomatik führen. Gedanken wie beispielsweise »ich bin wertlos ohne sie«, oder »ich sehe keine Zukunft mehr für mich seit dem Tod meiner Tochter«, verdeutlichen den kognitiven Bezug der Trauernden auf die Vergangenheit und eine Abwendung von der Gegenwart und der Zukunft (Boelen 2006). Bei einem normalen Trauerprozess findet eine allmähliche kognitive Anpassung der negativen Überzeugungen statt, die letztendlich zur Akzeptanz des Verlustes führt. Im Gegensatz zu Menschen, die einen normalen Trauerprozess durchleben, zeigen Trauernde mit einer komplizierte Trauer persistierende negative Kognitionen und Überzeugungen, die sowohl für die Aufrechterhaltung als auch für die Verschlechterung der Trauersymptomatik verantwortlich sind (Boelen et al. 2006). Man unterscheidet zwischen drei verschiedenen Kategorien negativer Kognitionen, die häufig bei Trauernden auftreten:

1. **Verallgemeinerte Überzeugungen**, welche sich sowohl auf das Selbst, das Leben und die Zukunft beziehen (z. B. »ohne meinen Mann bin ich ein wertloser Mensch«).
2. **Katastrophierende Fehlinterpretationen** der eigenen Reaktionen auf den Verlust. Trauernde erleben die intensiven Trauerreaktionen und Emotionen als angstauslösend und als Kontrollverlust. Diese Art der Fehlinterpretation verursacht psychischen Stress und Vermeidungsverhalten sich mit dem Tod auseinanderzusetzen und ihn zu verarbeiten (Boelen et al. 2013)
3. **Schuldgedanken**: Schuldzuweisungen und Selbstanklage können den Trauerprozess sehr belasten oder blockieren und sollten aus diesem Grund im Gespräch mit dem Patienten unbedingt erfragt werden. Insbesondere Suizidangehörige erleben häufig Schuldgefühle und eine Verantwortlichkeit am Tod (s. Psychoedukation Suizidangehörige, Arbeitsblatt 13, ▶ Abb. 6.13).

5.4.1 Vorbereitung der kognitiven Umstrukturierung

Bevor mit der eigentlichen kognitiven Umstrukturierung begonnen wird, sollte der Therapeut mit dem Patienten eine **Psychoedukation** über die häufigsten negativen Kognitionen durchführen (s. Arbeitsblatt 14, ▶ Abb. 6.14). Sehr häufig werden die verschiedenen Formen von dysfunktionalen Gedanken von den Trauernden nicht bewusst wahrgenommen. Die Psychoedukation kann den Patienten dabei behilflich sein, die Aufmerksamkeit in der Selbstbeobachtung, die in den kommenden Therapieschritten notwendig ist zu erhöhen und dafür zu sensibilisieren.

Psychoedukation: Erkennen von negativen Gedanken und Denkfehlern bei Trauernden

- **Schuldgedanken:** Schuldgefühle sind die am häufigsten auftretenden, negativen Gedanken von Trauernden. Das Gefühl verantwortlich zu sein am Tod des Angehörigen oder die Gefahr nicht abgewendet zu haben, sind die häufigsten Erklärungen. Dennoch übersehen Trauernde häufig, dass sie in der Situation keine andere Wahl hatten und das Ereignis selbst nicht vorhersehen konnten
- **Grübeln:** Menschen, die eine nahe stehende Person verloren haben, ziehen sich häufig immer mehr zurück: Statt sich mit Freunden zu treffen, bleiben Trauernde häufig zu Hause und grübeln über den Verlust nach und welche schwerwiegende Folgen der Verlust für sie hat. Zahlreiche Studien haben bewiesen, dass das Grübeln maßgeblich zur Aufrechterhaltung und Entwicklung einer komplizierten Trauer beiträgt und häufig mit erheblichem Leiden verbunden ist. Ein typisches Phänomen des Grübelns ist, dass die Grübelgedanken automatisch und unkontrolliert auftreten.
- **Übertriebene Verallgemeinerung:** Die Konsequenzen des Verlustes werden verallgemeinert und werden als Beispiel einer langen Serie von Niederlagen und Misserfolgen gesehen; z. B.: »Ich bin seit dem Tod meines Mannes nichts mehr wert. Daran wird sich auch nichts ändern.«
- **»Geistiger Filter«:** Trauernde, die beispielsweise an Schuldgefühlen leiden oder sich durch die Todesumstände stigmatisiert fühlen (z. B. nach einem Suizid eines Familienangehörigen) sehen häufig soziale Kontakte durch einen »geistigen Filter«. Das Verhalten der anderen wird beobachtet und negativ interpretiert; z. B.:»Diese Bemerkung meiner Freundin über unser Gesundheitssystem ist mir noch den ganzen Abend durch den Kopf gegangen. Ich

dachte sofort, dass sie mir eigentlich sagen wollte, wir hätten unseren Sohn in eine bessere Klinik bringen sollen, dann wäre er nicht gestorben. Ich fühlte mich schuldig«.

- **Katastrophisieren:** Trauernde Menschen erleben in ihrer Trauer starke negative Emotionen und können leicht das Gefühl bekommen, dass sie die Kontrolle verlieren, wenn sie ihre Trauer zu lassen oder haben Angst verrückt zu werden.

5.4.2 Kognitive Umstrukturierung

Die kognitive Umstrukturierung dient der Veränderung dysfunktionaler trauerspezifischer Kognitionen. Es gibt inzwischen ein breites Spektrum an kognitiven Methoden basierend auf den Arbeiten von Beck (1991), die auch für Trauernde gut eingesetzt werden können.

Der Behandlungsverlauf der negativen Kognitionen erfolgt in den folgenden Schritten:

1. Identifizierung der negativen trauerspezifischen Gedanken
2. In welchen Situationen treten diese negativen Kognitionen beim Patienten auf?
3. Ersetzen dieser negativen Gedanken durch hilfreichere Alternativgedanken
4. Schrittweise Korrektur dieser negativen Gedanken
5. Erlernen und Üben dieser neuen Alternativgedanken

Die Patienten werden als Erstes gebeten sich selbst und ihre negativen trauerspezifischen Gedanken im Alltag zu beobachten. Die weiteren Schritte spiegeln sich in dem ABCD-Blatt (s. Arbeitsblatt 15, ▶ Abb. 6.15 und Arbeitsblatt 16, ▶ Abb. 6.16) wieder, welches den Zusammenhang von Situationen, Gedanken und Gefühlen berücksichtigt und dem Patienten verdeutlicht. Gleichzeitig wird der Patient aufgefordert alternative, hilfreichere Sichtweisen für die gleiche Situation sich zu überlegen. Dieses Arbeitsblatt sollte den Patienten als Hausaufgabe mitgegeben werden. Generell spielen Hausaufgaben in der kognitiven Umstrukturierung eine wich-

tige Rolle. Bei ausgeprägten Schuldgefühlen kann ein ABCD-Blatt mit dem Fokus auf Schuld dem Patienten als spezifische Hausaufgabe gegeben werden (s. Beispiel Arbeitsblatt 15, ◻ Abb. 5.9). Wenn hingegen Stigmatisierungsängste (z. B. bei Suizidangehörige) eine wesentliche Rolle in den negativen Kognitionen spielt, sollte mit dem Patienten ein ABCD-Blatt für Stigmatisierungsängste erarbeitet werden (s. Beispiel Arbeitsblatt 16, ◻ Abb. 5.10).

Kognitive Bearbeitung von trauerspezifischen Schuldgefühlen

Schuldgefühle können in verschiedenen Formen auftreten. Man unterscheidet zwischen einer »Überlebensschuld«, einer »subjektiven Schuld« und einer »objektiven Schuld« (s. ▶ Kap. 3). Kognitive therapeutische Verfahren, welche eine Realitätsprüfung der Schuldgefühle durchführen, zeigen eine gute Wirksamkeit für die **Überlebensschuld** und die **subjektive Schuld**. Das Infragestellen der dysfunktionalen Annahmen kann die irrationalen Gedanken neu strukturieren. Die **objektive Schuldhaftigkeit** an der Verantwortung des Todes ist für die Betroffenen eine schwere psychische Belastung und therapeutisch sehr schwer zu behandeln. Im Gegensatz zu den subjektiven Schuldgefühlen lassen sich objektive Schuldgefühle nicht durch kognitive Methoden (z. B. sokratischer Dialog) oder durch Realitätsprüfung widerlegen. Bei diesen Betroffenen geht es therapeutisch in erster Linie darum, einen Weg zu finden, mit der Schuld zu leben und parallel der Trauer und dem Verlust einen Raum zu ermöglichen.

Realitätsprüfung der negativen Trauerkognitionen

Eine wesentliche Rolle spielt nach der Identifizierung der negativen Trauerkognitionen, die Überprüfung dieser dysfunktionalen Annahmen. Hierbei stellt der **Sokratische Dialog** eine wichtige Basis im Gespräch mit den Patienten dar. Die trauernde Person nimmt das eigene Denken und Fühlen eingeengt wahr. Die Patienten sollen durch die Fragetechnik des Therapeuten selbst entdecken, dass es auch andere Perspektiven gibt, die Situation zu interpretieren. Nach der Identifizierung der negativen trauerspezifischen Kognitionen wählt der Therapeut die wichtigsten dysfunktionalen Kogni-

Arbeitsblätter zu den Therapiemodulen

Beispiel Arbeitsblatt 15	Kognitive Umstrukturierung von Schuldgefühlen (ABCD-Blatt)	Seite 1

Auslösendes Ereignis A	Überzeugung B	Folgerung C	Diskussion D
Ereignis X ist passiert	»Ich sage zu mir selbst …«	»Ich fühle mich … , ich mache …«	Alternative Sichtweisen
Beispiel: Mein Sohn starb an einem Unfall mit dem Fahrrad.	Beispiel: *Ich bin schuldig, hätte ich meinem Sohn das Fahrrad nicht gekauft, wäre das Unglück nicht passiert.*	Beispiel: *Ich fühle mich elend und die Schuld erdrückt mich.*	Beispiel: *Ich habe es nur gut gemeint, als ich ihm das Fahrrad zum Geburtstag geschenkt hatte. Er hatte es sich so sehr gewünscht. Ich konnte nicht erahnen, dass so ein Unglück passiert.*

◘ **Abb. 5.9** Beispiel Arbeitsblatt 15: Kognitive Umstrukturierung von Schuldgefühlen (ABCD-Blatt)

Arbeitsblätter zu den Therapiemodulen			
Beispiel **Arbeitsblatt 16**	**Kognitive Umstrukturierung von Stigmatisierungsgefühlen (ABCD-Blatt)**		**Seite 1**

Auslösendes Ereignis A	Überzeugung B	Folgerung C	Diskussion D
Ereignis X ist passiert	**»Ich sage zu mir selbst …«**	**»Ich fühle mich … , ich mache …«**	**Alternative Sichtweisen**
Beispiel: Ich treffe eine Nachbarin und sie verhält sich peinlich berührt und fragt nicht wie es mir seit dem Suizid meines Sohnes geht.	Beispiel: *Ich bin eine schlechte Mutter, sonst hätte sich mein Sohn nicht das Leben genommen. Meine Nachbarin denkt das bestimmt auch.*	Beispiel: *Ich ziehe mich zurück und gehe weiteren Begegnungen mit Nachbarn aus dem Weg.*	Beispiel: *Wahrscheinlich will sie mir helfen, weiß aber nicht, wie sie sich verhalten soll. Vielleicht sollte ich sie ansprechen und sie direkt um Hilfe bitten.*

◘ **Abb. 5.10** Beispiel Arbeitsblatt 16: Kognitive Umstrukturierung von Stigmatisierungsgefühlen (ABCD-Blatt)

tionen aus und bearbeitet diese in Form des Sokratischen Dialoges in mehreren Therapiesitzungen.

Fallbeispiel

Sokratischer Dialog mit Schuldgefühlen: Beispiel einer 35-jährigen Mutter, die ihren 12-jährigen Sohn durch einen Badeunfall verloren hat.

Therapeutin: »Sie sagen, dass Sie von starken Schuldgefühlen gequält werden, da sie den Unfall ihres Sohnes nicht verhindert hatten. Vielleicht beschreiben Sie kurz noch einmal die Situation, in der ihr Sohn ums Leben kam, und welches Wissen Sie zu dieser Zeit bezüglich einer möglichen Gefahr hatten.«

Patientin: »Ich saß mit meinem Mann und unserer jüngeren Tochter in unserem Strandkorb. Ich hatte in einem Buch gelesen und mein Mann spielte mit unserer Tochter. Unser Sohn, Markus spielte am Meer mit anderen Kindern.«

Therapeutin: »War ihrem Sohn der Strand und das Meer vertraut?«

Patientin: »Wir waren schon seit zwei Wochen hier. Er war eine richtige Wasserratte und war kaum vom Wasser wegzubekommen. Er war ja auch schon älter und konnte sehr gut schwimmen, deswegen machten wir uns keine Gedanken, dass etwas passieren konnte.«

Therapeutin: »Gab es an dem Nachmittag irgendetwas in Bezug auf den Unfall, das Sie hätte vorwarnen können?«

Patientin: »Nein, das Wetter war schön, das Meer war so wie die Tage zuvor mit leichtem Seegang. Es gab nichts besonders Auffälliges, was mir hätte auffallen können.«

Therapeutin: »Sie sagen also, dass es bis zum Zeitpunkt des Unfalls nichts gab, was Sie veranlasst hätte sich Sorgen zu machen?«

Patientin: »Nein, eigentlich nicht. Es war alles wie immer.«

Therapeutin: »Hatten Sie vorher schon mal die Erfahrung eines Badeunfalls am Meer gemacht oder von jemandem gehört?«

Patientin: »Nein, noch nie. Man liest ganz selten darüber in der Zeitung. Aber in all den Jahren, die wir im Sommer ans Meer fahren, habe ich noch nie gehört, dass jemand ertrunken ist.«

Therapeutin: »Wenn Sie sich vorstellen, ihre Schwester oder beste Freundin hätte in dieser Situation ihren Sohn verloren, würden Sie denken, sie hätte anders handeln sollen? Hätte sie irgendein Wissen gehabt, welches sie hätte vorwarnen können?«

Patientin: »Nein, eigentlich nicht. Wenn ich so darüber nachdenke, gab es nichts, was ich hätte ändern können. Ich war mir keiner Gefahr bewusst. Mein Mann ja auch nicht. Vielleicht steht mein starkes Schuldgefühl auch dafür, dass ich mich irgendwie bestrafen will. Auch wenn sich das irrational anhört.«

Fallbeispiel

Sokratischer Dialog mit katastrophierenden Gedanken bezüglich der Trauerreaktion: Beispiel eines 45-jährigen Vaters, dessen Sohn an Krebs verstarb.

Therapeutin: »Sie haben geschildert, dass Sie Schwierigkeiten damit haben Ihren Schmerz bezüglich des Verlustes Ihres Sohnes zuzulassen.«

Patient: »Ja, ich habe Angst davor, was dann passiert, wenn ich mich dem Schmerz, der Traurigkeit hingebe.«

Therapeutin: »Was denken Sie denn, was mit Ihnen passieren würde?«

Patient: »Ich glaube, ich würde die Kontrolle verlieren, ich könnte nicht mehr aufhören zu weinen. Ich würde verrückt werden und wir wären alle verloren.«

Therapeutin: »Was meinen Sie damit, dass Sie alle verloren wären?«

Patient: »Ich könnte nicht mehr arbeiten gehen, meine Familie braucht mich, insbesondere meine Frau. Wenn ich nicht mehr stark bin, bricht alles zusammen.«

Therapeutin: »Kennen Sie denn jemand, der »verrückt« geworden ist aufgrund einer intensiven Trauer?«

Patient: »Nein, eigentlich nicht. Meine Frau trauert viel emotionaler und weint sehr viel. Aber nein, sie ist nicht verrückt geworden in dem Sinne. Sie geht weiterhin arbeiten als Lehrerin. Trotz allem.«

Therapeutin: »Was würde denn in ihrer Familie passieren, wenn Sie ihrer Trauer freien Lauf lassen würden?«

Patient: »Hmmm, vielleicht wäre das sogar eine Erleichterung für meine Frau. Sie hält mir oft vor, dass ich nicht über unseren Sohn trauere. Sie weiß nicht, dass ich ständig dagegen ankämpfe.«

Schreibaufgabe Kognitive Umstrukturierung

- **Unterstützenden Brief an eine fiktive Freundin oder fiktiven Freund**

Schreibaufgaben, die als Hausaufgaben durchgeführt werden, können die Arbeit der kognitiven Umstrukturierung in den Therapiesitzungen unterstützen. Erstmalig wurde die Schreibtechnik in Schreibtherapien für die posttraumatische Belastungsstörung entwickelt und eingesetzt (Lange et al. 2003, 2001). Später wurde diese Technik in schreibgestützten Interventionen für Trauernde integriert und zeigten einen wirksamen Einfluss (Wagner et al. 2006, Wagner u. Maercker 2008). In dieser Schreibaufgabe werden die Patienten gebeten einen unterstützenden Brief an eine fiktive Freundin oder Freund zu schreiben, der oder die den gleichen Verlust erlebt hat, wie die Patienten selbst.

Fallbeispiel

Unterstützender Brief an eine fiktive Freundin oder einen fiktiven Freund.

»Stellen Sie sich vor, ein erdachter Freund oder eine erdachte Freundin hat das Gleiche durchgemacht wie Sie. Er oder sie hat die gleichen Erfahrungen, die gleichen Gefühle von Trauer und die gleichen Erinnerungen an die verstorbene Person und muss damit weiterleben. Schreiben Sie ihm oder ihr einen unterstützenden Brief. Geben Sie ihm oder ihr in diesem Brief Rat, wie er oder sie mit dem Verlust anders umgehen können. Welche Ideen sind für ihn oder sie wichtig?«

Dieser Perspektivenwechsel ermöglicht den Patienten verschiedene dysfunktionale Kognitionen in Fragezustellen und neue Sichtweisen zu entdecken. Fragen können beispielsweise sein (Lange et al. 2003):

- Was waren die Absichten Ihres Freundes oder Ihrer Freundin während des Ereignisses?
- Hätte Ihr Freund bzw. Ihre Freundin die Auswirkungen des Ereignisses eher wissen können?
- Nehmen Sie es ihm oder ihr übel, dass er oder sie so gehandelt hat?
- Gibt es Dinge, die Ihr Freund oder Ihre Freundin übersehen hat, wodurch seine bzw. ihre Rolle insgesamt negativer scheint als sie tatsächlich ist oder als andere sie sehen?
- Ist etwas Ähnliches schon einmal früher geschehen, wodurch Ihr Freund oder Ihre Freundin hätte wissen können, wie er oder sie in dieser Situation hätte reagieren müssen?

5.5 Therapeutische Therapiemodule für Kommunikationsverhalten und geschlechtsspezifische Aspekte

Trauernde erleben häufig eine veränderte Kommunikation sowohl in ihrem familiären und als auch in ihrem sozialen Umfeld. Der Tod kann abhängig von der Art des Verlustes, oder welche Beziehung zur verstorbenen Person bestand, sowohl bei den direkten Familienangehörigen als auch bei dem erweiterten sozialen Umfeld ambivalente Gefühle auslösen.

Verwaiste Eltern vermeiden häufig Gespräche mit anderen aus dem Gefühl heraus, dass man Freunden oder Familie die Erzählungen bezüglich des verstorbenen Kindes nicht zumuten kann. Dies gilt insbesondere dann, wenn der Tod traumatische oder gewaltsame Ursachen hatte. Parallel nehmen Trauernde wahr, dass sich ein Teil der Freunde und Familie vermehrt zurückzieht und mit dem Tod des Kindes nicht umgehen kann. Der Verlust kann zu einer sozialen Isolation führen. In manchen Familien entwickelt sich ein unausgesprochenes Stillschweigen über die verstorbene Person, um den anderen nicht noch mehr zu belasten. So kommt es in vielen Familien dazu, dass jedes Familienmitglied getrennt trauert, was den Trauernden eine wichtige Quelle der Unterstützung entzieht.

In Paarbeziehungen findet man häufig das Phänomen, dass Männer und Frauen auf verschiedene Art und Weise trauern. Viele Männer sind durch die Erwartungen der Gesellschaft auf eine Rolle festgelegt und gehen introvertierter mit ihrer Trauer um. Während Frauen ein starkes Bedürfnis nach Gesprächen haben, ziehen sich Männer eher von diesen Gesprächen zurück, häufig aus der

Angst heraus Emotionen zu intensivieren. Diese unterschiedlichen Kommunikationsweisen können zu Missverständnissen bezüglich des Trauererlebens des anderen führen, aber auch zu einem dysfunktionalen Kommunikationsstil.

5.5.1 Psychoedukation von geschlechtsspezifischen Trauerreaktionen

Frauen weisen häufig eine expressivere und intensivere Trauerreaktion auf als Männer. Das lässt die Trauer des Mannes oft in den Hintergrund rücken. Aufgrund des intensiveren Trauer- und Schmerzerlebens ist die Frau häufig nicht in der Lage, die »stillere« Trauer des Mannes bewusst wahrzunehmen. Konflikte entstehen dadurch, dass die Partnerin davon ausgeht, dass sie ihren Mann unterstützt, indem sie ihm das gemeinsame Trauern (z. B. Weinen, Rituale) anbietet. Dies ist allerdings für den Mann oft nicht die richtige Unterstützung. Inkongruenz in Trauerverarbeitung und Trauerphasen führt zu den häufigsten Paarkonflikten. Das Wissen um diese unterschiedlichen geschlechtsspezifischen Reaktionen sind ein wichtiger Bestandteil der Psychoedukation. Psychoedukation spielt in der Prävention oder Bearbeitung von Paarkonflikten nach dem Verlust eines Kindes eine entscheidende Rolle (s. Arbeitsblatt 6, ▶ Abb. 6.6). Das Wissen darüber, dass ihr unterschiedliches Erleben von Trauer in der Partnerschaft eine normale Reaktion ist, kann für die Betroffenen eine große Entlastung sein und die gegenseitige Fürsorge und das Verständnis füreinander verbessern.

5.5.2 Erfassung des Kommunikationsverhaltens

Für die therapeutische Arbeit ist es zunächst sinnvoll von dem Patienten zu erfragen, wie häufig und mit wem, der Patient regelmäßig über die verstorbene Person spricht. In einem Diagramm (s. Beispiel Arbeitsblatt 18, ◘ Abb. 5.11) wird der Patient gebeten einzuzeichnen, wie häufig er mit anderen Familienmitgliedern, Nachbarn, Arbeitskollegen und Freunden über die verstorbene Person spricht.

In die Kreise wird jeweils der Name eines Gesprächspartners eingetragen. Das Diagramm kann sehr gut Aufschluss darüber geben, in welcher Form der Trauernde im familiären oder sozialen Umfeld kommuniziert. Sowohl Häufigkeit als auch Bezugsperson können Hinweise auf das Trauer- und Kommunikationsverhalten geben. In der Therapie können Gründe erfragt werden, weshalb es eventuell leichter fällt mit einer Nachbarin über die verstorbene Person zu sprechen als beispielsweise mit dem Partner. Aber auch Ressourcen können dadurch reaktiviert werden.

5.5.3 Kommunikationsverhalten mit dem Partner über das verstorbene Kind

Ein Konflikt in Partnerschaften nach dem Tod eines Kindes ist oft die Häufigkeit, in der Gespräche über das verstorbene Kind stattfinden. Während in der akuten Trauerphase noch relativ oft über das Kind gesprochen wird, verändert sich die Gesprächshäufigkeit im Laufe der Jahre. Die Väter zeigen seltener das Bedürfnis regelmäßig über das Kind zu sprechen und Rituale durchzuführen als die Mütter. Dies wird häufig in der Beziehung als Konfliktpunkt wahrgenommen. Aus diesem Grund ist es empfehlenswert in einem ersten Schritt die Ausprägung der Gespräche mit dem Partner explorativ zu erfassen und in einem zweiten Schritt zu erfragen, wie häufig sich die Patienten wünschen über das verstorbene Kind zu sprechen (s. Arbeitsblatt 19, ▶ Abb. 6.19). Diskrepanzen können eine wichtige Grundlage in der therapeutischen Arbeit darstellen (Beispiel Arbeitsblatt 19, ◘ Abb. 5.12).

5.5.4 Schreibaufgabe Kognitive Umstrukturierung zum Kommunikationsverhalten

Schreibaufgaben, die auf der Methode der kognitiven Umstrukturierung basieren, wurden bereits in ▶ Abschn. 5.4.2 vorgestellt. Der Patient wird aufgefordert einen unterstützenden Brief an eine fiktive Freundin oder einen fiktiven Freund zu schreiben, die oder der den gleichen Verlust erlebt hat, wie der

Arbeitsblätter zu den Therapiemodulen

Beispiel Arbeitsblatt 18	Kommunikationsverhalten im sozialen Netzwerk über die verstorbene Person	Seite 1

Wie häufig habe ich mit anderen Familienmitgliedern, Nachbarn, Arbeitskollegen und Freunden über das verstorbene Kind in der letzten Woche gesprochen?

Mein Mann — 1 x

Nachbarin — 1 x

Arbeits-kollegin

Ich

Meine Schwester

Jüngerer Sohn — 3 x

Meine Freundin — 1 x

Mittlerer Sohn

Abb. 5.11 Beispiel Arbeitsblatt 18: Kommunikationsverhalten im sozialen Netzwerk über die verstorbene Person

Arbeitsblätter zu den Therapiemodulen

Beispiel Arbeitsblatt 19	Kommunikationsverhalten mit dem Partner über das verstorbene Kind	Seite 1

Bitte tragen Sie in die linke Spalte ein, wie häufig Sie derzeit mit Ihrem Partner über das verstorbene Kind sprechen. Tragen Sie in die rechte Spalte ein, welche Häufigkeit Sie sich wünschen.

In den letzten Wochen	In Zukunft
Mehrfach täglich	Mehrfach täglich
Einmal täglich	(Einmal täglich)
Einmal pro Woche	Einmal pro Woche
(Alle zwei Wochen)	Alle zwei Wochen
Einmal im Monat	Einmal im Monat
Gar nicht	Gar nicht

◻ **Abb. 5.12** Beispiel Arbeitsblatt 19: Kommunikationsverhalten mit dem Partner über das verstorbene Kind

Patient selbst (s. Arbeitsblatt 17, ► Abb. 6.17). Der Themenschwerpunkt der kognitiven Umstrukturierung liegt auf dem Kommunikationsverhalten von trauernden Paaren. Es wird die Frage behandelt, in welcher Form Kommunikation in der Familie über die verstorbene Person stattfindet oder ob eventuell der Tod verschwiegen wird. Die Schreibaufgabe sollte als Hausaufgabe gegeben werden und der Patient wird gebeten, den verfassten Brief an die fiktive Freundin in der darauffolgenden Therapiestunde mitzubringen und vorzulesen (Wagner u. Maercker 2008).

Fallbeispiel
Schreibaufgabe zum Thema Kommunikationsverhalten und Rituale.

- Fällt es ihrer Freundin/Freund schwer innerhalb der Familie über ihr verstorbenes Kind zu sprechen?
- Würden Sie sagen, dass innerhalb der Familie oder mit Freunden offene Gespräche geführt werden?
- Was würden Sie ihr raten, wie sie den Kontakt eventuell verbessern könnte?
- Erkennt Ihre Freundin die Trauer ihres Partners und ihrer Kinder an und in welcher Form? In welcher Form gibt Ihre Freundin ihrem Mann und ihren Kindern Unterstützung? Verschließt sie sich eventuell gegenüber Annäherungsversuchen von Freunden und was würden Sie ihr hierzu raten?
- Gibt es vielleicht Rituale, die innerhalb der Familie regelmäßig stattfinden?
- Wie würde sich Ihre Freundin fühlen, wenn sie sich wieder öfters mit einer Freundin oder Kollegen treffen würde? Kann es sein, dass sie dann das Gefühl hat, sie vergisst ihr verstorbenes Kind?

Literatur

Beck, J. S. (1991). Cognitive therapy. Wiley Online Library. Retrieved from ► http://onlinelibrary.wiley.com/doi/10.1002/9780470479216.corpsy0198/full (Stand 1.8.2013).

Boelen, P. A. (2006). Cognitive-behavioral therapy for complicated grief: Theoretical underpinnings and case descriptions. Journal of Loss and Trauma, 11(1), 1–30.

Boelen, P. A., van den Bout, J. u. van den Hout, M. A. (2003a). The role of negative interpretations of grief reactions in emotional problems after bereavement. Journal of behavior therapy and experimental psychiatry, 34(3–4), 225–238.

Boelen, P. A., van den Bout, J. u. van den Hout, M. A. (2003b). The role of cognitive variables in psychological functioning after the death of a first degree relative. Behaviour research and therapy, 41(10), 1123–1136.

Boelen, P. A., van den Bout, J. u. van den Hout, M. A. (2006). Negative cognitions and avoidance in emotional problems after bereavement: a prospective study. Behaviour research and therapy, 44(11), 1657–1672.

Boelen, P. A., de Keijser, J., van den Hout, M. A. u. van den Bout, J. (2007). Treatment of complicated grief: a comparison between cognitive-behavioral therapy and supportive counselling. Journal of consulting and clinical psychology, 75(2), 277–284.

Boelen, P. A., van den Hout, M. u. van den Bout, J. (2013). Prolonged grief disorder. Complicated Grief: Scientific Foundations for Health Care Professionals, 221.

Bowlby, J. (1980). Attachment and loss. (Volume 3). New York: Basic Books. Retrieved from ► http://www.psychotherapy.com.au/shop/book-store/therapeutic-approach/attachment-theory/attachment-and-loss-volume-3.html (Stand 1.8.2013).

Ehlers, A. (1999). Posttraumatische Belastungsstörung. Hogrefe, Göttingen.

Field, N. P., Nichols, C., Holen, A. u. Horowitz, M. J. (1999). The relation of continuing attachment to adjustment in conjugal bereavement. Journal of consulting and clinical psychology, 67(2), 212–218.

Foa, E. B. u. Kozak, M. J. (1986). Emotional processing of fear: A theoretical analysis. Journal of Personality and Social Psychology, 46, 839–852.

Foa, E., Hembree, E. u. Rothbaum, B. O. (2007). Prolonged exposure therapy for PTSD: Emotional processing of traumatic experiences therapist guide. Oxford University Press, USA.

Horowitz, M. J., Siegel, B., Holen, A., Bonanno, G. A., Milbrath, C. u. Stinson, C. H. (1997). Diagnostic criteria for complicated grief disorder. The American journal of psychiatry, 154(7), 904–910.

Kersting, A., Kroker, K., Schlicht, S., Baust, K. u. Wagner, B. (2011). Efficacy of cognitive behavioral internet-based therapy in parents after the loss of a child during pregnancy: pilot data from a randomized controlled trial. Archives of women's mental health, 14(6), 465–477.

Kersting, A, Dölemeyer, R., Steinig, J., Walter, F., Kroker, K. u. Wagner, B. (2013). Brief Internet-Based Intervention Reduces Posttraumatic Stress and Prolonged Grief in Parents After the Loss of a Child During Pregnancy: A Randomized Controlled Trial. Psychotherapy u. Psychosomatics.

Knaevelsrud, C. u. Maercker, A. (2007). Internet-based treatment for PTSD reduces distress and facilitates the development of a strong therapeutic alliance: a randomized controlled clinical trial. BMC psychiatry, 7(1), 13.

Lange, A., van de Ven, J. P., Schrieken, B. u. Emmelkamp, P.
M. (2001). Interapy, treatment of posttraumatic stress
through the Internet: a controlled trial. Journal of behavior therapy and experimental psychiatry, 32(2), 73–90.

Lange, A., Rietdijk, D., Hudcovicova, M., van de Ven, J.-P.,
Schrieken, B. u. Emmelkamp, P. M. G. (2003). Interapy:
a controlled randomized trial of the standardized
treatment of posttraumatic stress through the internet.
Journal of consulting and clinical psychology, 71(5),
901–909.

Maercker, A. (2003). Therapie der posttraumatischen Belastungsstörungen. Springer de. Retrieved from ▶ http://
books.google.de/books?hl=de&lr=&id=QJuHJrz59CoC&oi
=fnd&pg=PA1&dq=andreas+maercker+posttraumatische
+belastungsst%C3%B6rung+2003&ots=rp8l5iEJ9X&sig=
mo3rVcbbL6sO96mRydfbNiEl8T (Stand 1.8.2013).

Maercker, A. (2009). Besonderheiten bei der Behandlung
und Selbstfürsorge für Traumatherapeuten. In: Maercker, A. Posttraumatische Belastungsstörungen, 147–162.
Springer, Berlin Heidelberg

Mancini, A. D. u. Bonanno, G. A. (2012). The persistence of attachment: complicated grief, threat, and reaction times
to the deceased's name. Journal of affective disorders,
139(3), 256–263.

Mikulincer, M., Hirschberger, G., Nachmias, O. u. Gillath, O.
(2001). The affective component of the secure base
schema: Affective priming with representations of
attachment security. Journal of Personality and Social
Psychology, 81(2), 305–321.

Neimeyer, R. A. (2010). The Life Imprint. Favorite counseling
and therapy homework assignments. Retrieved from
▶ http://www.bryanhealth.com/workfiles/Bryan%20
Health%20Community%20-%20Grief.pdf (Stand
1.8.2013).

Neimeyer, R. A. (2012). Techniques in Grief Therapy. Routledge, Abingdon

Resick, P. A., & Schnicke, M. K. (1992). Cognitive processing
therapy for sexual assault victims. Journal of consulting
and clinical psychology, 60(5), 748.

Schut, H. A. W., Stroebe, M. S., Boelen, P. A. u. Zijerveld, A.
M. (2006). Continuing relationships with the deceased:
disentangling bonds and grief. Death studies, 30(8),
757–766.

Shear, K., Frank, E., Houck, P. R., u. Reynolds, C. F., 3rd. (2005).
Treatment of complicated grief: a randomized cont-
rolled trial. JAMA: the journal of the American Medical
Association, 293(21), 2601–2608.

Stavemann, H. H. (2008). KVT-Praxis: Strategien und Leitfä-
den für die Kognitive Verhaltenstherapie. Beltz.

Turret, N. u. Shear, M. K. (2012). Grief Monitoring Diary. Techniques in Grief Therapy, 27.

Van Emmerik, A. A., Reijntjes, A. u. Kamphuis, J. H. (2012). Wri-
ting Therapy for Posttraumatic Stress: A Meta-Analysis.
Psychotherapy and psychosomatics, 82(2), 82–88.

Wagner, B. u. Maercker, A. (2007). A 1.5-year follow-up of
an Internet-based intervention for complicated grief.
Journal of traumatic stress, 20(4), 625–629.

Wagner, B. u. Maercker, A. (2008). An Internet-based cognitive-behavioral preventive intervention for complicated
grief: a pilot study. Giornale italiano di medicina del
lavoro ed ergonomia, 30(3 Suppl B), B47–53.

Wagner, B., Knaevelsrud, C. u. Maercker, A. (2006). Internet-
based cognitive-behavioral therapy for complicated
grief: a randomized controlled trial. Death Studies,
30(5), 429–453.

Wilson, J. J. P. u. Lindy, J. D. (1994). Countertransference in
the treatment of PTSD. The Guilford Press, New York.

Wittouck, C., Van Autreve, S., De Jaegere, E., Portzky, G. u.
van Heeringen, K. (2011). The prevention and treatment
of complicated grief: a meta-analysis. Clinical psychology review, 31(1), 69–78.

Zöllner, T., Karl, A., Maercker, A., Hickling, E. J. u. Blanchard, E.
B. (2005). Manual zur kognitiven Verhaltenstherapie von
posttraumatischen Belastungsstörungen bei Verkehrs-
unfallopfern. Pabst, Lengerich.

Arbeitsblätter

Auf den folgenden Seiten finden Sie die Vorlagen der Arbeitsblätter zu den Therapiemodulen (s. auch ► Kap. 5). Die Arbeitsblätter können Sie unter ► http://extras.springer.com/ nach Eingabe der ISBN kostenfrei downloaden.

- **Übersicht der Arbeitsblatt-Vorlagen**
- Arbeitsblatt 1: Therapieplanung: Symptomerfassung und geplante Therapiemodule, ■ Abb. 6.1
- Arbeitsblatt 2: Trauertagebuch, ■ Abb. 6.2
- Arbeitsblatt 3: Tägliche Aktivitäten und Tagesstruktur, ■ Abb. 6.3
- Arbeitsblatt 4: Tagesplaner zur Erhöhung der positiven Aktivitäten, ■ Abb. 6.4
- Arbeitsblatt 5: Psychoedukation: Tagesstruktur bei Trauernden, ■ Abb. 6.5
- Arbeitsblatt 6: Psychoedukation: Unterschiedliche Trauerverarbeitung bei Paaren, ■ Abb. 6.6
- Arbeitsblatt 7: Erfassung der Bindung zur verstorbenen Person (nach Horowitz 1997), ■ Abb. 6.7
- Arbeitsblatt 8: Spurensuche, ■ Abb. 6.8
- Arbeitsblatt 9: Schreibanleitung eines Briefes an die verstorbene Person, ■ Abb. 6.9
- Arbeitsblatt 10: Hierarchieliste der furcht- und angstauslösenden Situationen, ■ Abb. 6.10
- Arbeitsblatt 11: Hierarchieliste Vermeidungsverhalten, ■ Abb. 6.11
- Arbeitsblatt 12: Konfrontation mit der schwierigsten Situation, ■ Abb. 6.12
- Arbeitsblatt 13: Psychoedukation: Angehörige nach einem Suizid, ■ Abb. 6.13
- Arbeitsblatt 14: Psychoedukation: Erkennen von negativen Gedanken und Denkfehlern, ■ Abb. 6.14
- Arbeitsblatt 15: Kognitive Umstrukturierung von Schuldgefühlen (ABCD-Blatt), ■ Abb. 6.15
- Arbeitsblatt 16: Kognitive Umstrukturierung von Stigmatisierungsgefühlen (ABCD-Blatt), ■ Abb. 6.16
- Arbeitsblatt 17: Kognitive Umstrukturierung: Kommunikationsverhalten und Rituale, ■ Abb. 6.17
- Arbeitsblatt 18: Kommunikationsverhalten im sozialen Netzwerk über die verstorbene Person, ■ Abb. 6.18
- Arbeitsblatt 19: Kommunikationsverhalten mit dem Partner über das verstorbene Kind, ■ Abb. 6.19

Arbeitsblätter zu den Therapiemodulen			

Arbeitsblatt 1	Therapieplanung: Symptomerfassung und geplante Therapiemodule		Seite 1

Symptome	Verhalten/ Kognitionen	Ausprägung (0–10)	Therapieintervention
Intrusionen (z. B. Todesumstände, Sterbeort, Erinnerungen an Lebzeiten)			
Vermeidungsverhalten (ängstlich und depressiv)			
Vermeidungsverhalten (trauma-ähnlich)			
Dysfunktionale Gedanken (z. B. Schuldgefühle)			
Trennungsschmerz und fehlende Akzeptanz des Todes			
Depressive Symptomatik			
Sozialer Rückzug (z. B. Stigmatisierung)			
Orientierung in die Vergangenheit			

◘ **Abb. 6.1**   Arbeitsblatt 1: Therapieplanung: Symptomerfassung und geplante Therapiemodule

Arbeitsblätter zu den Therapiemodulen					
Arbeitsblatt 2	**Trauertagebuch**				**Seite 1**

Bitte füllen Sie täglich eine Woche lang am Abend ihr niedrigstes Trauergefühl und Ihr höchstes Trauererleben ein und beschreiben Sie die jeweilige Situation, die damit in Zusammenhang steht.

Datum	Niedrigstes Trauererleben (0-10)	Situation	Stärkstes Trauererleben (0-10)	Situation	Durchschnittliche Trauer

0 = keine Trauer; 10 = stärkste Trauer, die jemals erlebt wurde

Abb. 6.2   Arbeitsblatt 2: Trauertagebuch

Arbeitsblätter zu den Therapiemodulen							
Arbeitsblatt 3	**Tägliche Aktivitäten und Tagesstruktur**						**Seite 1**

Erfassung der täglichen Aktivitäten und der Tagesstruktur.

	Montag	Dienstag	Mittwoch	Donnerstag	Freitag	Samstag	Sonntag
8–10 Uhr							
10–12 Uhr							
12–14 Uhr							
14–16 Uhr							
16–18 Uhr							
18–20 Uhr							
20–22 Uhr							
22–24 Uhr							
0–2 Uhr							
2–4 Uhr							

++ sehr gute Stimmung, + gute Stimmung, = neutral, - negative Stimmung, - - sehr negative Stimmung

Abb. 6.3 Arbeitsblatt 3: Tägliche Aktivitäten und Tagesstruktur

Arbeitsblätter zu den Therapiemodulen

Arbeitsblatt 4	Tagesplaner zur Erhöhung der positiven Aktivitäten	Seite 1

1. Tag	Datum:	Wochentag:			
Uhrzeit	Aktivität	Kurze Beschreibung der Stimmung (z. B. wütend, traurig) Einschätzen von 0–100	Planung eingehalten Ja/nein	Gründe, weshalb Planung nicht eingehalten werden konnte	
7 Uhr					
8 Uhr					
9 Uhr					
10 Uhr					
11 Uhr					
12 Uhr					
13 Uhr					
14 Uhr					
15 Uhr					
16 Uhr					
17 Uhr					
18 Uhr					
19 Uhr					
20 Uhr					
21 Uhr					
22 Uhr					
23 Uhr					
24 Uhr					

☐ **Abb. 6.4**   Arbeitsblatt 4: Tagesplaner zur Erhöhung der positiven Aktivitäten

Arbeitsblätter zu den Therapiemodulen

Arbeitsblatt 5	Psychoedukation: Tagesstruktur bei Trauernden	Seite 1

Nach dem Tod einer nahestehenden Person kann es besonders schwierig sein, wieder zu einer regelmäßigen Tagesstruktur zurückzufinden. Häufig fällt es Menschen, die an einer komplizierten Trauer leiden schwer zu regelmäßigen Zeiten zu essen, morgens aufzustehen oder wieder eine Alltagsroutine herzustellen. Eine Möglichkeit dem Tag Struktur zu geben, ist das genaue Planen eines Tages anhand eines Tagesplaners. Mit einem Tagesplaner können auch noch so kleine Aktivitäten vorher eingeplant werden und es fällt Ihnen am nächsten Morgen leichter »den Tag zu beginnen«, wenn Sie dies bereits vorab geplant und den Tag vorstrukturiert haben. Der Effekt dieser Struktur wird noch verstärkt, indem man folgende drei Punkte beim Planen mit berücksichtigt:

1. **Gespräche und Unternehmungen mit Familie oder Freunden.** Gerade das so wichtige eigene soziale Netz wird von Trauernden häufig vernachlässigt und die trauernde Person zieht sich zurück. Aus diesem Grund können beispielsweise ein Essen mit Kollegen oder Freunden, ein Telefonat mit einer Freundin/einem Freund, ein Gespräch mit den Nachbarn wichtige Wege sein, das soziale Beziehungssystem wieder mehr zu nutzen und dadurch verstärkt soziale Unterstützung zu erhalten.

2. **Momente oder Aktivitäten, die bewusst genossen werden können.** Hier ist es wichtig wieder einen Sinn für einfache Freuden zu finden, was den Trauerprozess stark beschleunigen kann. Das können zum Beispiel frühere Freizeitaktivitäten, ein schönes Essen oder ein Wellness-Tag sein. Aber auch mehr Bewegung, wie zum Beispiel wandern oder spazieren gehen, kann als hilfreich erlebt werden.

3. **Verbesserte Schlafgewohnheiten.** Gerade in der ersten Phase nach dem Verlust leiden Trauernde häufig unter Schlafproblemen. Sie werden zum Beispiel zu früh am Morgen wach und haben Schwierigkeiten wieder einzuschlafen. Anderen fällt es schwer überhaupt erst einzuschlafen. Ein gestörter Schlafrhythmus entsteht dann, wenn man am nächsten Tag deshalb länger schläft, im Bett liegen bleibt oder am Nachmittag schläft. Auch hier ist Struktur von großer Bedeutung: Schlafen nur nachts und nur im Bett!
Andere nützliche Tipps für ein besseres Durchschlafen sind:
   - So wenig wie möglich koffeinhaltige Getränke oder schwarzen Tee trinken. Vor allem ab dem Spätnachmittag sollten Sie lieber grünen Tee, eine heiße Schokolade oder andere entspannende warme Getränke trinken.
   - Versuchen Sie sich vor dem Schlafengehen zu entspannen, beispielsweise durch Musik hören, Zeitung lesen oder Atemübungen.
   - Wenn Sie nachts aufwachen, trinken Sie ein Glas Wasser oder lesen Sie etwas, aber versuchen Sie nicht krampfhaft wieder einzuschlafen.
   - Nur müde ins Bett gehen!
   - Im Bett nicht fernsehen!

Abb. 6.5   Arbeitsblatt 5: Psychoedukation: Tagesstruktur bei Trauernden

Arbeitsblätter zu den Therapiemodulen		
Arbeitsblatt 6	**Psychoedukation: Unterschiedliche Trauerverarbeitung bei Paaren**	**Seite 1**

Unterschiedliche Trauerverarbeitung bei Paaren nach dem Verlust eines Kindes

Viele Eltern, die ihr Kind verloren haben, erleben Konflikte in ihrer Partnerschaft nach dem Tod ihres Kindes. Gründe dafür liegen in **unterschiedlicher Trauerverarbeitung, Uneinigkeit** bezüglich der **Trauerbewältigungsstrategien** und **konflikthafter Kommunikation.** Die drei Bereiche bedingen sich meistens gegenseitig und treten gemeinsam auf.

1. **Unterschiedliche Trauerverarbeitung**
   Der häufigste Grund für Konflikte ist die unterschiedliche Trauerverarbeitung der Partner. Viele Paare gehen automatisch davon aus, dass ihre Trauerreaktionen jeweils deckungsgleich mit denen des Partners verlaufen, da sie den gleichen Verlust erlebt haben. Diese Annahme ist die Grundlage der meisten partnerschaftlichen Konflikte nach dem Tod eines Kindes. Alle Trauernde erleben nach den ersten Monaten gute und weniger gute Stunden und Tage. Trauernde erleben Tage an denen die Trauer so intensiv ist, wie am ersten Tag des Verlustes und es gibt Tage, welche besser verlaufen. Gute und schlechte Tage oszillieren und wechseln sich unregelmäßig ab. Hinzu kommt die Tatsache, dass es genderspezifische Unterschiede in der Intensität der Trauer gibt. Frauen erleben besonders in den ersten Jahren die Trauer intensiver und langandauernder. Aus diesem Grund ist es häufig für die Mütter schwer zu verstehen, weshalb ihr Partner nicht in gleicher, intensiver Form trauert, wie sie selbst. Andererseits fällt es den Vätern schwer mit der intensiven Trauer ihrer Partnerinnen umzugehen und häufig fühlen sie sich hilflos gegenüber den starken Emotionen. Eine unrealistische Erwartungshaltung wie eine »normale Trauer« verläuft, erschwert den Trauerprozess für beide Partner.

2. **Uneinigkeit bezüglich der Trauerbewältigungsstrategie**
   Frauen bewältigen ihre Trauer vorwiegend durch expressive Bewältigungsstrategien. Das heißt, Mütter die ihr Kind verloren haben, sprechen häufiger über den Verlust mit anderen, weinen häufiger und öffnen sich generell in ihrer Trauer öfter gegenüber anderen als Väter. Männer hingegen verarbeiten Trauer vorwiegend mit sich selbst, übernehmen die Rolle des Versorgers und beschäftigen sich eher mit sozialen Aktivitäten außerhalb der Familie. Während die Mutter ein starkes Bedürfnis nach Ritualen und Gesprächen hat, erlebt sie den Mann häufig zurückgezogen und schweigsam. Männer fürchten, wenn sie sich emotional öffnen, dass dies zu einer Verschlechterung des Zustandes der Frau führen kann. Aus diesem Grund behalten Väter ihre Emotionen, in Bezug auf das verstorbene Kind, oft zurück. Dies kann zu dem Missverständnis führen,   dass die Frau das Verhalten des Mannes so interpretiert, als habe er aufgehört zu trauern oder er habe das Kind bereits vergessen.

☐ **Abb. 6.6**   Arbeitsblatt 6: Psychoedukation: Unterschiedliche Trauerverarbeitung bei Paaren

Arbeitsblätter zu den Therapiemodulen		
Arbeitsblatt 6	Psychoedukation: Unterschiedliche Trauerverarbeitung bei Paaren	Seite 2

3. **Dysfunktionale Kommunikation**

Eltern, die ihr Kind verloren haben, erleben häufig eine veränderte Kommunikation sowohl in ihrem sozialen Umfeld, als auch in Bezug auf ihren Lebenspartner. Verwaiste Eltern können das Gespräch mit Freunden oder Kollegen als belastend erleben, da sie die Erfahrung machen, dass der Gesprächspartner Schwierigkeiten hat mit der Situation umzugehen. Verwaiste Eltern haben oft das Gefühl, dass man Freunden oder Familie Erzählungen über das verstorbene Kind nicht zumuten kann, insbesondere, wenn es sich um traumatische oder gewaltsame Todesumstände handelt. Aber sie erleben auch, dass sich das soziale Umfeld von ihnen zurückzieht. Aus diesem Grund fällt dem Gespräch und der Unterstützung durch den Partner eine wichtige Rolle zu; da der Lebenspartner häufig die einzige Person ist, von der sie das Gefühl haben, dass sie verstanden werden. Während die Mütter ein starkes Bedürfnis nach Gesprächen haben, ziehen sich Väter eher von diesen Gesprächen zurück, häufig aus Angst Emotionen zu intensivieren. Diese unterschiedlichen Kommunikationsweisen können zu Missverständnissen bezüglich des Trauererlebens des anderen führen, aber auch zu einem dysfunktionalen Kommunikationsstil.

◘ **Abb. 6.6** Fortsetzung

Arbeitsblätter zu den Therapiemodulen

| Arbeitsblatt 7 | Erfassung der Bindung zur verstorbenen Person (nach Horowitz 1997) | Seite 1 |

Bindungsverhalten	Fragestellung	Ausprägung
Wahrgenommene Präsenz der verstorbenen Person		
Behalten und Nutzung der Gegenstände, die der verstorbenen Person gehörten		
Trost durch den Kontakt mit den Gegenständen der verstorbenen Person		
Trost durch Erinnerungen an die verstorbene Person		

Abb. 6.7 Arbeitsblatt 7: Erfassung der Bindung zur verstorbenen Person (nach Horowitz 1997)

Arbeitsblätter zu den Therapiemodulen

Arbeitsblatt 8	Spurensuche	Seite 1

Eine Beziehung zu einer nahestehenden Person hinterlässt Spuren beim Anderen. Durch die Persönlichkeit des Anderen nehmen wir im Laufe der Zeit vielleicht Teile dessen Wesens an oder verhalten uns in manchen Situationen auf ähnliche Art und Weise. Ist eine nahestehende Person verstorben, ist sie nicht mehr persönlich anwesend, hat aber in uns häufig Spuren hinterlassen.

Ich möchte Sie nun für den nächsten Text bitten, sich ganz darauf zu konzentrieren, was Sie von .... (Name) übernommen haben, welche Spuren .... er/sie in Ihnen hinterlassen hat. Reflektieren Sie Ihr eigenes Verhalten, Ihre Persönlichkeit und Ihr Denken und versuchen Sie auszumachen, was Sie von .... ihm/ihr in sich haben. Gibt es Aktivitäten, die Sie sonst nicht so leidenschaftlich verfolgen würden, ohne .... ihn/sie? Hatte .... (Name) bestimmte Werte, die Ihnen so wichtig wurden, dass Sie sie auch übernommen haben?
Natürlich können diese »Spuren« nicht nur positiver Natur sein. Wenn Sie die Möglichkeit hätten diese positiven oder negativen Werte, Eigenschaften, Aktivitäten auszusortieren, welche würden Sie gerne behalten wollen und welche nicht?

Überlegen Sie vor dem Schreiben, was Sie danach tun, um sich zu entspannen und versuchen Sie nicht länger als 45 Minuten zu schreiben.

Versuchen Sie, sich vor dem Schreiben zwei Minuten lang ganz auf .... (Name) zu konzentrieren. Stellen Sie sich einen Gegenstand vor, der mit dem Tod von .... (Name) in Zusammenhang steht oder legen Sie diesen Gegenstand (z. B. Foto, Brief) auf Ihren Schreibtisch. Stellen Sie eventuell Musik an, die Sie an die verstorbene Person erinnert.

◘ **Abb. 6.8** Arbeitsblatt 8: Spurensuche

Arbeitsblätter zu den Therapiemodulen		
Arbeitsblatt 9	**Schreibanleitung eines Briefes an die verstorbene Person**	**Seite 1**

Beginnen Sie den Brief mit einer kurzen Beschreibung, was geschehen ist als ………… (Name) gestorben ist. Überlegen Sie dabei immer, welche Momente für Sie am wichtigsten waren: Welche Dinge finden Sie so wichtig, dass Sie ………… **ihm/ihr** aus Ihrer Sicht davon erzählen möchten?

Wie dachten Sie früher über die Art und Weise, wie sie gehandelt haben und wie denken Sie jetzt darüber?

Welche Bedeutung hat der Tod von ………… (Name) in meinem Leben, jetzt und in der Zukunft? Inwiefern habe ich ………… **seinen/ihren Tod** akzeptiert? Bedeutet die Tatsache, dass es mit meinem Leben weitergehen muss, auch dass ich ………… (Name) vergesse?

In diesem Brief wäre es wichtig noch einmal explizit auf das, was Sie sich von der Zukunft wünschen und was Sie sich vornehmen, einzugehen.
Welche Aktivitäten nehmen Sie sich vor? Welche Kontakte sind Ihnen wichtig und könnten Sie in Zukunft mehr stützen und erfreuen?

Nehmen Sie sich ausreichend Zeit und Ruhe dafür. Wenn Sie mit der endgültigen Fassung fertig sind, bringen Sie den Text in der nächsten Therapiesitzung mit. Sie können sich den Brief für sich selbst ausdrucken oder auf schönem Briefpapier schreiben oder Fotos einfügen. Sie können die Formgebung vervollkommnen. Das Ziel ist, dass ein Brief entsteht, auf den Sie stolz sein können. Ein Brief, in dem Sie sowohl der Vergangenheit als auch der Zukunft Aufmerksamkeit widmen.

◘ **Abb. 6.9** Arbeitsblatt 9: Schreibanleitung eines Briefes an die verstorbene Person

Arbeitsblätter zu den Therapiemodulen		
Arbeitsblatt 10	Hierarchieliste der furcht- und angstauslösenden Situationen	Seite 1

Hierarchieliste der furcht- und angstauslösenden Situationen in Zusammenhang mit den Todesumständen

10	
9	
8	
7	
6	
5	
4	
3	
2	
1	

10 = sehr großes Unwohlsein ◄————————► 0 = gar kein Unwohlsein

☐ **Abb. 6.10** Arbeitsblatt 10: Hierarchieliste der furcht- und angstauslösenden Situationen

Arbeitsblätter zu den Therapiemodulen

Arbeitsblatt 11	Hierarchieliste Vermeidungsverhalten	Seite 1

Hierarchieliste von Vermeidungsverhalten in Zusammenhang mit dem Tod der nahestehenden Person

10	
9	
8	
7	
6	
5	
4	
3	
2	
1	

10 = sehr großes Unwohlsein ◄──────────────► 0 = gar kein Unwohlsein

◘ **Abb. 6.11**   Arbeitsblatt 11: Hierarchieliste Vermeidungsverhalten

Arbeitsblätter zu den Therapiemodulen		
Arbeitsblatt 12	Konfrontation mit der schwierigsten Situation	Seite 1

Konfrontation mit der schwierigsten Situation in Zusammenhang mit dem Tod

Ich bitte Sie, im Folgenden so genau wie möglich eine Situation im Zusammenhang mit dem Tod von .... **(Name)** aufzuschreiben, die für Sie nach wie vor sehr belastend ist. Hierbei ist es wichtig, dass Sie alles so detailliert wie möglich aufschreiben, das heißt: was Sie währenddessen gefühlt haben, welche Sinneseindrücke (z. B. Gerüche, Geräusche, Bilder) Sie während des Ereignisses hatten. Bitte schreiben Sie alle Ihre Gedanken und Erinnerungen so genau wie möglich auf. Schreiben Sie in der Ich-Form und im Präsens (z. B. »ich öffne die Haustür und zwei Polizisten stehen vor der Tür … «). Es kann sein, dass Ihnen sehr viele Dinge wieder einfallen, die Sie schon vergessen hatten und dies zu starken Gefühlen führt. Machen Sie vor diesen Gedanken keinen Halt und versuchen Sie dies alles aufzuschreiben.

Suchen Sie sich vor dem Schreiben einen ungestörten Ort, schalten Sie Ihr Telefon aus, schließen Sie die Tür hinter sich zu und versuchen Sie sich ganz auf das Ereignis zu konzentrieren. Achten Sie schon bevor Sie anfangen zu schreiben darauf, dass Sie nach dem Schreiben etwas Entspannendes tun. Das kann beispielsweise ein Spaziergang sein, aber auch ein Gespräch mit einer Ihnen wichtigen Person.Lesen Sie sich mindestens noch einmal vor der nächsten Therapiesitzung Ihren Text durch und bringen Sie den Text zur nächsten Therapiesitzung mit.

◘ **Abb. 6.12** Arbeitsblatt 12: Konfrontation mit der schwierigsten Situation

Arbeitsblätter zu den Therapiemodulen		
Arbeitsblatt 13	Psychoedukation: Angehörige nach einem Suizid	Seite 1

Trauer nach einem Suizid unterscheidet sich von anderen Trauerfällen in Einzelaspekten:
– Gefühl von Schuld und Mitverantwortung am Suizid
– Schamgefühle
– Geheimhaltung der Todesumstände
– Stigmatisierung

Gründe für Schuldgefühle nach einem Suizid:
1. die Ernsthaftigkeit der Situation des Suizidenten nicht richtig eingeschätzt zu haben.
2. der verstorbenen Person in seiner größten suizidalen Krise nicht nahe genug gestanden zu haben.
3. Grund für die suizidale Handlung gewesen zu sein, z. B. durch Trennung oder Konflikte.

ABER:
1. Die meisten Suizide im Erwachsenenalter werden aufgrund von vorangegangenen psychischen Erkrankungen begangen!
2. Häufig schätzen Angehörige ihre eigene Mitverantwortung gewichtiger ein, als es tatsächlich der Fall war.

Abb. 6.13   Arbeitsblatt 13: Psychoedukation: Angehörige nach einem Suizid

Arbeitsblätter zu den Therapiemodulen		
Arbeitsblatt 14	**Psychoedukation: Erkennen von negativen Gedanken und Denkfehlem**	Seite 1

Psychoedukation: Erkennen von negativen Gedanken und Denkfehlern bei Trauernden

- **Schuldgedanken:** Schuldgefühle sind die am häufigsten auftretenden, negativen Gedanken von Trauernden. Das Gefühl verantwortlich zu sein am Tod des Angehörigen oder die Gefahr nicht abgewendet zu haben, sind die häufigsten Erklärungen. Dennoch übersehen Trauernde häufig, dass sie in der Situation selbst keine andere Wahl hatten und das Ereignis nicht vorhersehen konnten.

- **Grübeln:** Menschen, die eine nahestehende Person verloren haben, ziehen sich häufig immer mehr zurück. Statt sich mit Freunden zu treffen, bleiben Trauernde häufig zuhause und grübeln über den Verlust nach und welche schwerwiegenden Folgen der Verlust für sie hat. Zahlreiche Studien haben bewiesen, dass das Grübeln maßgeblich zur Aufrechterhaltung und Entwicklung einer komplizierten Trauer beiträgt und häufig mit erheblichem Leiden verbunden ist. Ein typisches Phänomen des Grübelns ist, dass die Grübelgedanken automatisch und unkontrolliert auftreten.

- **Übertriebene Verallgemeinerung:** Die Konsequenzen des Verlustes werden verallgemeinert und werden als Beispiel einer langen Serie von Niederlagen und Misserfolgen gesehen; z. B.: »Ich bin seit dem Tod meines Mannes nichts mehr wert. Daran wird sich auch nichts ändern.«

- **»Geistiger Filter«:** Trauernde, die beispielsweise an Schuldgefühlen leiden oder sich durch die Todesumstände stigmatisiert fühlen (z. B. nach einem Suizid eines Familienangehörigen) sehen häufig soziale Kontakte durch einen »geistigen Filter«. Das Verhalten der anderen wird beobachtet und negativ interpretiert; z. B.: »Diese Bemerkung meiner Freundin über unser Gesundheitssystem, ist mir noch den ganzen Abend durch den Kopf gegangen. Ich dachte sofort, dass sie mir eigentlich sagen wollte, wir hätten unseren Sohn in eine bessere Klinik bringen sollen, dann wäre er nicht gestorben. Ich fühlte mich schuldig«.

- **Katastrophisieren:** Trauernde Menschen erleben in ihrer Trauer starke negative Emotionen und können leicht das Gefühl bekommen, dass sie die Kontrolle verlieren, wenn sie ihre Trauer zu lassen oder haben Angst verrückt zu werden.

◘ Abb. 6.14 Arbeitsblatt 14: Psychoedukation: Erkennen von negativen Gedanken und Denkfehlern

Arbeitsblätter zu den Therapiemodulen			
Arbeitsblatt 15	**Kognitive Umstrukturierung von Schuldgefühlen (ABCD-Blatt)**		**Seite 1**

Auslösendes Ereignis A	Überzeugung B	Folgerung C	Diskussion D
Ereignis X ist passiert	»Ich sage zu mir selbst …«	»Ich fühle mich … , ich mache …«	Alternative Sichtweisen

◘ **Abb. 6.15** Arbeitsblatt 15: Kognitive Umstrukturierung von Schuldgefühlen (ABCD-Blatt)

Arbeitsblätter zu den Therapiemodulen			
Arbeitsblatt 16	Kognitive Umstrukturierung von Stigmatisierungsgefühlen (ABCD-Blatt)		Seite 1

Auslösendes Ereignis A	Überzeugung B	Folgerung C	Diskussion D
Ereignis X ist passiert	»Ich sage zu mir selbst ...«	»Ich fühle mich ... , ich mache ...«	Alternative Sichtweisen

▸ Abb. 6.16 Arbeitsblatt 16: Kognitive Umstrukturierung von Stigmatisierungsgefühlen (ABCD-Blatt)

Arbeitsblätter zu den Therapiemodulen		
Arbeitsblatt 17	**Kognitive Umstrukturierung: Kommunikationsverhalten und Rituale**	**Seite 1**

Kognitive Umstrukturierung: Kommunikationsverhalten innerhalb der Familie und Rituale

Unterstützender Brief an eine fiktive Freundin/fiktiven Freund, welche/welcher den gleichen Verlust erlebt hat

Liebe Patientin/lieber Patient,

ich möchte Sie bitten, einen unterstützenden Brief an eine fiktive Freundin/fiktiven Freund zu schreiben,

welche/welcher sich in der gleichen Situation wie Sie befindet und den gleichen Verlust erlebt hat.

Der Verlust eines geliebten Menschen führt häufig zu einer sozialen Isolation. In manchen Familien entwickelt sich ein unausgesprochenes Stillschweigen über die verstorbene Person, um den anderen nicht noch mehr zu belasten. So kommt es in vielen Familien dazu, dass jedes Familienmitglied getrennt trauert, wodurch eine wichtige Quelle der Unterstützung dem Trauernden entzogen wird. Es ist eine schwierige Aufgabe auf der einen Seite die verstorbene Person mit in das Leben zu integrieren, zum Beispiel in Form von Ritualen und Bildern, auf der anderen Seite darf das Trauern nicht zu übermächtig werden, so dass die Bedürfnisse der Lebenden noch erfüllt werden können. In Paarbeziehungen findet man häufig das Phänomen, dass Männer und Frauen auf verschiedene Art und Weise trauern. Viele Männer sind durch die Erwartungen der Gesellschaft auf eine Rolle festgelegt und gehen introvertierter mit ihrer Trauer um und drücken deshalb ihre Emotionen und Gefühle weitaus weniger aus, als vergleichsweise Frauen das tun. Das heißt allerdings nicht, dass Männer weniger trauern als Frauen. Langzeitstudien haben gezeigt, dass Männer 15 Jahre nach dem Verlust eines Kindes immer noch dieselben intensiven Trauergefühle aufweisen wie kurz nach dem Verlust, während diese Gefühle bei Frauen signifikant abgenommen haben. Aus diesem Grund ist es von besonderer Bedeutung sich den Schmerz gegenseitig anzuerkennen, auch wenn er sich auf verschiedene Art und Weise ausdrückt.

Versuchen Sie sich einen Überblick zu verschaffen, in welcher Form die Kommunikation mit .... **Freunden und Familie** heute stattfindet. Fällt es Ihrer Freundin schwer innerhalb der .... **Familie/mit ihrem Partner** über .... **(Name)** zu sprechen? Würden Sie sagen, dass innerhalb der Familie oder mit Freunden offene Gespräche geführt werden? Was würden Sie ihr raten, wie sie den Kontakt eventuell verbessern könnte? Erkennt Ihre Freundin die Trauer .... **ihres Partners/ihres Kindes/ihrer Kinder, Freundin** .... an und in welcher Form? In welcher Form gibt Ihre Freundin ihrem .... **Mann/Kinder/Tochter** .... Unterstützung? Verschließt sie sich eventuell gegenüber Annäherungsversuchen von Freunden und was würden Sie ihr hierzu raten? Gibt es vielleicht Rituale, die innerhalb der Familie regelmäßig stattfinden – z. B. eine Kerze für .... **(Name)** anzünden vor dem Essen – und .... **(Name)** gedenken? Wie würde sie sich fühlen, wenn sie sich wieder öfters mit der Freundin oder Kollegen treffen würde? Kann es sein, dass sie dann das Gefühl hat, sie vergisst .... **(Name)**?

🔲 **Abb. 6.17**   Arbeitsblatt 17: Kognitive Umstrukturierung: Kommunikationsverhalten und Rituale

Arbeitsblätter zu den Therapiemodulen		
Arbeitsblatt 17	**Kognitive Umstrukturierung: Kommunikationsverhalten und Rituale**	Seite 2

Welche Aktivitäten könnten Ihrer Freundin/Ihrem Freund Freude bereiten – was würde ihr/ihm guttun? Kann Ihre Freundin/Ihr Freund Situationen bewusst genießen, in denen sie/er sich wohlfühlt? Welche Situationen wären das zum Beispiel?

Machen Sie Ihrer Freundin noch mehr deutlich, dass es auch im Sinne ihres **Sohnes/Tochter/Mannes** .... gewesen wäre, dass sich Ihre Freundin weiter am Leben erfreut, dass sie ihr Leben genießen darf und soll.

Wie könnte Ihre Freundin ihre Trauer für sich – aber auch ihre positiven Erinnerungen – an ihren **Sohn/Tochter/Mann** in ihr jetziges Leben integrieren (z. B. in Form von bestimmten Ritualen oder Aktivitäten?)

Selbstverständlich können Sie zusätzlich auch bisher nicht genannte Aspekte besprechen, von denen Sie denken, dass sie für Ihre Freundin wichtig wären zu hören.

Benutzen Sie diese Schreibanleitung für das Schreiben Ihres Textes. Schreiben Sie alles, was Ihnen spontan einfällt. Der Rat, den Sie ihrer imaginären Freundin erteilen, muss nicht perfekt sein.

Versuchen Sie, bevor Sie mit dem Schreiben beginnen, sich zwei Minuten lang auf Ihre Situation seit .... **(Name)** Tod zu konzentrieren und vergegenwärtigen Sie sich die Folgen, die diese Erfahrung für Sie hatte.

◘ **Abb. 6.17** Fortsetzung

Arbeitsblätter zu den Therapiemodulen

| Arbeitsblatt 18 | Kommunikationsverhalten im sozialen Netzwerk über die verstorbene Person | Seite 1 |

Wie häufig habe ich mit anderen Familienmitgliedern, Nachbarn, Arbeitskollegen und Freunden über die verstorbene Person in der letzten Woche gesprochen?

Bitte tragen Sie in den Kreisen den Namen derjenigen ein, mit denen Sie über die verstorbene Person sprechen. Zeichnen Sie für sich einen neuen Kreis ein.

◻ **Abb. 6.18**   Arbeitsblatt 18: Kommunikationsverhalten im sozialen Netzwerk über die verstorbene Person

Arbeitsblätter zu den Therapiemodulen

Arbeitsblatt 19	Kommunikationsverhalten mit dem Partner über das verstorbene Kind	Seite 1

Bitte tragen Sie in die linke Spalte ein, wie häufig Sie derzeit mit Ihrem Partner über das verstorbene Kind sprechen. Tragen Sie in die rechte Spalte ein, welche Häufigkeit Sie sich wünschen.

In den letzten Wochen	In Zukunft
Mehrfach täglich	Mehrfach täglich
Einmal täglich	Einmal täglich
Einmal pro Woche	Einmal pro Woche
Alle zwei Wochen	Alle zwei Wochen
Einmal im Monat	Einmal im Monat
Gar nicht	Gar nicht

□ **Abb. 6.19**　Arbeitsblatt 19: Kommunikationsverhalten mit dem Partner über das verstorbene Kind

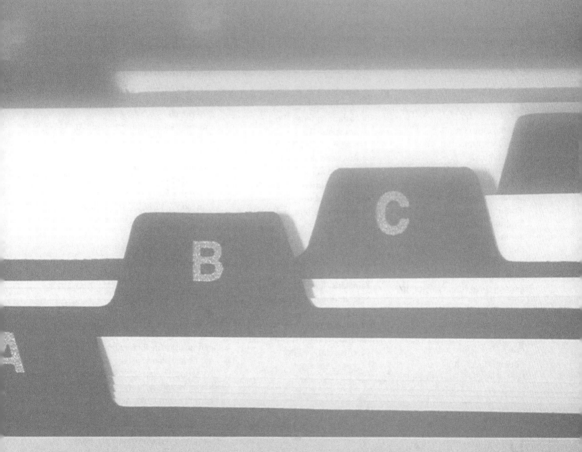

Stichwortverzeichnis

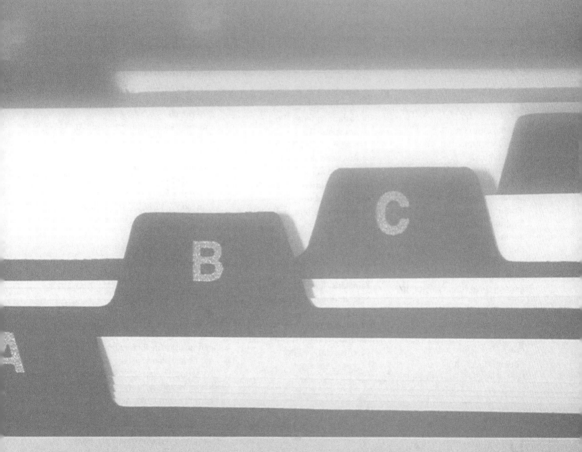

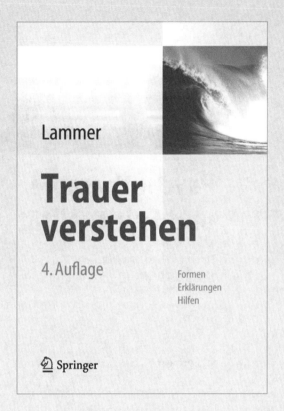

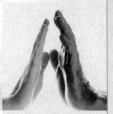
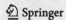

2012. XII, 172 S.
2 Abb. Geb.
€ (D) 34,99
€ (A) 35,97 | sFr 44,00
ISBN 978-3-642-05051-0

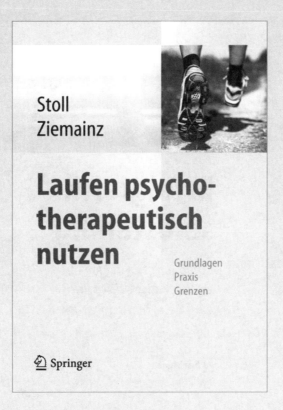

Stoll
Ziemainz

**Laufen psycho-
therapeutisch
nutzen**

Grundlagen
Praxis
Grenzen

🐎 Springer

Ein Buch, das motiviert und informiert

- Trend: Breitensport für die Therapie nutzbar gemacht
- Solide: Grundlagen, Praxis und Grenzen
- Praxisbezogen: Praktische Schritte zur Lauftherapie, störungsbildbezogen

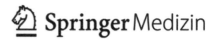
2013. XIII, 229 S.
3 Abb. Brosch.
€ (D) 34,95
€ (A) 35,93 | sFr 43,50
ISBN 978-3-642-28243-0

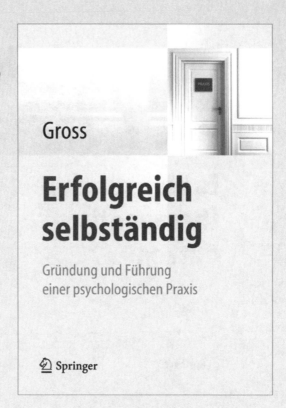

Gross

Erfolgreich selbständig

Gründung und Führung
einer psychologischen Praxis

Gründung und Führung einer psychologischen Praxis

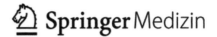
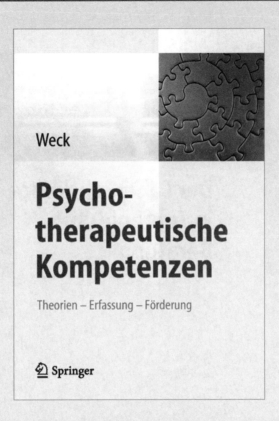

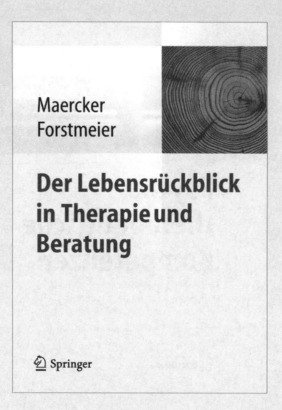

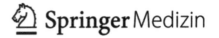
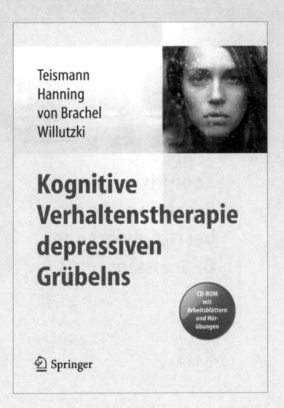

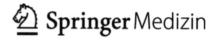